U0256807

内分泌科临床精要

NEIFENMIKE LINCHUANG JINGYAO

主编 李 伟 李 颖 廖智威

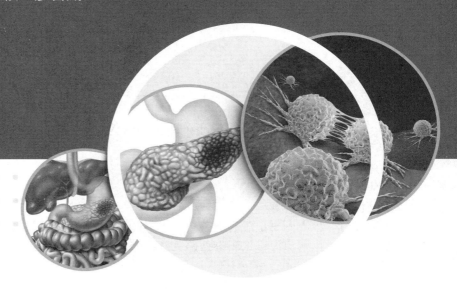

 中国出版集团有限公司

 世界图书出版公司
广州·上海·西安·北京

图书在版编目（CIP）数据

内分泌科临床精要 / 李伟, 李颖, 廖智威主编. —
广州 : 世界图书出版广东有限公司, 2024.3
ISBN 978-7-5232-1228-8

Ⅰ. ①内… Ⅱ. ①李… ②李… ③廖… Ⅲ. ①内分泌
病 - 诊疗 Ⅳ. ①R58

中国国家版本馆CIP数据核字(2024)第064808号

书　　名	内分泌科临床精要	
	NEIFENMIKE LINCHUANG JINGYAO	
主　　编	李　伟　李　颖　廖智威	
责任编辑	刘　旭	
责任技编	刘上锦	
装帧设计	品雅传媒	
出版发行	世界图书出版有限公司　世界图书出版广东有限公司	
地　　址	广州市海珠区新港西路大江冲25号	
邮　　编	510300	
电　　话	（020）84460408	
网　　址	http://www.gdst.com.cn/	
邮　　箱	wpc_gdst@163.com	
经　　销	新华书店	
印　　刷	深圳市福圣印刷有限公司	
开　　本	889 mm×1 194 mm　1/16	
印　　张	12.5	
字　　数	355千字	
版　　次	2024年3月第1版　2024年3月第1次印刷	
国际书号	ISBN 978-7-5232-1228-8	
定　　价	138.00元	

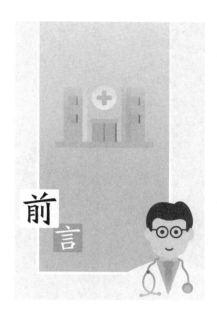

前言

内分泌科是临床医学中重要的组成部分，随着医学的快速发展和内科学专业的进一步细化，内分泌学科在临床医学中的地位越来越重要，与此同时，各地医院的内分泌学科也迅速发展，从事内分泌工作的队伍日益壮大，国际的合作交流也不断增多、加强。为了满足内分泌科专业人员以及基层医务工作者的临床需要，促进广大内科医师在临床工作中更好地认识、了解内分泌科疾病，从而正确诊断与治疗疾病，并最终提高临床疾病的诊断率与治愈率，编者在参阅国内外相关研究进展的基础上，结合临床经验编写了本书。

本书共分为八章，内容以临床较为常见的内分泌疾病的诊断和治疗为主线，详细阐述了内分泌常见疾病的诊疗，主要有下丘脑疾病、垂体疾病、甲状腺疾病、肾上腺疾病、生殖内分泌疾病、糖尿病及其并发症和代谢性骨病的相关内容。在内容上，介绍了常见疾病的病因与发病机制、病理表现、临床表现、诊断与鉴别诊断、治疗要点。本书基于编者们的临床经验，每个章节选择 2～5 个临床内分泌常见疾病进行编写，在论述疾病时，做到了理论知识与临床实践并重，同时结合国内外内分泌疾病的相关诊疗指南，突出先进性和实用性，适合我国各级医院的临床内分泌科医生阅读参考。

本书的编者既有参与临床实践多年的专家，也有参与疾病诊疗的后起之秀，他们均为本书的最后出版付出了心血，在此一并表示最真诚的谢意。由于编者水平有限，书中难免存在不当之处，敬请广大读者批评斧正。

编　者

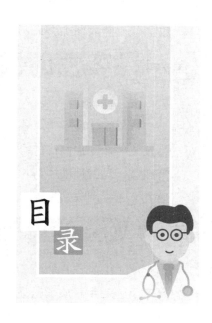

目录

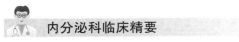

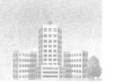

第一章 下丘脑疾病

下丘脑是哺乳动物中最为复杂并且进化上相对保守的脑区之一，是一个极其精细的系统，是哺乳动物协调内分泌功能的基础，对生命至关重要。下丘脑损伤将会导致生命终结。下丘脑的神经元通过感知外环境的感觉输入（如光、疼痛、温度、气味）、内环境的信号（如血压、血浆渗透压、血糖水平）和激素（如糖皮质激素、性激素、甲状腺激素）对下丘脑的正负反馈与神经内分泌的调节有重要作用。下丘脑整合各种感觉和激素的输入信号，接着通过运动神经元将协调的反应信号输出到关键的调节靶点。这些靶点包括腺垂体、神经垂体、大脑皮质、脑干和脊髓的前运动神经元和运动神经元、交感神经和副交感神经的节前神经元。这些效应位点接受下丘脑输出信号，最终协调内分泌行为和自主神经反应，从而维持内环境稳态。

第一节 下丘脑综合征

一、概述

（一）病因

下丘脑的功能复杂，下丘脑综合征的临床表现多样，本病发病有先天性因素和后天性因素，亦有器质性和功能性原因。

1. 先天性损害和遗传性因素　先天性与性发育不全有关的疾病：如家族性嗅神经-性发育不全综合征、肥胖-生殖无能综合征、伴性早熟的骨纤维结构不良症（先天性多骨纤维性增生不良）、性幼稚-色素性网膜炎-多指畸形综合征、主动脉瓣上狭窄综合征等，可引起本综合征。下丘脑分泌激素缺乏性疾病，如下丘脑性甲状腺功能低下、下丘脑性性腺功能低下等均可导致下丘脑综合征。

2. 颅脑感染和炎症性疾病　如病毒性、细菌性脑炎和脑膜炎、脑脊髓膜炎、脑脓肿、天花、麻疹、水痘、狂犬病疫苗接种、组织胞浆病等。坏死性漏斗-垂体炎常见于男性，为组织坏死、纤维化及慢性炎症性疾病，也可引起下丘脑综合征，表现为腺垂体功能减退及中枢性尿崩症，放疗及糖皮质激素治疗不敏感。

3. 肿瘤　常见有颅咽管瘤、松果体瘤与异位松果体瘤、神经纤维瘤、神经节细胞瘤、浆细胞瘤、髓母细胞瘤、星形细胞瘤、漏斗瘤、生殖细胞瘤、垂体瘤、血管瘤、外皮细胞瘤、恶性血管内皮瘤、第三脑室囊肿、脑膜瘤、脂肪瘤、转移性癌肿、白血病、淋巴瘤及错构瘤、畸胎瘤等。

4. 退行性变　结节性硬化、脑软化、神经胶质增生等。

5. 血管性病变　脑动脉硬化、脑栓塞、脑溢血、血管炎、垂体卒中、血管瘤、动静脉畸形等。

6. 肉芽肿性损伤　结核瘤、结节病、嗜酸性肉芽肿、网状内皮细胞增生症、慢性多发性黄色瘤等。

7. 脑代谢病　急性间歇发作性血卟啉病、二氧化碳麻醉等。另外，原发性脑脊液压力过低或脑脊液压力增高可伴发溢乳症。胰岛素抵抗与代谢综合征有可能影响下丘脑功能，从而导致下丘脑综合征。

8. 物理因素　颅脑外伤或脑外科手术使垂体柄断裂或损害下丘脑，头颈部肿瘤的放射治疗引起下丘脑神经组织的坏死。

9. 药物　长期（大量）服用氯丙嗪、多潘立酮、利舍平及避孕药等类药物可引起溢乳-闭经综合征。

10. 功能性障碍　精神创伤、环境变迁等原因可发生神经源性闭经或阳痿伴有甲状腺功能和（或）肾上腺皮质功能低下。

（二）临床表现

下丘脑的生理功能主要包括下列 3 个方面：合成和分泌调节垂体功能的释放激素和释放抑制激素、抗利尿激素等；调节交感神经和副交感神经的最高中枢；为人体重要生命活动（如能量平衡和营养物的摄取、觉醒与睡眠、体温调节、情感行为、性行为、生物钟等）的调节中枢之一。因此，下丘脑功能紊乱会出现一组以内分泌代谢障碍、体温及睡眠等调节异常、自主神经功能紊乱等为主要表现的临床综合征。

1. 首发症状　以尿崩症为最多，其次为头痛、视力减退、性功能紊乱（包括性早熟、发育延迟、发育不全及不发育），再次为肥胖和嗜睡，少见的首发症状有发热、智力减退、摄食异常（多食、厌食）、精神或情绪紊乱、昏迷。临床上表现多样，主要包括原发病的症状、神经系统症状及内分泌功能异常。

2. 原发病表现　如为鞍上区肿瘤、第三脑室前部肿瘤，极易侵及下丘脑，可引起尿崩症、视力减退、头痛、呕吐、颅内压增高症；如为结核性脑膜炎，则有低热、盗汗、血沉增快、颈项强直、克氏征阳性等脑膜刺激征。

3. 神经系统功能紊乱　下丘脑神经系统症状是下丘脑调节功能受损的表现。不同部位的下丘脑核团神经元受损时，表现不同的调节功能障碍。

（1）睡眠障碍：大多数患者表现为嗜睡，少数表现为失眠。嗜睡的类型包括：①发作性睡眠，患者不分时间和场地可随时睡眠发作，持续数分钟至数小时，多由脑外伤、脑炎等引起。②深睡眠症，可持续性睡眠数天至数周，睡眠发作期间常可喊醒吃饭、排便等，然后再度入睡；多见于下丘脑后部、脑干上端的疾病。③发作性嗜睡贪食征，患者睡眠时间持续数小时、数天，于深睡眠醒后暴饮暴食，多肥胖。④睡眠颠倒，白天嗜睡，夜间兴奋，可见于下丘脑后部感染。

（2）摄食障碍：病变累及腹内侧核或结节部附近，患者出现多食，进而肥胖，常伴生殖器发育不良（肥胖生殖无能症）。肥胖以面、颈及躯干部最显著，肢体近端次之，手指纤细，皮肤细腻，骨骼过长，智力减退，性器官发育障碍，可并发尿崩症。病变累及下丘脑外侧、腹外侧核时有厌食、体重下降、皮肤萎缩、毛发脱落、心动过缓、肌肉软弱、怕冷、基础代谢率降低等。

（3）体温调节失常：可表现为低热、体温过低或高热。低热通常在 37.0℃上下。体温过低时降至 36.0℃以下，见于血管瘤。高热呈弛张型或不规则型，可达 41.0℃以上，高热时肢体冰冷，躯干温暖，有些患者甚至心率与呼吸可保持正常，一般退热药无效，但氯丙嗪和大剂量的氨基比林可退热，物理降温可能有效。

（4）精神障碍：腹外核及视前区有病变时，常表现过度兴奋、哭笑无常、激动、定向力障碍、幻觉、抽搐及易激怒等；乳头体受损时，可出现柯萨可夫综合征，又称遗忘综合征，表现近事遗忘、虚构症和定向障碍，但意识尚清楚；下丘脑前部受损时，还可引起躁狂症，可见于颅脑手术、外伤。

（5）其他：常见有头痛、多汗或汗闭、手足发绀、括约肌功能障碍。下丘脑部畸胎瘤、大脑胶质瘤患者，可发生间脑性癫痫。视交叉受损时，可伴有视力减退、视野的缺损或偏盲，血压时高时低，周期性低血压，间歇性发作的直立性低血压、阵发性高血压，阵发性室上性心动过速、窦性心动过速、心动过缓等；下丘脑的自主神经纤维受损时，可引起胃及十二指肠消化性溃疡；间脑神经胶质瘤出现严重的神经胶质增生时，表现为腹泻、下肢皮肤病变、低体温、睡眠节律异常。

4. 下丘脑-垂体-靶腺内分泌功能紊乱 下丘脑综合征时，可引起下丘脑释放（抑制）激素分泌障碍、垂体及靶腺内分泌功能紊乱，可表现为完全性下丘脑激素分泌缺乏或单一性下丘脑激素分泌缺乏或亢进症。多种下丘脑释放激素缺乏引起全腺垂体功能减退，造成生长发育障碍（青春发育前）、性腺、甲状腺和肾上腺皮质功能减退。促甲状腺激素释放激素（TRH）分泌失常引起下丘脑性甲状腺功能亢进症或下丘脑性甲状腺功能低下症；促肾上腺皮质激素释放激素（CRH）分泌失常引起肾上腺皮质增生型皮质醇增多症；生长激素释放激素（GHRH）分泌亢进引起肢端肥大症或巨人症；分泌减退导致身材矮小。催乳素（PRL）释放因子分泌过多发生溢乳症或溢乳-闭经综合征及性功能减退，男子乳房发育征。促性腺激素释放激素（GnRH）分泌过多引起性早熟，减退者在女性引起神经源性闭经、月经失调、不育、性欲减退，在男性引起生殖无能、营养不良症、性功能减退、Kallmann 综合征等。抗利尿激素（ADH）分泌过多者引起抗利尿激素分泌不适当综合征，减退者表现为尿崩症。

（三）辅助检查

1. 脑脊液检查 肿瘤引起本病时，脑脊液中蛋白含量可增高，脑脊液压力可升高，炎症所致者，细胞数可增加，胚组织瘤位于鞍上者，瘤细胞可脱落至脑室及蛛网膜下隙，脑脊液可找到瘤细胞、结核瘤；结核性脑膜炎时，脑脊液中蛋白含量增高，亦可能找到抗酸杆菌，或脑脊液培养结核杆菌阳性。

2. 垂体及靶腺内分泌功能测定 通过测定血清激素水平，了解有无垂体功能减退及性腺、甲状腺、肾上腺皮质继发性功能减退。

（1）性腺：可测定卵泡刺激素（FSH）、黄体生成素（LH）、睾酮、雌二醇。

（2）甲状腺：可测定促甲状腺激素（TSH）、总三碘甲状腺原氨酸（TT_3）、血清总甲状腺素（TT_4）。

（3）肾上腺皮质：可测定 ACTH、血尿皮质醇、24 小时尿 17-羟皮质类固醇（17-OHCS）及 17-酮类固醇（17-KS）。

3. 下丘脑-垂体功能测定 可行 TRH 兴奋试验、LH-RH 兴奋试验、CRH 兴奋试验，判断病变在垂体还是在下丘脑。病变在垂体时，对应的垂体和靶腺激素均无升高反应；病变在下丘脑时，则均呈延迟升高反应。

4. 影像学检查 颅骨 X 线片、脑血管造影、脑室造影、气脑造影、MRI 检查、CT 扫描、经颅多普勒彩色超声检查等，以探知颅内病变的部位和性质。

（四）诊断

下丘脑综合征应在排除单一靶器官或垂体自身的病变及全身性疾病后才能考虑。

1. 可能的疾病 临床上，遇有下列情况应考虑下丘脑疾病的诊断。

（1）不能用单一的靶腺或单纯垂体损害解释的内分泌症状和体征。

（2）内分泌紊乱症状伴有多食肥胖、消瘦、厌食、嗜睡、精神失常及体温异常而不能用其他疾病解释；或有以下其中 3 项共存时应高度怀疑此病：性功能紊乱、尿崩症、多食肥胖、精神失常。

（3）颅内压增高伴视力或视野下降，合并尿崩症、性功能低下、乳溢者。

（4）生长发育不良、性腺发育不全、嗅觉消失、畸形者。

2. 病因诊断 往往要结合病史、症状、体征、实验室检查及其他辅助检查等综合分析。就发病率而言，以肿瘤居首位，其中最常见的为颅咽管瘤和异位松果体瘤；其次是外伤和先天性疾病；再次是炎症、肉芽肿和物理因素等。先天性病变可有连锁症状，如嗅觉消失、畸形、发育迟滞，可能是 Kallmann 综合征。

3. 功能诊断 下丘脑功能异常与病变的部位密切相关，常见病变部位与临床表现如下。

（1）下丘脑前部：摄食障碍。

（2）视前区：自主神经功能障碍。

（3）下丘脑前部视前区：高热。

（4）下丘脑前部及视上核、室旁核：尿崩症，特发性高钠血症。

（5）腹外侧区：厌食，体重下降。

（6）腹内侧区：贪食，肥胖，性格改变。

（7）下丘脑腹内侧延向正中隆起：性功能低下，ACTH、生长激素（GH）、PRL 的分泌异常，尿崩症。

（8）下丘脑后部：意识改变，嗜睡，低体温，运动功能减退。

（9）垂体柄：尿崩症，部分或全部垂体功能减退。

（10）乳头体：精神失常，记忆障碍。

4. 病理诊断 肿瘤手术或尸检后可有明确的病理诊断。

（五）鉴别诊断

要注意与原发性甲状腺、性腺、肾上腺、神经垂体受损，以及腺垂体功能低下、神经衰弱、精神分裂症、颞叶癫痫等相鉴别。厌食伴消瘦应注意与慢性消耗性疾病鉴别；肥胖注意与单纯性肥胖、皮质醇增多症相鉴别；发热必须排除其他原因所致的发热；情感及精神异常与原发性精神病、甲状腺功能亢进症等应注意区别。

（六）治疗

1. 病因治疗 切除肿瘤、控制炎症、停用致病药物、精神心理治疗等。

2. 纠正内分泌与代谢的障碍

（1）功能亢进：以去除病因最为重要，药物的疗效非常有限。有时可用溴隐亭治疗高泌乳素血症、肢端肥大症。

（2）功能减退：去除病因，药物替代治疗。①皮质醇减少症：氢化可的松 20～40 mg/d。②甲状腺功能减退症：甲状腺片 15～60 mg/d，或左甲状腺素 15～150 μg/d。③性功能减退：性幼稚者可试用黄体生成素释放激素（LHRH）间歇性治疗；每 60～90 分钟泵入少量的 LHRH；成年女性用人工周期；成年男性用丙酸睾酮替代治疗。④垂体性侏儒：先用生长激素 0.1 U/（kg·d）去除病因，每晚皮下注射，对 10 岁以下的患者疗效较好。⑤全垂体功能减退：先改善肾上腺系统，其次是甲状腺系统，最后是性腺系统。⑥尿崩症：轻者可服用氢氯噻嗪 75 mg/d，重者可用加压素治疗。

（3）对症治疗：肥胖者应节食和运动，必要时应用减肥药。发热者用物理降温、氯丙嗪、苯巴比妥，甚至人工冬眠。

（七）预后

根据不同病因和是否早期发现，其预后不一，恶性肿瘤或转移性病灶所致者预后较差。

二、肥胖性生殖无能综合征

肥胖性生殖无能综合征，又称 Frohlich 综合征、Babinski-Frohlich 综合征、Leaunois-Cleret 综合征、肥胖性生殖无能性营养不良症、脑性肥胖症，以幼儿、学龄期男孩多见，以肥胖-性器官发育不良、尿崩等为其特征。

（一）病因

多在青春期前发病，主要表现为肥胖及性腺不发育，以神经内分泌功能紊乱为特征。最常见的病因为颅咽管瘤，其次为嫌色细胞性腺瘤、结核性脑膜炎脑炎、脑膜瘤、慢性脑积水、胆脂瘤、先天性缺陷小头畸形等，偶尔可为颅底创伤。严重下丘脑受损可引起功能失调，性发育延迟的男性大多没有神经症状，多数性发育延迟的男性无下丘脑的损伤。

（二）发病机制

肥胖性生殖无能综合征的性功能低下属于下丘脑源性的，因为多种原因使下丘脑黄体生成素释放激素（LHRH）分泌障碍，导致黄体生成素（LH）及卵泡刺激素（FSH）分泌减少，而继发性腺功能低下。动物实验证实，累及正中隆起时促性腺激素释放激素（GnRH）分泌低下，性功能不全，生殖器萎缩。肥胖发生的原因不是缺乏某种垂体激素而是下丘脑受损。损坏下丘脑的腹内侧核及正中隆起，患者的饱感丧失而多食、肥胖。累及腹内侧核时，胰岛素分泌亢进，致使食欲亢进，多食而肥胖。

（三）临床表现

多于青春期前发病，男女发病率相当，具有以下特点：

1. 肥胖　身躯呈不均匀性肥胖，肥胖的特点是在躯干及肢体的近端部最为显著。乳房、下腹部和生殖器附近的脂肪组织增多，骨盆显得宽大，四肢相对细小，手指尖细。男性患者呈女性体型。

2. 性腺发育不全或性功能减退

（1）男性：发育期阴茎、阴囊及睾丸仍不发育，呈小睾丸、小阴茎或隐睾，第二性征缺如；面部无胡须生长，音调不改变。

（2）女性：闭经。青春期前发病者性器官及第二性征发育低下迟缓，发育期才发现无月经来潮，阴道及子宫皆不发育，第二性征推迟或不出现，生育能力丧失。成年后发病者性欲低下，第二性征逐渐减退，生育能力丧失。

3. 原发疾病表现　如原发疾病为肿瘤，则可由视交叉受压迫而引起两颞侧偏盲；可有头痛、呕吐等症状；到晚期出现颅内压增高、眼底变化、视力减退、视野缩小。X 线检查可显示蝶鞍损坏或扩大。

4. 下丘脑综合征表现　下丘脑的损害，可伴有尿崩症、体温不稳定及嗜睡，智力大多正常亦可智力减退。

（四）诊断

出现以下几点时应考虑本病：

1. 一般有不匀称的肥胖，性功能减退。

2. 血尿液中促性腺激素减少或消失。

3. 有颅内疾病的表现者，头部 X 线片及 CT、MRI 可显示肿瘤。

（五）鉴别诊断

应与体质性青春期延迟、性腺病变所致的原发性性腺功能减退症伴肥胖及垂体单一性促性腺激素分泌不足（又称选择性垂体性性幼稚）所致的性功能幼稚症相鉴别，单纯性促性腺激素缺乏时 LHRH 兴奋试验无反应。

（六）治疗

1. 原发病治疗　如为下丘脑或垂体肿瘤、视神经肿瘤，根据其性质，以及是否引起压迫症状考虑放射或外科手术治疗。

2. 内分泌紊乱的治疗　性腺功能减退可用 LHRH、hCG 或性激素替代治疗。

（1）雄激素替代治疗：口服甲睾酮制剂 30 mg 或肌内注射丙酮睾酮 25 mg，每周 3 次。或选用肌内注射长效睾酮制剂，如庚酸睾酮，第 1 年，每次 50 mg，1~2 次肌内注射；第 2 年 100 mg，第 3 年 200 mg。女性患者可采用雌激素替代治疗。

（2）促性腺激素治疗：hCG 1 000~1 500 U，每周 3 次肌内注射。最好的方法是应用人工合成的 GnRH 10 肽脉冲型自动输注泵间歇输注治疗，每次 12.5 mg，间歇 90 分钟自动输注 1 次。

（3）甲状腺功能低下时，以甲状腺激素制剂替代治疗。

（七）预后

取决于原发病的性质及治疗的早晚，早发现、早治疗可以恢复一定的性功能和生育功能。

三、嗅觉丧失–性发育不全综合征

家族性嗅神经–性发育不全综合征即嗅神经–性发育不全综合征，又称嗅觉丧失–性发育不全综合征、失嗅类无睾综合征、嗅觉生殖器发育障碍综合征等。几乎全部见于男性患者，女性可能是基因携带者。家族中可有多人发病，亦可有其他男性性功能正常而嗅觉缺失或失灵者，家族中的女性性功能正常但可有嗅觉失灵者。

（一）病因

嗅觉丧失–性发育不全综合征是一种先天性促性腺激素缺乏引起性腺发育不全，伴嗅觉缺失或减退的遗传性疾病。

（二）发病机制

可为 X–性连锁隐性遗传或为男性–常染色体显性遗传。部分患者脑组织病理检查可发现大脑嗅叶缺损或发育不全，睾丸间质细胞减少或缺如，曲细精管内无精子形成。从临床及病理材料中均未能发现下丘脑、垂体有明确的器质性病损。有人认为患者促性腺激素缺乏可能为先天性下丘脑垂体功能缺陷。这种选择性促性腺激素分泌不足，致性幼稚症，伴嗅球发育不全致嗅觉缺失或失灵。依促性腺激素缺乏的严重程度可分为完全性或不完全性两型。

（三）临床表现

1. 先天性嗅觉缺失或失灵　对食醋、香水、氨水等芳香挥发性物质无嗅觉或嗅觉十分迟钝。

2. 性幼稚　在儿童期可发现睾丸很小，往往缺乏男孩气质，至青春期前后不出现第二性征，腋毛及阴毛缺如、稀疏或呈女性型分布，阴茎似幼童，睾丸发育不良。

3. 垂体分泌其他促激素的功能　均在正常范围，无甲状腺、肾上腺等功能异常的表现。

（四）辅助检查

1. 化验检查　显示血浆睾酮、血促卵泡成熟激素、尿促卵泡成熟激素（FSH）低值或测不出。血促黄体生成激素释放激素（LH-RH）兴奋试验可无反应。

2. 睾丸活检　可见间质细胞数目减少或完全缺乏，曲细精管内缺乏精子形成。

3. 脑电图检查　可见异常波形。

4. B超检查　可发现性腺（睾丸或卵巢）和子宫发育不良、隐睾等。

（五）诊断

根据临床嗅觉缺失和性幼稚即可诊断本病。病理检查可见鼻黏膜嗅神经细胞发育不全，睾丸活检有助于诊断。

（六）鉴别诊断

应与其他性幼稚性疾病鉴别，伴有嗅觉的缺失和性染色体正常有助于诊断。

（七）治疗

可用绒毛膜促性腺激素和（或）雄激素治疗，可以出现第二性征发育，血睾酮浓度可升至正常值。嗅觉缺失或失灵无特殊治疗。

四、神经性厌食

神经性厌食主要是一种影响青年女性的慢性神经内分泌疾病，多由特殊的精神心理变态、挫折及特殊的文化背景引起，其临床特征为患者因存在评价及其他认知障碍而自行节食减肥、导致体重减轻、严重的营养不良及下丘脑-垂体-性腺轴功能紊乱，是生理、心理、社会综合因素影响的结果。常见于15～24岁的青年妇女，一般<25岁。普通人群成年妇女中该病的患病率为1%～2%，男女比例1：9。

（一）病因

神经性厌食的病因复杂，是社会文化因素、心理因素、生物学因素共同作用的后果。多见于发达国家富裕阶层的青年妇女，提示社会文化因素在发病中起重要作用。审美观念、职场的竞争压力与成功期望都是重要发病因素。

神经性厌食患者存在肥胖恐惧和形体评价障碍，并且存在个性缺陷。同时个体识别功能不全，不少神经性厌食患者尽管已很消瘦，但仍认为自己肥胖而继续节食，患者存在对自我体形持续过度评价的倾向，即存在"体像评价障碍"。患者希望苗条，害怕肥胖，主动节制饮食，甚至对食物产生厌烦感，于是出现体重下降、闭经及多种并发症。家庭与周围环境不协调，加重了病情发展。

（二）发病机制

神经性厌食患者的同胞罹患本病的概率增加约5%，同卵双生子罹患本病的概率为一般同胞的4～5倍，同卵双生子均患本病的概率为44%，而异卵双生子仅为12.5%，表明遗传因素参与了神经性厌食的发病。厌食患者有饱感和体温调节、内分泌功能方面的异常提示存在下丘脑功能异常。神经性厌食患者存在原发的下丘脑功能紊乱，主要证据有：①约20%的患者以闭经为首发症状，并非继发于消瘦，提示存在下丘脑-垂体-性腺轴功能紊乱。②垂体激素储备功能正常，但反应延迟。③AVP分泌不稳定。易感个体在青春期前后遭遇的生理、心理方面的事件可通过下丘脑神经递质、内分泌或免疫方面的变化，导致神经性厌食心理和行为上的特征性表现。

（三）临床表现

1. 恐惧肥胖、厌食、消瘦　患者多有对肥胖恐惧，追求苗条。多数通过过度限制饮食、过度运动来减肥，有些患者甚至用自我诱吐和导泻来减肥，个别病例甚至拒食，体重丧失25%以上，皮下脂肪、体脂与肌肉组织明显减少，部分出现骨量丢失。患者对进食及体重减轻漠不关心，不理睬别人的规劝或安慰，不承认自己有病，享受拒食和极端消瘦，多数患者存在体像评价障碍。

2. 心理与行为异常　除了肥胖恐惧、体像评价障碍外，患者还存在严重的焦虑、情绪不稳定、抑郁、易偏激。部分患者也存在认知缺陷，抽象思维欠缺，不在乎饥饿的感受，否认疲乏，情感淡漠。

3. 全身性并发症

（1）因长期频繁呕吐，胃酸腐蚀食管，易并发食管炎、食管糜烂或溃疡，食管疝也常有发生。再进食时偶可致急性胃扩张、胰腺炎、胃肠道梗阻。进食不足可致便秘、结肠炎性肝功能异常。

（2）神经性厌食患者心脏功能异常可高达87%，最常见的是心动过缓、低血压，由于慢性血容量减少和直立性体位改变，可致头晕、晕厥。有些患者因滥用利尿药、泻药导致的电解质紊乱可致心律不齐甚至心力衰竭。严重的电解质紊乱偶可致心源性猝死。

（3）可出现肾小球滤过率及肾小管浓缩功能下降、血尿素氮增多、电解质平衡失调、失钾性肾病及水肿等，病情严重者因血浆清蛋白水平下降，导致低血容量性休克。由于神经性厌食患者体内雌激素减少，部分患者可出现尿频、尿急与夜尿增多等尿路刺激症状。

（4）闭经常发生于低体重患者。心理因素影响下丘脑功能，也可引起停经。下丘脑功能障碍是厌食症的突出特点，血浆LH、FSH基础水平下降，脉冲性释放减弱致卵巢释放雌激素减少。患者卵巢比正常人要小，当体重恢复正常时，卵巢可恢复正常。女性患者的血清睾酮水平正常，而男性患者则较低。

（5）在严重厌食症患者中可见血细胞数目减少。约1/3的患者有轻度贫血和血小板减少，2/3的患者白细胞减少。

（6）雌激素分泌不足、IGF-1水平减低、营养不良、低体重和皮质醇分泌过多，可导致骨质疏松和病理性骨折。

（7）基础代谢率降低。50%的患者血胆固醇过高，亦有葡萄糖代谢的变化，表现在糖耐量减退和糖尿病。体温调节能力下降，特别是随环境温度变化而自动调节体温的能力较差。在寒冷环境中，产热增加不明显。而在炎热环境时，血管舒张不明显，可致体温上升。

（8）厌食症患者睡眠时间减少、早醒，类似于严重抑郁症时的表现。

（四）辅助检查

1. 内分泌功能检测　雌激素及黄体酮水平均低，无LH脉冲性分泌，GnRH刺激后LH反应减低，连续注射可使其恢复反应及排卵。CRH水平升高，皮质醇升高，50%的患者皮质醇节律消失，地塞米松抑制试验可正常，也可无抑制反应，对CRH刺激的反应下降。GH升高，IGF-1下降。血浆IGFBP-2水平升高且与体重指数（BMI）呈负相关。自由脂肪酸（FFA）水平升高。T_3下降，T_4正常，rT_3升高，TSH 正常但对 TRH 反应延迟，血 1,25（OH）$_2$D$_3$ 减少。血小板单胺氧化酶活性下降，提示存在 5-羟色胺能系统功能障碍。

2. 代谢指数　神经性厌食患者体内血浆天冬酰胺、谷氨酸、甘氨酸、蛋氨酸、苯丙氨酸和组氨酸水平明显升高，而精氨酸和半胱氨酸水平下降。

3. 影像学检查　头部 MRI 检查发现低体重期脑容积减少，尤以灰质为甚，这种灰质容积的减少被认为是不可逆的。

（五）诊断

1. 美国精神病学协会诊断标准

（1）体重低于理想体重的 85%（或体重指数 ≤17.5）。

（2）肥胖恐惧。

（3）对自己体形、体重的认知障碍。

（4）继发性闭经。

2. 国内学者提出的诊断标准

（1）发病年龄 <25 岁（最常见于 14~19 岁），女性占 95% 以上。

（2）厌食，日进食量 <150 g，体重丧失 25% 以上。

（3）对进食及体重持不关心态度，不顾饥饿，也不理睬别人的规劝或安慰，不承认自己有病，对体重丢失及拒食认为是享受，对极端消瘦认为是美观，常有低钾血症及心律失常。

（4）所有女性患者都出现闭经，25% 的患者闭经发生于体重大幅下降之前。

（5）没有其他身体上或精神上的疾病，这是诊断本病的先决条件。

（六）鉴别诊断

应与下列疾病鉴别。

1. 腺垂体功能减退症和 Addison 病　可有体重减轻、恶心、呕吐、腹痛、畏寒、闭经等，但内分泌功能异常较神经性厌食者严重，可伴有明显低血容量、低血钠甚至低体温。Addison 病患者皮肤色素沉着，有皮质功能减退、低血糖、高钾血症；而神经性厌食患者皮肤呈黄色，有皮质功能亢进、高血糖及低钾血症。

2. 克罗恩病、口炎性腹泻　多有腹泻、大便异常等病史，并有相应的特异性临床表现。

3. 结核病　有体重减轻伴午后低热、盗汗等结核中毒症状，以及咳嗽、咯痰、胸痛等呼吸道症状，PPD-IgG、IgM 阳性，甚至发现结核病灶。

（七）治疗

治疗目标不仅要恢复营养状况，治疗各种并发症，而且应注意纠正导致神经性厌食的心理和环境因素。患者常需要综合治疗，如营养、药物和心理治疗等。治疗开始前需要对患者进行临床评估，以选择营养、药物治疗方案，并提供心理支持。在整个治疗过程中，应鼓励患者主动配合治疗，采取客观、诚实的态度，医师应取得患者的信任，并安排亲属参与治疗计划。

1. 营养治疗

（1）轻度营养不良：如体重为理想体重的 80% 或以上，只需要接受营养咨询和心理支持；提供青春期身体发育与饮食的健康教育，定期随访患者以免病情恶化。

（2）中度营养不良：如体重为理想体重的 65%~80%，需接受营养支持治疗，但一般不需住院。可口服补充全营养配方的食物，在每天能量需要的基础上额外提供 0.10~2.1 kJ 的热量。

（3）严重营养不良：如体重低于理想体重的 65%，应住院治疗。可口服补充营养，每天额外补充 1.67~2.5 kJ 的热量，争取每周体重增加 1~2 kg。部分严重营养不良患者不能耐受鼻饲或拒绝进食，则需要给予胃肠外营养支持。开始热量供给给予每天需要量的一半左右，3~4 天后逐渐加至每天全部需要量。同时，定期监测电解质、血生化指标及肝、肾功能等。

2. 药物治疗　目前尚未发现十分有效的药物，可采取选择性 5-羟色胺再吸收抑制药氟西汀辅以认知行为疗法，剂量为 40 mg/d；文拉法辛亦有类似作用，剂量为 75 mg/d，但仍有待进一步研究。

3. 心理治疗　可用来纠正异常饮食行为，增进心理社会功能。例如，认知行为治疗可有效地恢复体重，家庭治疗可改善家庭成员之间的关系，长期坚持效果明显。此外，有人试用人际心理治疗、家庭成员心理教育等，心理治疗多需辅以药物治疗，以达到更好的疗效。

4. 治疗并发症　多数并发症常可随体重增加而改善，体重恢复正常后月经也可恢复正常。若体重恢复而月经未恢复，可根据卵巢功能状况做人工周期疗法，或启动卵泡发育，诱发排卵。在体重恢复过程中，用小量性激素周期治疗有助于患者树立治疗信心，防止生殖器萎缩。

（八）预后

预后良好。长期追踪发现大多数患者厌食症状可逐渐消失，体重恢复，有精神病变表现者少见。

五、肌张力低下-性功能减退-肥胖综合征

肌张力低下-性功能减退-肥胖综合征（Prader-Willi 综合征），又称 Prader-Labhar-Willi 综合征、肌张力减退-智力减退-性腺功能减退与肥胖综合征。1965 年由 Prader 等首次报道。

（一）病因

是由第 15 号染色体长臂近中央关键区微缺失引起。

（二）发病机制

呈非孟德尔遗传。在父源 15q11-13 区域存在 SNRPN、NDN、MAGEL2、MKRN3 印记基因，它们仅在父源等位基因上存在。若这些基因失去功能，便导致 Prader-Willi 综合征。

（三）临床表现

1. 生长发育迟缓，身材矮小，手足小，智力低下，肌张力低下。婴儿期喂养困难，语言发育差。至儿童期食欲旺盛，嗜睡而导致过度肥胖。性腺发育不良，性功能减退。男性隐睾、小阴茎；女性阴唇、阴蒂发育不良，或无阴唇、阴蒂。第二性征发育不良或发育迟缓，促性腺激素水平低。

2. 部分患者呈头小、双额间距狭窄、杏仁形眼裂、上唇薄、嘴角向下、小手和小脚、癫痫、指（趾）弯曲、并指（趾）、白内障、脊柱侧凸等。

（四）辅助检查

检测、分析染色体，或分子遗传学检查显示 15 号染色体长臂微小缺失（deletion-of 15q11-13）。

（五）诊断

Holm 等提出以下诊断标准：

1. 主要标准

（1）新生儿和婴儿出现中枢性肌张力低下，吸吮力差，但随年龄增加会逐渐改善。

（2）婴儿期出现喂养困难，常需要特殊喂养工具；体重增长不满意。

（3）12个月至6岁期间，体重迅速增加。

（4）婴儿期特征性面容长颅、窄脸、杏仁眼、小嘴、薄上唇、口角向下（应含上述特征超过3点）。

（5）各年龄段出现相应的性腺功能减退，生殖器官发育不全，男性有阴囊发育不良，隐睾、小阴茎和（或）小睾丸；女性有生殖器官缺如或严重发育不良，小阴唇和（或）小阴蒂；若不治疗，16岁后仍有性腺成熟延迟和不完全，同时有青春期性征发育延迟。

（6）6岁前患儿整体发育延迟，6岁以后有轻度到中度的神经发育延迟或学习障碍。

（7）摄食过度/强迫摄食。

（8）15q11-13缺失，通过高分辨染色体分析（>650带）或其他方法，检测到染色体或基因的异常，包括母源同源二倍体。

2. 次要标准

（1）妊娠期胎动减少；婴儿期无生气或哭声弱小，可随年龄增长有所改善。

（2）特征性行为问题：易怒、猛烈的情感爆发和强迫行为、好争辩、对抗、程序化行为及固执、语言重复、偷窃和撒谎。

（3）睡眠紊乱或睡眠呼吸暂停。

（4）15岁时身材仍矮小（无遗传背景、未经生长激素干预者）。

（5）色素减退：与家庭其他成员相比，头发、皮肤颜色较浅。

（6）与同龄儿相比手小和（或）足小；上肢尺侧腕部缺乏弧度。

（7）内斜视或近视。

（8）其他如唾液黏稠、语言清晰度欠佳、有白损皮肤现象等。

（六）治疗

由于Prader-Willi综合征患者存在多方面问题，需要针对不同个体制定个体化治疗方案。

1. 新生儿期或婴儿期 首要问题是喂养困难。早期应用大孔眼、少量多次的奶瓶喂养，可解决足够营养摄入问题。若需要，可考虑短期鼻饲。

2. 幼儿期 随年龄增长，发育延迟成为主要问题。早期教育干预及语言治疗可以改善认知发育及语言发育落后。1.5~3岁可出现摄食过度，应控制饮食治疗。

3. 学龄期或青春前期 肥胖及食物摄取相关的行为问题更加突出。3~9岁时严格控制每天能量摄入（2.9~5.9 kJ/d）。这一年龄阶段的患者多出现与肥胖相关的社会心理问题及其他行为问题。青春前期的生长激素治疗能改善身高及体重，改善生活质量。行为治疗可改善食欲、皮肤损害、睡眠紊乱、脾气暴躁和强迫行为。

4. 青春期和成年人 青春前期即应该开始生长激素治疗，以避免身材矮小，特别是青春期、骨龄<12岁的女孩。性激素替代治疗可改善性征，并促进心理成熟，特别在男性患者，可促进男性第二性征发育。脊柱侧弯的Prader-Willi综合征患者，可通过手术治疗。

（七）预后

由于目前对Prader-Willi综合征的认识不断深入，并采取合理的个体化治疗方案，其成活率及生活质量均明显提高。

（李 伟）

第二节　尿崩症

尿崩症是指排出大量（diabetes，意为尿崩）低张、稀释、无味的尿液的疾病。是由于下丘脑-神经垂体功能低下，抗利尿激素（ADH）分泌和释放不足，或者肾脏对血管升压素（AVP）反应缺陷而引起的一组临床综合征，妊娠期间因血管升压素代谢的加快可出现暂时性尿崩症。主要表现为多尿、烦渴、多饮、低密度尿和低渗透压尿。病变在下丘脑-神经垂体者，称为中枢性尿崩症或垂体性尿崩症；病变在肾脏者，称为肾性尿崩症。

（一）病因

1. 中枢性尿崩症

（1）原发性：病因不明者占 1/3~1/2。主要是下丘脑视上核与室旁核内神经元数目减少，Nissil 颗粒耗尽，AVP 合成酶缺陷，神经垂体缩小。

（2）遗传性：大多数报道的病例表现为常染色体显性遗传，也可为 X-连锁隐性遗传，或常染色体隐性遗传。缺陷基因常位于生物学上无活性的激素原神经垂体蛋白部分，或前激素原信号肽部分。前激素原信号肽切除的干扰、血管升压素神经垂体蛋白前体的异常折叠，均可通过某些尚不明确的机制导致细胞死亡，从而导致儿童期以典型烦渴、多饮、多尿的表现发病。X-连锁隐性遗传方式者多由女性遗传，男性发病，杂合子女孩可有尿浓缩力差，一般症状轻，无明显多饮多尿。儿童期可无症状，这与出生即表现为多尿的家族性肾性尿崩症不同。

（3）继发性：主要是各种原因导致的下丘脑-神经垂体损害。

1）肿瘤及血液系统恶性病：①一些颅脑肿瘤。如颅咽管瘤、鞍膈上的生殖细胞瘤，以及松果体瘤、转移瘤通常合并有尿崩症，不少以尿崩症为首发症状。大部分能够引起尿崩症的下丘脑-垂体区域原发肿瘤生长相对缓慢，如在短时间内迅速生长的肿瘤应考虑转移瘤可能。下丘脑或垂体区的淋巴瘤也可引起尿崩症。白血病尤其非淋巴细胞性白血病，由于白血病细胞对下丘脑的浸润、血栓形成或感染，也可导致尿崩症。②手术及创伤。颅脑手术过程出现应激状态下，通常会有血管升压素的释放从而可能引起液体潴留，术后可排出潴留的液体。50%~60%的患者在垂体手术后的 24 小时内产生暂时性的尿崩症状，通常都会完全缓解。如果垂体柄被完全切断，患者可能会出现三阶段尿崩症的表现。③感染性、肉芽肿性疾病，如结核、梅毒、脑炎；浸润性疾病，如结节病、肉芽肿病、组织细胞增生症 X，以及脑血管病变、自身免疫性疾病均可导致发病。大多数由肉芽肿性疾病引起的尿崩症病例可以在身体的其他部位发现该疾病的明显证据。尽管偶据报道称经过恰当的治疗后尿崩症可恢复，但大多数病例的尿崩症是永久的。

2）妊娠期间的尿崩症：在妊娠过程中半胱氨酸氨基肽酶（同时也是血管升压素酶）的活性异常升高，使 AVP 降解灭活加速，表现妊娠血管升压素抵抗性尿崩症；同时妊娠期加速血管升压素的代谢清除，而神经垂体不能满足增加的需求。

2. 肾性尿崩症　肾脏对 AVP 产生反应的各个环节受到损害导致肾性尿崩症，病因有先天性与获得性两种。

（1）遗传性：AVP 受体-2 突变，以及水通道蛋白-2 突变均可引发该疾病。超过 90% 的先天性肾性尿崩症是见于男性患者的 X 染色体连锁疾病，超过 155 种不同的 AVP 受体-2 突变可引发该疾病。大部分突变位于受体的跨膜区，呈 X-连锁隐性遗传方式，由女性遗传，男性发病，多为家族性。肾性尿崩症基因即 C 蛋白耦联的 AVP-V2R 基因已被精确定位于 X 染色体长臂端粒 Xq28 带上。位于 12 号染色体 q12-13 区的水通道蛋白-2 基因发生突变，产生常染色体隐性遗传疾病。当已知家族中有相同疾病而家族史显示男性和女性均有发病时，应考虑到水通道蛋白-2 基因突变致病的可能。

（2）获得性：广义的肾性尿崩症包括多种引起肾脏结构破坏的慢性肾脏疾病，如多囊肾、镰形细胞贫血等疾病引起的新生血管造成的肾梗死、肾脏的浸润性疾病等。但大部分学者认为尿崩症仅指血管升压素功能异常所导致的疾病。肾性尿崩症可继发于多种疾病导致的肾小管损害，如慢性肾盂肾炎、阻塞性尿路疾病、肾小管性酸中毒、肾小管坏死、淀粉样变、骨髓瘤、肾脏移植与氮质血症。代谢紊乱如低钾血症、高钙血症也可导致肾性尿崩症。多种药物可致肾性尿崩症，如庆大霉素、头孢唑林、诺氟沙星、阿米卡星、链霉素、大剂量地塞米松、过期四环素、碳酸锂等。

（二）发病机制

AVP 主要由视上核神经元和室旁核神经元合成分泌，然后沿下行纤维束通路至神经垂体储存，并按需要释放入血。AVP 的释放受血浆渗透压感受器和血浆容量的调节。AVP 随血至肾脏远曲小管和集合管，与细胞膜受体结合，使腺苷环化酶激活，cAMP 增多，激活蛋白激酶，促进管腔上的膜蛋白磷酸化，促进水孔蛋白-2（AQP-2）表达。水的通透性增加，促进水分的再吸收，使水分顺着渗透压差从管腔进入渗透压较高的肾间质中，然后进入血液，平衡血浆渗透压。当某种原因导致血.浆渗透压感受器的敏感性受损，或下丘脑视上核、室旁核合成分泌 AVP 和 NPⅡ减少或异常，或视上核、室旁核的神经元到神经垂体的轴突通路受损，以及神经垂体受损时便引起中枢性尿崩症。AVP 的受体是一类 G 蛋白耦联受体，属于加压素/缩宫素受体家族成员。有 V_1aR、V_1bR、V_2R 3 个亚型，其中 V_2R 由 370 个氨基酸残基组成，主要分布于肾小管，参与调节体内水代谢，AVP-V_2R 基因突变便导致肾性尿崩症。近年还发现肾小管上皮细胞膜上的水孔蛋白（AQP）异常与尿崩症的发病有关，较为明确的是 AQP-2 的表达与作用减低参与了尿崩症的发病。

（三）临床表现

1. 低渗性多尿 尿量可达 $2.5 \sim 20$ L/24 h，甚至更多，尿比重多在 $1.001 \sim 1.005$。以青壮年多见，男女之比为 2∶1，起病缓慢，少数骤然发病，出现烦渴、多饮、喜食冷饮，多数患者可正常生活、学习和工作。部分患者出现失水、皮肤干燥、心悸、汗液及唾液减少，有些便秘、乏力、头痛、头晕、焦虑、失眠、烦躁、记忆力减退、消瘦，严重者可有电解质紊乱、视力下降。

2. 原发性高钠血症 由于渗透压感受器功能异常，患者感受不到渴感也不去饮水。当血钠升高时，患者并没有血管升压素释放，因此，排出大量低张尿。但是由于对压力感受器的刺激可引起血管升压素的释放和尿液的浓缩，因此，仍有血管升压素的合成与储存。水摄入不足及排出过多产生一定程度的脱水及高钠血症，当脱水足以刺激压力感受器时，血管升压素释放，尿液被浓缩，从而使患者保持有轻度脱水的高钠血症的稳态。升高的血钠浓度本身也可引起钠的排出，从而帮助维持新的稳态。这一异常可能与多种对于下丘脑的损伤有关，特别是对于前交通动脉动脉瘤的夹闭。

3. 原发病表现 继发性中枢性尿崩症可有原发病的临床表现，如颅脑外伤或手术所致的头痛、视力减退及其他中枢神经系统受损所致的症状和定位体征，肿瘤所致的中枢性尿崩症多因肿瘤压迫下丘脑、垂体所致，亦有头痛、视野缺损或原发肿瘤的临床表现。松果体瘤可有性早熟、眼球活动障碍、共济失调等症状。继发性肾性尿崩症尚有原发肾脏疾病的临床表现，如多饮、多尿、夜尿增多等。

4. 并发症表现　饮水过多、过快时，可发生水中毒，表现为头痛加剧、恶心呕吐、肌肉运动不协调，体温下降，精神错乱、惊厥、昏迷以致死亡。患者因失水过多、过分禁饮、高热、昏迷或口渴中枢功能异常或发育不全致渴感消失，可以导致高钠血症、高渗状态。婴幼儿多见急性高渗性脑病，表现为呕吐、发热、呼吸困难、抽搐，重者昏迷死亡，病死率高达 40% 以上。成年患者多数为慢性高钠血症，表现为淡漠、眩晕、嗜睡、肌张力高、腱反射亢进、抽搐等。

5. 特殊情况的特殊表现

（1）下丘脑或垂体手术可能出现三阶段尿崩症在手术过程的应激状态下，通常会有血管升压素的释放从而可能引起液体潴留，而潴留的液体在手术后会正常排出。50%~60% 的患者在垂体手术后的 24 小时内产生暂时性的尿崩症状，通常会缓解，特别是对于将肿瘤切除的范围限定在蝶鞍内的经蝶入路手术。如果垂体柄被完全切断，可能会出现三阶段尿崩症的表现。第 1 阶段：是术后 24 小时内出现的尿崩症，是由于轴索休克，以及神经冲动无法由细胞体传至神经垂体的轴突末端，AVP 分泌急性阻断，可维持数小时至数天；第 2 阶段：是相对抗利尿期，该阶段是由于轴索在分解过程中无调控地释放其储存在神经垂体的血管升压素导致的；第 3 阶段：当神经垂体所有的血管升压素被释放殆尽时，其尿崩症可能是永久性的，但也可能继续缓解至部分性尿崩症，有的可无明显临床表现；少数患者恢复正常，多数因出血、充血、水肿使 AVP 分泌细胞或血渗透压感受器受压、萎缩，致永久性尿崩症。

（2）妊娠期间：存在两型暂时性尿崩症，它们均是由之前叙述的半胱氨酸氨基肽酶（缩宫素酶）引起的。第 1 型：半胱氨酸氨基肽酶（同时也是血管升压素酶）的活性极度异常升高，这一综合征被称为妊娠血管升压素抵抗性尿崩症，同时可出现先兆子痫、急性脂肪肝、凝血异常等。第 2 型：由于血管升压素加速代谢清除，可使由轻度尿崩症或部分性下丘脑性尿崩症等血管升压素功能处于临界状态的患者出现尿崩症。血管升压素被迅速破坏，而神经垂体又不能满足增加的需求。

（四）辅助检查

1. 尿量及尿比重测定　尿量多可达 4~20 L/d；尿比重常 <1.005，个别患者有时可达 1.010。

2. 尿、血渗透压测定　尿渗透压多 <300 mOsm/L，严重者 <70 mOsm/L。

3. 简易高渗盐水试验　清晨排空膀胱，然后于 15 分钟内饮入 1% 氯化钠溶液 1 000 mL，记录 2 小时尿量，如 >650 mL，可诊断为尿崩症。同时，可加测尿比重，如低于 1.012，更支持诊断。

4. 禁水加压素试验

（1）原理：禁水后血浆渗透压逐渐上升，循环血量减少，刺激神经垂体分泌 AVP。补充外源性神经垂体素后可根据尿量减少、尿渗透压上升的程度评估肾对 AVP 的反应性。

（2）方法：禁水前测体重、血压、脉率、尿比重、尿渗透压及血浆渗透压。试验开始后应严密监视，每 2 小时重测上述指标（血浆渗透压除外），持续 8~12 小时，如患者血压下降、不安等症状加剧，应随时中止试验。如患者排尿较多，体重下降 3%~5% 或血压明显下降，或连续 2 次测尿比重相同或尿渗透压变化 <30 mOsm/L 时，显示内源性 AVP 分泌已达最大值，此时应查血浆渗透压，然后皮下注射水剂加压素 5 U，2 小时后留尿，重测上述指标（含血浆渗透压），如患者可耐受，1 小时后再次复查上述指标，否则可中止试验。

（3）注意事项：注意加压素有升高血压、诱发心绞痛、腹痛、子宫收缩等不良反应的作用。

（4）临床意义：正常人及精神性多饮患者禁水后尿量减少，尿比重增加，尿渗透压升高，而体重、血压、脉率及血浆渗透压变化不大。尿崩症患者禁水后反应迟钝，尿量多不明显减少，尿比重、尿渗透压不升高，体重下降可>3%，严重者可有血压下降，脉率加快，伴烦躁不安等精神症状。补充了加压素后尿量减少，尿比重、尿渗透压增加。根据病情轻重可分为部分性尿崩症和完全性尿崩症。部分性尿崩症患者：①经至少2次禁饮后尿比重达1.012~1.016。②达尿比重峰值的尿渗透压/血浆渗透压比值>1，但<1.5。③对加压素试验敏感。肾性尿崩症患者禁水后尿液不能浓缩，注射水剂加压素后亦无反应。

5. 血浆 AVP 测定　中枢性尿崩症患者无论是在基础状态还是在禁水或注射高渗盐水所致的高渗状态下，血浆 AVP 都不能升高。肾性尿崩症，基础状态时 AVP 可偏高，高渗状态时血浆 AVP 水平明显升高，但尿渗透压仍低。精神性多饮患者基础状态时血浆 AVP 减低或正常，高渗状态时尿渗透压与血浆 AVP 水平成比例地升高。

6. 影像学检查　继发性中枢性尿崩症患者 X 线检查有时可发现蝶鞍扩大，鞍上占位性病变，钙化区，颅压增高。中枢性尿崩症的 MRI 可表现神经垂体高信号消失，垂体柄增粗或中断，垂体饱满、上缘轻凸、体积小。特别是神经垂体高信号消失，与神经垂体功能低下、后叶 AVP 分泌颗粒减少有关，是中枢性尿崩症的 MRI 特征。

7. 其他检查　血浆电解质变化一般正常，部分中枢性尿崩症患者血清中存在针对 AVP 细胞的自身抗体，部分患者在患尿崩症之前体内即存在抗体，继而才出现尿崩症的症状。针对 X 染色体上肾性尿崩症的基因检测可用于遗传性肾性尿崩症母亲妊娠后期的产前诊断，可靠性高。

（五）诊断

先确定是否存在尿崩症，然后再确定发病部位和病因。必要时，可进行 AVP 细胞自身抗体检测或突变基因分析。典型的尿崩症诊断不难，凡有烦渴、多饮、多尿及低密度尿者应考虑本病，必要时可进行禁水加压素试验及血、尿渗透压测定，多可明确诊断。尿崩症诊断成立后，还可根据临床表现及检查结果区分部分性尿崩症与完全性尿崩症（表1-1）。

表1-1　完全性尿崩症与部分性尿崩症的鉴别

鉴别要点	完全性尿崩症	部分性尿崩症
每天尿量	多为5 L以上	多为2.5~5 L
尿比重	多为1.001~1.005	可达1.010~1.014
禁水实验	尿量无明显减少，尿比重无明显增加，最大尿渗透压不超过血浆渗透压	尿量可减少，尿比重可增加，但多不超过1.016，最大尿渗透压可超过血浆渗透压，尿渗透压/血浆渗透压>1，但<1.5
注射加压素后反应	尿量显著减少，尿比重明显上升，尿渗透压增高50%以上	尿量进一步减少，尿比重进一步增加，尿渗透压可增加9%~50%

（六）鉴别诊断

1. 精神性烦渴　见表1-2。

表1-2　中枢性尿崩症、肾性尿崩症与精神性烦渴的鉴别

鉴别要点	中枢性尿崩症	肾性尿崩症	精神性烦渴
发病年龄	多为20岁以下	多于出生后即有症状	成年人
性别比例	男=女	男性多见	女>男
症状	多尿→多饮	较中枢性尿崩症轻	多饮→多尿
自然病程	持续性多饮多尿	成年后症状减轻	间歇性多饮多尿

鉴别要点	中枢性尿崩症	肾性尿崩症	精神性烦渴
病因	下丘脑、垂体损害	家族遗传史癔症、神经衰弱	—
禁水后血浆渗透压	升高	升高	正常或轻度升高
禁水后尿渗透压	低	低	升高
对 AVP 反应	好	无反应	不好，有时症状加重
对高渗盐水反应	无反应	无反应	好

2. 糖尿病　常有多饮、多尿、多食、消瘦症状，血糖升高，尿糖阳性。

3. 高钾尿症　多见于原发性醛固酮增多症、失钾性肾病、肾小管性酸中毒、Fanconi 综合征、Liddle 综合征、Bartter 综合征等。

4. 肾病变引起的低渗性多尿　尿比重<1.006，尿渗透压<280 mOsm/L。见于肾功能减退、失钾性肾病。

5. 高钙尿症　见于甲状旁腺功能亢进症、结节病、维生素 D 中毒、多发性骨髓瘤、癌肿骨转移等。

（七）治疗

1. 中枢性尿崩症　针对具体病因积极治疗相关疾病，以改善继发于此类疾病的尿崩症病情。对轻度尿崩症患者仅需多饮水，如长期多尿，每天尿量>4 000 mL 时因可能造成肾脏损害而致肾性尿崩症，则需要药物治疗。

（1）抗利尿激素制剂

1）1-脱氨-8-右旋精氨酸血管加压素（DDAVP）：为治疗尿崩症的首选药物，可由鼻黏膜吸入，每天 2 次，每次 10~20 μg（儿童患者为每天 2 次，每次 5 μg 或每天 1 次，每次 10~15 μg），肌内注射制剂每毫升含 4 μg，每天 1~2 次，每次 1~4 μg（儿童患者每次 0.2~1 μg）。口服制剂，如去氨加压素（商品名 Mini-rin），为第 1 个肽类激素口服制剂，剂量为每 8 小时 1 次，每次 0.1~0.4 mg。去氨加压素安全性较好，部分病例应用 DDAVP 后因过分的水负荷，在完全无症状的情况下表现有血渗透压下降，过剩的水排出延迟，严重者致水中毒，故建议每天剂量分 2~3 次给予，忌 1 次大剂量。保持每天 2 000 mL 以上的稀释尿。

2）长效加压素（鞣酸加压素油剂）：每毫升油剂注射液含 5 U，从 0.1 mL 开始肌内注射，必要时可加至 0.2~0.5 mL，疗效持续 5~7 天，长期应用可产生抗体而减效，过量可引起水潴留致水中毒。应从小剂量开始，逐渐调整用药剂量与间隔时间。

3）粉剂加压素：每次吸入 20~50 mg，每 4~6 小时 1 次。长期应用可致萎缩性鼻炎。

4）神经垂体素水剂：皮下注射，每次 5~10 U，每天 2~3 次，作用时间短，适用于一般尿崩症。

5）神经垂体素喷雾剂：赖氨酸血管加压素与精氨酸血管加压素均有此制剂，疗效与粉剂相当，久用亦可致萎缩性鼻炎。

（2）其他药物

1）氢氯噻嗪（hydrochlorothiazide）：其作用机制可能是利钠大于利水，血容量减少而刺激 AVP 分泌与释放，肾小球滤过率减少，适用于轻型或部分性尿崩症及肾性尿崩症，长期服用可能会损害肾小管浓缩功能，需长期补钾，易引起胃肠道反应和血糖、血尿酸水平升高。小儿每天 2 mg/kg，成年人每次 25~50 mg，每天 3 次，服药过程中应限制钠盐摄入，同时应补充钾。

2）氯磺丙脲：其作用机制可能是增加远曲小管 cAMP 的形成，刺激下丘脑视上核或神经垂体促进 AVP 的合成与释放。每次 0.125~0.25 g，每天 1~2 次。服药 24 小时后开始起作用，4 天后出现最大作用，单次服药 72 小时后恢复治疗前情况。

3）氯贝丁酯（clofibrate）：为降血脂药物，其抗尿崩作用可能是兴奋下丘脑分泌释放 AVP 或可能延缓 AVP 降解。用量为每次 0.5~0.75 g，每天 3 次，24~48 小时迅速起效，可使尿量下降，尿渗透压上升。与 DDAVP 合用，可对抗耐药，长期应用有时可致肝损害、肌炎及胃肠道反应。

4）卡马西平（carbamazepine）：为抗癫痫药物，其抗尿崩作用机制大致同氯磺丙脲，用量每次 0.1 g，每天 3 次，作用迅速，尿量可减至 2 000~3 000 mL，不良反应为头痛、恶心、疲乏、眩晕、肝损害与白细胞减少等。

5）吲达帕胺（indapamide）：为利尿、降压药物，其抗尿崩作用机制类似于氢氯噻嗪（双氢克尿塞），用量为每次 2.5~5 mg，每天 1~2 次。用药期间应监测血钾变化。

2. 肾性尿崩症　继发性者病因治疗就可以恢复正常。如果为家族性的，可限制钠盐摄入，应用噻嗪类利尿药，前列腺素合成酶抑制药，如吲哚美辛，可将尿量减少约 80%。

（八）预后

特发性中枢性尿崩症患者，通过充分饮水和适当的抗利尿治疗，可维持正常生活，女性患者妊娠和分娩亦不受影响，DDAVP 在妊娠期应用，也未观察到对胎儿有明显损害。继发于颅脑肿瘤或全身性疾病，往往预后不良。少数患者存在渴觉减退或缺乏，易发生严重脱水，引起低血容量性休克或中枢神经系统损害，预后严重。

（李　颖）

第三节　抗利尿激素分泌不适当综合征

抗利尿激素分泌不适当综合征（SIADH）是由于抗利尿激素（ADH）过量分泌，导致体内水分潴留、稀释性低钠血症、尿钠与尿渗透压升高的综合征。因为首例 SIADH 病例由 Schwartz 等于 1957 年报道，故又称 Schwartz-Bartter 综合征。SIADH 起病隐匿，多继发于呼吸系统疾病、肿瘤、炎症、药物应用或外科手术，已逐步引起临床重视。SIADH 的特点是血浆渗透压下降时 ADH 不被抑制，仍然持续大量分泌，ADH 使肾远端小管和集合管水通道开放，水顺渗透梯度进入肾间质，导致不适当的自由水清除率降低，尿钠排泄量和尿渗透压不适当地增加，致稀释性低钠血症及血浆渗透压下降。

（一）病因与发病机制

引起 SIADH 相关的疾病繁多，按病因可分为 5 类。

1. 肿瘤　最常见，且以支气管源性小细胞肺癌（燕麦细胞癌）最多见。原发性脑肿瘤、胸腔内非肺部肿瘤、血液系统恶性肿瘤、皮肤肿瘤、胃肠道肿瘤、妇科肿瘤、乳腺肿瘤、前列腺肿瘤及各种肉瘤亦相对多见。肺癌引起的 SIADH 多为肿瘤产生的异源性 ADH 分泌，但也可因合并转移性脑肿瘤、脑膜炎、颅内出血时引起的 ADH 分泌亢进所致。由于在 SIADH 患者中小细胞肺癌的发生率非常高，而该类型的肿瘤对于治疗的反应又相对较好，所以对于难以解释的 SIADH 都必须积极地寻找肺癌的可能证据。研究报道低渗状态可提前 3~12 个月预测影像学异常，即使胸部常规 X 线影像正常的患者，也应进行胸部 CT 或 MRI 扫描、甚至支气管镜及细胞学分析等的检查评估。而头颈部恶性肿瘤是另一类与高 SIADH

· 17 ·

发生率相关的恶性疾病，已明确其中的部分肿瘤可合成血管升压素。

2. 中枢神经系统疾病　多种中枢神经系统疾病与 SIADH 有关，但机制尚未完全阐明。可能与弥漫性中枢神经系统疾病引起非特异性通路兴奋造成 ADH 过量分泌有关。

3. 药物　药物导致的低钠血症是低渗状态的常见原因。氯磺丙脲、卡马西平、氯贝丁酯、选择性 5-羟色胺再摄取抑制药如帕罗西汀、α-干扰素、环磷酰胺、长春碱、长春新碱、全身麻醉药、巴比妥类、噻嗪类利尿药、三环类抗抑郁药、抗精神病药物、非甾体消炎药物、胺碘酮等都可引起 SIADH。氯磺丙脲、卡马西平、氯贝丁酯可刺激 ADH 分泌，氯磺丙脲还可加强 ADH 对肾小管的作用，因而用于治疗 ADH 缺乏所致的尿崩症。药物主要通过刺激下丘脑 ADH 分泌、兴奋肾脏 V_2 受体或增强 ADH 的抗利尿作用，但有些药物的作用机制尚未完全了解，可能通过多种机制的联合发挥作用。

4. 肺部疾病　除前述 SIADH 最主要的疾病是肺癌外，感染性肺部疾病也可引起 SIADH。病毒或细菌性（尤其是葡萄球菌）肺炎、脓胸、肺结核、肺曲菌病及慢性呼吸衰竭等均可导致 SIADH。其中以细菌或病毒性肺炎和阻塞性肺部疾病并发 SIADH 最为常见。SIADH 常发生在肺部疾病缺氧及严重酸中毒时。机械通气可引起不适当的 ADH 分泌并可加重其他原因导致的 SIADH，其机制可能与静脉回流减少有关。

5. 其他原因　二尖瓣分离手术时，左心房压力迅速降低，影响容量感受器，促使 ADH 异常分泌。据报道腹腔镜胆囊切除术、颈部手术、外伤性颅内血肿清除术可导致 SIADH。成年人及儿童获得性免疫缺陷综合征（acquired immune deficiency syndrome，AIDS）及相关并发症患者，有 30%～38% 发生低钠血症，其中 12%～68% 符合 SIADH 的诊断标准。此外，少数 SIADH 患者在临床上始终无法明确病因。

低钠血症伴有尿钠排泄不适当增加这一矛盾现象机制可能与容量扩张有关。容量扩张，肾小球滤过率增加，肾素与醛固酮分泌受抑，尿钠排泄增加；另脑钠肽分泌增加，促使尿钠排泄增加，钠代谢处于负平衡状态，加重低钠血症与血浆低渗状态。

（二）临床表现

SIADH 症状和体征取决于低血钠、低血浆渗透压的严重程度及其进展速度，以脑细胞水肿造成的功能紊乱最为明显。当水潴留、低钠血症发生缓慢、血钠≥120 mmol/L 时，临床上无明显症状，仅表现为少尿、体重增加。当血钠快速下降或≤120 mmol/L 时，可发生急性脑水肿，出现恶心、呕吐、易激惹或嗜睡、食欲不振、软弱无力、体重增加，严重时有意识改变、性格改变、木僵状态、精神失常、惊厥、昏迷，甚至发生脑疝，致中枢性呼吸衰竭而死亡。若在 24 小时内血钠急性降低至 120 mmol/L 以下时，成年患者病死率高达 50%。当血钠<110 mmol/L 时可有肌无力、腱反射减弱或消失，有时可呈延髓麻痹或假性延髓麻痹症，惊厥、昏迷甚至死亡。如果血钠缓慢下降，则表现为深反射减弱、全身肌无力、过度换气或其他病理阳性体征。SIADH 的另一重要特征是水潴留而不伴有组织间隙水肿，血压一般正常。这可能是当细胞外液容量扩张到一定程度时，脑钠素释放增加，抑制钠的重吸收，尿钠排泄增多，水分不至于在体内潴留过多，所以不会出现浮肿，但会进一步加重低钠血症和低渗状态。

因为体内大量水潴留，SIADH 不存在血液稀释的表现，临床上除了低钠血症外，还可出现低肌酐、低尿素氮、低尿酸血症，血氯降低的程度与低钠血症一致。

（三）辅助检查

1. 生化检验　主要有如下发现：

（1）血清钠一般<130 mmol/L。

（2）血浆渗透压<270 mOsm/L。

（3）尿渗透压不适当地升高，在血浆渗透压下降时尿渗透压大于血渗透压。

（4）尿钠排泄增加，>20 mmol/L。

（5）二氧化碳结合力正常或稍偏低，血清氯化物偏低。

（6）血清尿素氮、肌酐、尿酸、清蛋白常降低。

（7）甲状腺、肝脏、肾脏、心脏和肾上腺皮质功能均正常。

（8）如能检测血浆和尿中AVP，可发现其水平升高，血浆渗透压<280 mOsm/L时，血浆AVP>1.5 ng/L。

2. 水负荷试验　正常人水负荷时均有利尿作用，于5小时内有80%水排出，尿渗透压降低至100 mOsm/L（密度为1.003左右），比血浆渗透压低。而本病患者尿量少于摄入水量40%，且不能排泄低渗尿，尿渗透压>血浆渗透压，偶尔SIADH患者在严格限钠后尿渗透压可低于血浆渗透压，但尿渗透压仍不能降低到100 mOsm/L以下。

3. 影像学检查　MRI检查可能发现神经垂体高密度信号消失，故有人认为MRI检查对于SIADH的诊断有重要意义。

（四）诊断

1. 临床条件

（1）细胞外液的有效渗透压降低，且必须排除假性低钠血症及单纯高血糖。

（2）与特定低渗程度不相符的尿浓度。

（3）可以因其他原因而表现出低血容量或高血容量，但除非恢复正常血容量仍持续存在低渗状态，否则将无法诊断潜在的不适当抗利尿作用。低血容量（直立性低血压、心动过速、皮肤弹性差、黏膜干燥）及高血容量（皮下水肿、腹腔积液）强烈提示低渗状态是由SIADH以外的其他原因引起的。

（4）尽管水盐摄入正常，尿钠排出仍升高。但SIADH患者在严重限盐限水的情况下出现低血容量或溶质耗竭，其尿钠排泄也可偏低。因此，在大多数SIADH患者，尿钠的排出是偏高的，但是存在高尿钠并不能确保SIADH的诊断，而其缺乏也不能排除诊断。

（5）排除其他导致正常血容量低渗状态的因素，如甲状腺功能减低、肾上腺皮质功能不全及应用利尿药。

2. 诊断标准

（1）低钠血症，血钠<135 mmol/L。

（2）血浆渗透压降低伴尿渗透压升高，血浆渗透压<280 mOsm/L，尿渗透压大于血浆渗透压。

（3）尿钠>20 mmol/d。

（4）临床上无脱水、水肿。

（5）心脏、肾脏、肝脏、肾上腺、甲状腺功能正常。当血容量正常而渗透压轻度降低的患者难以明确诊断时，水负荷试验是很有价值的检测，但如果血浆渗透压已<275 mOsm/L，该试验应用价值减低。

（五）鉴别诊断

1. 低渗状态　能够引起低渗状态的疾病很多，而它们又常常与一种以上的致病机制有关，在疾病出现的初始阶段并不总能明确诊断。

（1）细胞外液容积减少：临床可察觉的低血容量通常意味着体内总溶质已明显减少。低尿钠提示病因是非肾源性的，高尿钠提示肾脏原因造成的溶质丢失可能性大。应用噻嗪类利尿药是导致肾脏丢失溶质的最常见原因。但是肾上腺功能低下造成的盐皮质激素缺乏或盐皮质激素抵抗，以及失盐性肾病（如多囊肾、间质性肾炎、化疗）也是可能的病因。

（2）细胞外液容积增加：临床可察觉的高血容量通常意味着体内总钠过剩。在这些患者中，低渗状态是由水排出速度显著减少造成的机体总水量的扩张超过钠过剩程度造成的。有效动脉血容量（EABV）的下降不仅增加近端肾小管对于肾小球滤过液的重吸收，而且通过刺激血管升压素的分泌使远端小管和集合管的重吸收增加，从而继发产生水排出障碍。由于继发性高醛固酮，这些患者的尿钠通常偏低。

（3）细胞外液容积正常：许多不同的低渗性疾病其血容量是正常的，但是，糖皮质激素缺乏可与SIADH 极为相似，以至于这两种异常在水平衡方面经常是难以区分的。应用利尿药导致的低钠血症也可以不伴有临床上明显的低容量，而尿 Na^+ 通常是升高的。

2. 低钠血症　与低渗透压血症的病因一样，多种多样。低钠血症可分为"真性"低钠血症和"假性"低钠血症。所谓"假性"低钠血症，是指高脂血症与高血浆蛋白血症时，血浆中含水部分减少，而血钠实际上仅存在于血浆中含水部分，因而所测得血钠浓度下降，形成"假性"低钠血症，可见于高脂血症、多发性骨髓瘤、干燥综合征、巨球蛋白血症或部分糖尿病患者存在高血糖、高三酰甘油血症或口服降糖药物治疗时。"真性"低钠血症的病因除了 SIADH 外，还存在下列原因。

（1）胃肠道消化液丢失：是低钠血症最常见的原因。各种消化液中钠离子浓度，除胃液略低外，均与血浆钠离子浓度相近，腹泻、呕吐及胃肠、胆道、胰腺造瘘或胃肠减压吸引都可丢失大量消化液而致低钠血症。

（2）肾性失钠：肾功能衰竭时尿钠排泄可增多，此时肾脏对低钠时的主动潴钠反应消失，当尿毒症引起呕吐、腹泻而致机体缺钠时，肾小管对醛固酮不起反应，尿中继续排钠，而致低钠血症。失盐性肾病、醛固酮减少症、Fanconi 综合征、远端肾小管性酸中毒、甲状旁腺功能亢进症、Bartter 综合征等均可导致肾小管重吸收钠减少，尿排钠增多而致低钠血症。此时，多有相应肾脏病史可资鉴别。

（3）肾上腺皮质功能减退、肾小管病变：常伴有效循环血容量减少、低渗透压血症、低血压、低渗性脱水，以及氮质血症，易于鉴别。

（4）甲状腺功能低下症：甲状腺功能低下症时，由于 AVP 释放过多或肾脏不能排出稀释尿而引起低钠血症。但本病常有低代谢综合征如怕冷、嗜睡、腹胀、便秘、脉缓、体重增加，有典型的黏液性水肿，血清 T_3、T_4 降低，TSH 升高，可资鉴别。

（5）大量出汗：汗液中氯化钠含量约 0.25%，含钠量与出汗量有关。在出汗时，汗液中含钠量可增高到接近血浆中钠浓度。高热患者或在高温区劳动作业大量出汗时，如仅补充水分而不补充电解质，都可发生以缺钠为主的失水。

（6）慢性充血性心力衰竭、肝硬化腹腔积液、肾病综合征：多有明显水肿、腹腔积液、尿钠降低，此时水潴留多于钠潴留，出现稀释性低钠血症，呈钠正平衡，血浆肾素活性增高，醛固酮亦增高。

（7）糖尿病酮症酸中毒：血糖高、血浆渗透压高时可出现低钠血症，高血糖时血钠低可能是由于细胞外液高渗，使细胞内水移向细胞外以致血钠被稀释，且此时肾小管滤液中含糖多，渗透压高，肾小管对钠的重吸收受抑制，尿中排钠增多。此时有糖尿病史及血、尿酮阳性、血糖升高等特点可以鉴别。

（8）腹腔积液及大面积烧伤：腹腔积液所含钠离子浓度与血浆相近，故大量放腹腔积液特别是反复多次放腹腔积液或一次放腹腔积液过多，可致低钠血症，大面积烧伤使血浆外渗致失钠失水，但缺钠比缺水更明显，易于鉴别。

（9）精神性烦渴：患者饮水过多可引起低钠血症，血浆渗透压降低，但尿渗透压降低更明显，易与 SIADH 鉴别。

（六）治疗

1. 纠正水过多和低钠血症

（1）限制水分摄入：轻型患者限制水分摄入，每天给水 800~1 000 mL 即可见效，摄入水量的多少主要根据体重的变化，有效的限水应使体重减少 1~1.5 kg。一般经过 7~10 天可使血浆渗透压及血清钠浓度逐步升高至正常水平。

（2）利尿药：在严重水中毒症状（如抽搐、昏迷等）出现时使用。必须使用呋塞米等快效利尿排水。呋塞米 40 mg 或依他尼酸 50 mg 1 次给药，如在用药后 8 小时内尿量小于全日尿量的 60%，则可将剂量加倍。在应用利尿药的同时，适量加服口服钠盐可使效果更佳。利尿药治疗可产生低钾血症，可同时补钾，或并用保钾利尿药螺内酯。襻利尿药可以抑制肾小管襻升支对钠的重吸收，使肾小管腔内水的重吸收受阻，从而抑制了 ADH 的作用。噻嗪类利尿药如氢氯噻嗪往往无效，有时可加重 SIADH。当血钠浓度和渗透压已初步恢复后，仍应限制水分摄入，以防 SIADP 复发。

（3）高渗盐水：轻型患者仅需限水，不需补钠。较重者可在限水的同时口服补钠。当患者病情严重，出现如意识模糊、抽搐、昏迷症状，或血钠<115 mmol/L 时应静脉输给 3%~5%氧化钠 200~300 mL，以便迅速提高血钠浓度至 120 mmol/L，然后使血钠逐渐回升至 130 mmol/L。血钠浓度的提升应每小时不超过 0.5 mmol/L，否则可导致脑损害，如中枢脑桥脱髓鞘综合征，同时应注意防止诱发肺水肿。

（4）盐皮质激素：盐皮质激素治疗 SIADH 低钠血症时，用量多较大。通常是纠正 Addison 病低钠血症时用量的 3~4 倍。9α-氟氢可的松用量为 2~8 mg/d。应用激素时仍应限水，否则效果不好。

2. 病因治疗 有恶性肿瘤者应早诊断早切除，或放疗、化疗。SIADH 的病情常可随着肿瘤的缓解而缓解。有感染者，应积极采用适当抗菌药物控制感染。药源性 SIADH 应立即停止可疑的药物，必须继续使用时，可同时合并使用地美环素，以减少低钠血症的发生率。

3. 抑制 ADH 分泌及拮抗 ADH 作用

（1）地美环素可拮抗 ADH 作用于肾小管上皮细胞受体中腺苷酸环化酶的作用，可抑制其重吸收水分，因而可用于对症治疗，剂量为 600~1 200 mg/d，分 3 次口服，可引起等渗或低渗性利尿。于 5~14 天内低钠血症可获暂时改善，因其影响骨骼发育，故不宜应用于<8 岁的儿童；可诱发氮质血症，应定期复查肾功能，酌情处理。

（2）锂盐可拮抗 ADH 对肾小管的作用而引起多尿，因其不良反应大，临床少用。苯妥英钠虽可抑制神经垂体分泌 ADH，但作用短暂，少用。目前尚无抑制肿瘤分泌 ADH 的药物，其治疗依赖对肿瘤的手术、放疗或化疗。

4. 纠正低钠血症

（1）对于任何低钠血症患者，需决定应以多快的速度提升血浆渗透压，以及提升至何种水平，评估不纠正低钠血症的风险和纠正过程中所产生的风险。过快地纠正严重的低钠血症是危险的，因为这有可能导致脑桥及脑桥外脱髓鞘，而该部位脱髓鞘性疾病可产生很高的神经系统并发症发生率及病死率。

（2）将低钠血症过度纠正至超过正常上限水平显然是神经系统恶化的危险因素，但临床和实验研究均已发现，当血钠纠正至尚低于正常范围时，有可能已发生脱髓鞘病变。脱髓鞘病变的发生与纠正低钠血症的方法无关，而与低钠血症的严重程度和持续时间显著相关。低钠血症的程度越严重、持续时间越长，脑容量调节过程中需要排出的溶质就越多，而溶质的流失将影响脑部缓冲血浆渗透压增加导致容量变化的能力。脱髓鞘性疾病很少发生于初始血钠>120 mmol/L的患者，且不见于因急性饮用大量水而导致低钠血症又通过利尿迅速排出过多液体的心因性烦渴患者。

（3）低钠血症的迅速纠正与大部分渗透性引起的脱髓鞘性疾病有关，但没有可靠指标预测哪些患者将发生脱髓鞘病变。很多患者经历了非常迅速且大幅度的血钠变化却没有进一步发生神经系统并发症。因此过快纠正低钠血症是使患者面临脱髓鞘性疾病风险的危险因素，但并不能预测该疾病的发生。因而治疗要个体化，当为低渗状态的患者制订治疗方案时应考虑到以下因素：①低钠血症的严重程度。②低钠血症的持续时间。③神经系统症状。急性低钠血症的病例（人为定义为持续48小时以内）通常有症状，这些患者有着极高的因低钠血症而产生神经系统并发症的风险，但却极少产生脱髓鞘病变，据推测是足量的脑容量调节尚未发生。因此，这些患者的血浆钠纠正速度应相对较快。在治疗低钠血症的过程中，应始终快速评估低渗状态的患者是否存在神经症状，以便在有指征的情况下开始恰当的治疗。

（七）预后

与原发病、水中毒和低钠血症的严重程度相关。轻症者预后良好，病因去除后可痊愈。严重水中毒和低钠血症的患者，如未得到及时、恰当的治疗，可发生严重的神经系统功能紊乱，病死率高。

（廖智威）

第二章

垂体疾病

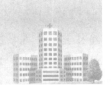

第一节　高催乳素血症与催乳素瘤

（一）主要特点

主要特点：①高催乳素血症是指各种因素引起外周血中催乳素（PRL）水平持续高于正常值的一种临床状态，而不是一种独立的疾病。高催乳素的原因分生理性、药理性、病理性和特发性4种。催乳素瘤是最常见的垂体功能性腺瘤。约占全部垂体腺瘤的45%，是临床上病理性高PRL的主要原因。②由于催乳素是一种应激激素，在生理性状态下可以升高，生理性高PRL血症主要与雌激素升高相关，如妊娠和分娩后。尤其是年轻女性高催乳素血症是常见的下丘脑-垂体轴的内分泌紊乱。③文献报道，单纯闭经的患者中约有15%的PRL升高，闭经伴有溢乳的患者中约有70%的血中PRL升高。女性不孕不育症患者中催乳素增高的占19.5%，男性不育症患者高催乳素血症的发生率约为5%。15%的无排卵妇女有高PRL，无排卵伴有溢乳者中43%为高PRL。3%～10%无排卵的多囊卵巢综合征患者有高PRL。因而实际催乳素瘤的患病率远不止（60～100）/百万，可能要增加3～5倍。催乳素瘤多为良性肿瘤，依照肿瘤大小可分为微腺瘤（≤10 mm）和大腺瘤（>10 mm）。药理性和病理性的高PRL血症主要与多巴胺相关，随着多巴胺受体激动药在垂体泌乳素瘤的临床应用逐渐广泛，不仅有效降低血中PRL浓度并能缩小肿瘤体积，采用药物治疗的越来越多，传统的外科手术和放射治疗逐渐减少。

（二）病因

1. 生理和应激情况下的变化

（1）昼夜变化：催乳素的分泌有昼夜节律，入睡后逐渐升高，早晨睡醒前可达到24小时峰值，醒后迅速下降，上午10:00至下午2:00降至一天中谷值。

（2）年龄和性别的变化：由于母体雌激素的影响，刚出生的婴儿血中催乳素水平高达4.55 nmol/L（100 ng/mL）左右，之后逐渐下降，到3月龄时降至正常水平。催乳素水平在青春期轻度上升至成年人水平。成年女性的催乳素水平始终比同龄男性高。妇女绝经后的18个月内，体内的催乳素水平逐渐下降50%，而接受雌激素补充治疗的妇女下降较缓慢。在高PRL的妇女中，应用雌激素替代治疗不引起催乳素水平的改变。老年男性与年轻人相比，平均血清催乳素水平约下降50%。

（3）月经周期的变化：催乳素水平随月经周期变化不明显，一些妇女在月经周期的中期催乳素水平升高，而在卵泡期水平降低。排卵期的催乳素轻度升高可能引起某些妇女不孕。

（4）妊娠期的变化：妊娠期间雌激素水平升高刺激垂体催乳素细胞增殖和肥大，导致垂体增大及催乳素分泌增多。到妊娠末期催乳素水平可上升 10 倍，>9.10 nmol/L（200 ng/mL）。分娩后增大的垂体恢复正常大小，血中催乳素水平下降。正常生理情况下，催乳素分泌细胞占腺垂体细胞的 15%～20%，妊娠末期可增至 70%。

（5）产后泌乳过程的变化：若不哺乳，产后 4 周血中催乳素水平降至正常。而哺乳时乳头吸吮可触发垂体催乳素快速释放，产后 4～6 周内授乳妇女基础催乳素水平持续升高。此后 4～12 周基础催乳素水平逐渐降至正常，随着每次哺乳发生，催乳素升高幅度逐渐减小。产后 3～6 个月基础和哺乳刺激情况下，催乳素水平的下降主要是由添加辅食导致的授乳减少。如果坚持严格授乳，基础催乳素水平会持续升高，并有产后闭经。对健康的妇女，在非授乳状态下刺激乳房也可以导致催乳素水平的上升。

（6）应激情况的变化：应激（如情绪紧张、寒冷、运动等）时垂体释放的应激激素包括催乳素、促肾上腺皮质激素（ACTH）和生长激素（GH）。应激可以使得催乳素水平升高数倍，通常持续时间不到 1 小时。

PRL 生理性分泌受到中枢或外周的释放因子和抑制因子的调控。正常状态下，下丘脑多巴胺能神经元分泌的多巴胺主要抑制垂体 PRL 的释放。促进 PRL 释放的因子主要有 TRH、雌激素、抗利尿激素、血管活性肠肽、缩宫素等。下丘脑激素通过垂体门静脉系统输送神经内分泌因子控制 PRL 释放，当垂体柄受到影响，下丘脑和垂体之间出现功能性分离，多巴胺对 PRL 细胞的抑制作用减弱，使 PRL 释放增多。

2. 高催乳素血症的原因

（1）生理性高 PRL：各种生理因素会影响催乳素的水平，如在不同的生理时期、昼夜节律、日常活动、应激、性交、乳头刺激等均可导致催乳素水平暂时性升高，但升高幅度不会太大，持续时间不会太长，也不会引起有关病理症状。生理状态下，PRL 释放主要受到下丘脑多巴胺能神经元的调控，抑制垂体 PRL 释放。PRL 细胞含有雌激素受体，对雌激素较敏感，PRL 的合成与释放受雌激素的影响较大。最重要的生理性高 PRL 发生在妊娠期和产后哺乳期，妊娠期高 PRL 由雌激素刺激垂体所致，妊娠后期缩宫素的分泌进一步刺激 PRL 的升高。分娩后雌激素和孕激素急剧减少，血中催乳素水平下降。产后哺乳期的高 PRL 则需乳头吸吮的刺激来维持，若产后 1 周不哺乳，PRL 水平将迅速下降。PRL 是应激导致的垂体释放激素之一，应激诱导的 PRL 升高基本上是 2～3 倍的上升，但持续时间少于 1 小时。因此，临床检测 PRL 分泌功能要充分考虑到生理因素的影响。

（2）药物性高 PRL：许多药物都可以引起 PRL 分泌增多。理论上，任何影响多巴胺（DA）代谢的药物等都可能通过拮抗下丘脑 PRL 释放抑制因子（PIF）或增强 PRL 释放因子（PRF）而促进 PRL 分泌，导致高催乳素血症，少数药物可能对催乳素细胞也有直接影响，但一般都在 4.55 nmol/L（100 ng/mL）以下。据报道，长期服用一些药物使 PRL 高达 22.75 nmol/L（500 ng/mL），进而引起大量泌乳、闭经。

常见的可能引起催乳素水平升高的药物类型包括：①多巴胺耗竭药，甲基多巴、利血平等。②多巴胺转化酶抑制药，阿片肽、吗啡、可卡因等麻醉药。③多巴胺重吸收阻断药，诺米芬辛；二苯氮类衍生物（苯妥英、安定）。④组胺和组胺 H_1、H_2 受体拮抗药，5-羟色胺、苯丙胺类、致幻药、西咪替丁等。⑤单胺氧化酶抑制药，苯乙肼等。⑥血管紧张素转换酶抑制药，依那普利等。⑦激素类药物，雌激素、口服避孕药、抗雄激素类药物、促甲状腺激素释放激素等。⑧中草药（尤其是具有安神、止惊作用的中草药），六味地黄丸、安宫牛黄丸等。⑨其他，异烟肼、达那唑等。由于引起 PRL 升高的药物在临床中广泛应用，在考虑病理性高 PRL 之前应排除药物性 PRL 的升高。

（3）病理性高 PRL：①下丘脑 PIF 不足或下达至垂体的通路受阻，使垂体 PRL 细胞所受的抑制性调节解除，垂体 PRL 的释放增多。常见于下丘脑或垂体柄病变：颅底脑膜炎、结核、梅毒、放线菌病、颅咽管瘤、类肉瘤样病、神经胶质细胞瘤、空泡蝶鞍综合征、外伤、手术、动-静脉畸形、帕金森病、精神创伤等。②原发性和（或）继发性甲状腺功能减退症：促甲状腺释放激素（TRH）是促进 PRL 释放的主要因子之一，甲状腺功能减退症时 TRH 分泌增加使 PRL 升高，如假性甲状旁腺功能减退、桥本甲状腺炎。③自主性高功能的 PRL 分泌细胞单克隆株：垂体 PRL 瘤、GH 腺瘤、ACTH 腺瘤等，以及异位 PRL 分泌（如未分化支气管肺癌、肾上腺样瘤、胚胎癌，子宫内膜异位症等）。其中垂体 PRL 瘤是病理性高 PRL 的最常见原因。④传入神经刺激增强可加强 PIF 作用：各类胸壁炎症性疾病，如乳头炎、鞍裂、胸壁外伤、带状疱疹、结核、创伤性及肿瘤性疾病等。⑤慢性肾功能衰竭时，PRL 在肾脏降解异常；肝硬化或肝性脑病时，假神经递质形成，拮抗 PIF 作用。⑥妇产科手术：如人工流产、引产、死胎、子宫切除术、输卵管结扎术、卵巢切除术等。

（4）特发性高 PRL：临床上排除了上述生理性、药物性、病理性或其他器质性病变，多因患者的下丘脑-垂体功能紊乱导致 PRL 分泌增加。其中大多数 PRL 轻度升高，病程较长但可恢复正常。临床上若无病因可寻时，可考虑为特发性高 PRL 血症。但对部分伴月经紊乱而 PRL>4.55 nmol/L（100 ng/mL）者，不能排除潜隐性垂体微腺瘤存在的可能，应密切随访以防漏诊。另外，PRL 水平明显升高而无症状的特发性高 PRL 患者中，部分患者可能是巨分子 PRL 血症，这种巨分子 PRL 有免疫活性而无生物活性。

（三）发病机制

1. 高 PRL 血症　催乳素由腺垂体的催乳素细胞合成和分泌。其合成与分泌受下丘脑多巴胺能途径的调节，多巴胺作用于催乳素细胞表面的多巴胺 D$_2$ 受体，抑制垂体催乳素的生成与分泌。任何减少多巴胺对催乳素细胞上多巴胺 D$_2$ 受体作用的生理性及病理性过程，都会导致血的 PRL 水平升高。如下丘脑多巴胺合成或分泌不足、下丘脑-垂体门脉系统受阻、多巴胺受体敏感性降低，以及雌激素或过剩的促甲状腺释放激素都可导致 PRL 细胞的增生和肥大，刺激 PRL 分泌。

2. PRL 瘤　垂体细胞的自身缺陷是 PRL 瘤形成的起始原因，下丘脑调控失常起着促进的作用。即垂体细胞发生突变，解除了垂体干细胞的生长抑制状态，导致癌基因激活和（或）抑癌基因的失活，使 PRL 细胞发生单克隆增殖。并在下丘脑激素调节紊乱、腺垂体内局部生长因子及细胞周期调控紊乱等因素作用下，逐渐发展为垂体瘤，导致 PRL 自主性合成和分泌过多。

（四）生理作用

PRL 主要是促进乳腺分泌组织的发育和生长，启动和维持泌乳，使乳腺细胞合成蛋白增多。催乳素可影响性腺功能的调节：对于男性，催乳素可增强 Leydig 细胞合成睾酮，在存在睾酮的情况下，催乳素可促进前列腺及精囊生长；但慢性高 PRL 可抑制黄体生成素（LH）的分泌脉冲，睾丸类固醇激素合成减少，睾酮向双氢睾酮的转化亦减少，雄激素作用下降，睾丸曲细精管的生精功能下降，导致患者的性功能低下、精子发生减少，出现阳痿和男性不育。对于女性，卵泡发育过程中卵泡液中催乳素水平变化明显；但高 PRL 不仅对下丘脑促性腺激素释放激素（GnRH）及垂体卵泡刺激素（FSH）、黄体生成素（LH）的脉冲式分泌有抑制作用。而且可直接抑制卵巢合成黄体酮及雌激素，导致卵泡发育及排卵障碍，临床上表现为月经紊乱或闭经。另外，催乳素和自身免疫相关，人类 B、T 淋巴细胞、脾细胞和自然杀伤细胞均有催乳素受体，催乳素与受体结合调节细胞功能。催乳素在渗透压调节上也有重要作用。

（五）病理类型

垂体腺瘤占所有颅内肿瘤的 10%~15%，催乳素腺瘤约占全部垂体腺瘤的 45%，是临床上病理性高 PRL 最常见的原因，为肿瘤自主性过多分泌 PRL 引起的。有研究表明，在应用多巴胺受体激动药之前，PRL 瘤约占垂体瘤的 30%，而临床应用多巴胺受体激动药后这一比率下降至 20%。尽管如此，在临床病理检查中 PRL 瘤仍然占垂体瘤的 50%~60%，为垂体瘤的主要类型。PRL 瘤的大小和血中 PRL 水平呈正比关系，大腺瘤可能是微腺瘤在雌激素的刺激下渐增大的结果，但在对微腺瘤的影像学随访中却只发现很少部分（3%~7%）的微腺瘤向大腺瘤转变。如果 PRL 水平不是很高（<9.10 nmol/L 或 <200 ng/mL），多数腺瘤 PRL 水平可以维持多年不变，只有不到 1/5 的患者血中 PRL 逐渐增高。大部分 PRL 瘤为单纯的 PRL 瘤，部分属于多激素瘤，以合并 GH 分泌为多见，可出现相应的激素过多症状，如肢端肥大症、库欣综合征、甲状腺功能亢进症等。

PRL 瘤 90% 为嫌色细胞瘤，不到 10% 为嗜酸细胞瘤，少数同时存在嫌色细胞和嗜酸细胞，个别表现为嗜碱细胞瘤。小肿瘤多为乳头状，与其他肿瘤不同，垂体瘤内血管不丰富，不及正常的垂体组织，而垂体微腺瘤的血管数量少于大腺瘤。

1. 疏松颗粒型　大多数 PRL 瘤表现为疏松颗粒型，细胞呈嫌色或轻度嗜酸，颗粒分布均匀，偶呈乳头状结构。瘤体内常见有钙化，为重要的鉴别诊断特征。颅咽管瘤、松果体瘤和脑膜瘤也可出现钙化，其他鞍旁肿瘤很少有钙化现象。细胞核较大、核仁宽大、致密，粗面内质网和高尔基体发达。分泌颗粒大小为 150~300 nm，抗 PRL 组化染色阳性，可见胞溢现象。

2. 致密颗粒型　临床上此类型较少，胞质明显嗜酸，细胞内分泌颗粒多而致密，大小在 400~700 nm 不等，分布在高尔基体内或胞质其他区域，胞吐现象活跃，为此型的特点。致密颗粒型多见于曾经使用过多巴胺受体激动药治疗的患者。部分细胞内有球状淀粉样蛋白的沉积，淀粉样肽来自过度分泌的 PRL 的裂解物和修饰物。此种腺瘤的侵袭性较颗粒稀疏型腺瘤要大。

3. 分泌 PRL 的多激素腺瘤

（1）GH/PRL 腺瘤：GH 细胞和 PRL 细胞有共同的祖细胞，两者的氨基酸系列具有 16% 的同源性，是分泌 PRL 多激素腺瘤中的主要类型。包括 3 种：①GH 细胞和 PRL 细胞混合腺瘤，瘤体含有 2 种细胞，各自分泌自己的激素。免疫组化为 2 种激素阳性，故为双激素分泌细胞。②泌乳生长细胞瘤，分泌 GH 为主，表现为肢端肥大症，PRL 轻度升高。细胞具有特大的分泌颗粒（直径达 2 000 nm）是其重要特征。③嗜酸性干细胞瘤，分泌 PRL，呈嗜酸细胞样改变，富有气球样巨型线粒体，分布广泛。

（2）其他多激素腺瘤：PRL 几乎可以和任何垂体激素在多激素腺瘤一同分泌，免疫组化可见 2 种激素阳性，如 ACTH/PRL、TSH/PRL、FSH/PRL、LH/PRL。分泌 ACTH 和 TSH 激素的多为有功能，而 FSH 和 LH 则多为无功能。

4. PRL 细胞癌　极为罕见，报道病例中男性偏多，肿瘤巨大，生长快，侵袭性强，向周围组织扩张，产生压迫或粘连生长；向远处转移是诊断 PRL 癌的重要条件，常转移到颅内或颅外的神经组织。PRL 癌的镜下表现与疏松颗粒型差别不大，出现转移的恶性 PRL 癌多半核分裂象明显。

5. PRL 细胞增生　临床上少见，主要见于甲状腺功能减退症患者 TRH 升高，后者刺激 PRL 细胞增殖；ACTH 腺瘤周围往往有 PRL 细胞的增生；PRL 瘤周围也可有 PRL 细胞的增生。

6. 多巴胺受体激动药治疗后的变化　这类药可使 PRL 瘤的组织特征发生不同程度的改变，如对 PRL 瘤的功能和形态具有明显的抑制作用。受到抑制的瘤细胞内 PRL 的免疫活性低，甚至检测不到。

受抑制而变小的瘤细胞内含有多处凹入的细胞核（呈异染色质），胞质边缘少，内见复原的粗面内质网和高尔基体膜。有些肿瘤内细胞受抑制程度不等，并可见细胞坏死。极少数肿瘤对激动药不敏感，血 PRL 无下降，形态学上也无明显变化。溴隐亭可减少瘤细胞表面雌激素受体 mRNA 的表达，增加多巴胺 D_2 受体 mRNA 表达。对药物抵抗的 PRL 瘤同样也可检测到 D_2 受体表达，只不过其 mRNA 的水平较低。停止药物治疗后 2 周，瘤细胞可恢复到治疗前状态，也有些 PRL 瘤的细胞抑制状态在停药后可持续 1 个月或更久。长期的药物治疗会导致 PRL 瘤显著钙化、内源性淀粉样物沉积，以及血管周围和间质纤维化，这种纤维化若广泛会增加手术切除腺瘤的难度。

术后对切除组织的病理检查很少见 PRL 细胞增生，但 PRL 瘤附近非肿瘤组织中的 PRL 细胞数目增多。

（六）临床分类

1. 微腺瘤（≤10 mm） 40% 的 PRL 瘤为微腺瘤，PRL 细胞位于腺垂体侧翼，微腺瘤多位于一侧垂体偏离中线。肿瘤呈局限性生长，同侧垂体变大、扩张，或鞍膈受压局限性上突。垂体柄被挤向对侧，或同侧海绵窦受挤压。鞍底骨质变宽、变薄。30%～40% 的微腺瘤呈侵袭性，与周围的硬膜、骨质、海绵窦内的结构粘连生长。

2. 大腺瘤（>10 mm） 大腺瘤约占 60%，瘤体大小相差较大。小腺瘤局限在鞍内，较大者向周围组织压迫侵袭。垂体肿瘤向上扩展压迫视交叉；向下方侵袭鞍底骨质结构；肿瘤向蝶鞍两侧生长可压迫海绵窦，压迫第Ⅲ、Ⅳ、Ⅵ、Ⅴa、Ⅴb 脑神经；向后压迫脑桥，甚至通过压迫脑桥使导水管闭塞，引起脑水肿。巨大的 PRL 腺瘤向大脑额叶、颞叶发展可引起癫痫发作及精神症状等。此外，当 PRL 大腺瘤压迫周围正常的腺垂体组织时可引起 GH、ACTH、TSH、LH、FSH 缺乏，出现甲状腺或肾上腺皮质功能减退。

（七）临床表现

1. 女性主要表现

（1）月经改变和不孕不育：当 PRL 轻度升高时（4.55～6.83 nmol/L 或 100～150 ng/mL）可因引起黄体功能不足发生反复自然流产；随着血 PRL 水平的进一步升高，可出现排卵障碍，临床表现为功能失调性子宫出血、月经稀发或闭经及不孕症。

（2）溢乳：高 PRL 在非妊娠期及非哺乳期出现溢乳的患者为 27.9%，同时出现闭经及溢乳者占 75.4%。这些患者的 PRL 水平一般都显著升高。

（3）其他：高 PRL 通常伴有体重增加。长期高 PRL 可因雌激素水平过低导致进行性的骨痛、骨密度减低、骨质疏松。少数可出现多毛、脂溢及痤疮，这些患者可能伴有多囊卵巢综合征等其他异常。

2. 男性主要表现

（1）勃起功能障碍：高 PRL 是导致男性勃起功能障碍的常见原因之一，相反，勃起功能障碍也常是高 PRL 的最早临床表现之一。导致男性勃起功能障碍的机制尚未完全阐明，目前认为血睾酮水平降低为其原因之一。但不少患者血睾酮水平完全正常，却仍然表现出明显的勃起功能障碍。此外，如果不能将血 PRL 水平降至正常，单纯补充睾酮治疗效果并不明显，说明高 PRL 可能对阴茎勃起功能有直接的作用。不能射精和性高潮障碍等也是常见的性功能障碍的表现。

（2）性欲减退：高 PRL 时下丘脑分泌 GnRH 的频率和幅度均明显减低，使垂体分泌 LH 与 FSH 的频率和幅度也减少，睾丸合成雄激素的量明显下降而引起性欲减退，表现为对性行为兴趣下降甚至消失。

（3）生精减少、男性不育：高 PRL 可导致生精作用减退。当垂体分泌 LH 与 FSH 的频率和幅度减退时，精子生成的功能会明显下降。

（4）第二性征减退：长期高水平的 PRL 可导致男性第二性征的减退，表现为胡须生长速度变慢、发际前移、阴毛稀疏、睾丸变软、肌肉松弛等。此外，也有不少患者出现男性乳腺发育。

（5）其他：长期高 PRL 血症使雄激素水平减低可能会造成骨质疏松症。

3. 瘤体压迫症状　女性患者以微腺瘤居多可高达 90%，男性则以大腺瘤为主。

（1）头痛：部位多在两颗侧、额部、眼球后或鼻根部，引起头痛的主要原因是鞍膈与周围硬脑膜因肿瘤向上生长而受到牵拉；肿瘤压迫硬脑膜、大血管等引起剧烈弥漫性头痛；如果肿瘤压迫第三脑室，阻塞室间隔引起脑水肿和颅内压增高，头痛加剧。

（2）视神经通路受压：肿瘤向鞍上扩展，压迫视交叉引起视野缺损、视力下降；因视神经受压、血液循环障碍、视神经渐萎缩导致视力减退。视野缺损和视力减退的出现时间和严重程度不一定平行。

（3）其他症状：肿瘤向蝶鞍两侧扩展压迫海绵窦时可引起海绵窦综合征（第 Ⅲ、Ⅳ、Ⅵ、Ⅴa、Ⅴb 脑神经损害）；或损害眼球运动神经导致复视；当肿瘤侵袭鞍底及蝶窦时，可造成脑脊液鼻漏；如扩展至额叶、颞叶可引起癫痫发作。

（4）15%～20% 的患者存在垂体腺瘤内自发出血，少数患者发生急性垂体卒中，表现为突发剧烈头痛、呕吐、视力下降、动眼神经麻痹等神经系统症状，甚至蛛网膜下腔出血、昏迷等危象。男性垂体 PRL 腺瘤常因血高 PRL 引起的症状轻、未能及时就诊，导致病程延长。而直到肿瘤体积较大，压迫视交叉引起视力视野障碍或垂体瘤卒中出现剧烈头痛时才就诊而获得诊断。

4. 其他症状　合并分泌的 GH、ACTH、TSH、FSH/LH 的 PRL 混合腺瘤，可伴有这些激素增多引起的相应症状，出现靶腺功能的亢进，如肢端肥大症、库欣综合征、甲状腺功能亢进症等，儿童 FSH/LH 的分泌可诱发性早熟。多激素瘤的临床症状往往比单一的 PRL 瘤的表现明显。

（八）辅助检查

1. 内分泌功能检查　首先要求详细询问患者的病史，主要包括月经史、分娩史、既往病史，特别是服用各种药物的具体情况，检测采血时的生理状态，以及有无应激因素等。

（1）基础 PRL 测定：正常育龄妇女 PRL 水平不超过 1.14～1.37 nmol/L（25～30 ng/mL，各实验室的正常值）。规范的血标本采集和准确可靠的实验室测定对判断是否为高 PRL 至关重要，尤其是 PRL 水平轻度升高时，需要重复测定确诊。血清 PRL 水平>1.37 nmol/L（30 ng/mL）则可确诊高催乳素血症，通常至少须经二次严格按要求进行的测定，血清值均>1.37 nmol/L（30 ng/mL）。垂体 PRL 瘤患者血中 PRL 一般都在 9.10 nmol/L（200 ng/mL）以上，需结合鞍区影像学检查进行诊断；若超过 13.65 nmol/L（300 ng/mL），且排除药物作用后则可肯定为 PRL 瘤。注意事项：①为避免生理和应激状态的影响，采血时要求安静 1 小时后在上午 9：00～11：00 为宜。②高 PRL 血症者而没有相应的临床症状，应考虑是否存在巨分子 PRL 血症。③若患者有典型垂体瘤表现，但检测 PRL 值反而正常者，应警惕是 PRL 水平过高造成的 Hook 现象，需要用倍比稀释的方法重复测定患者的 PRL 水平。

（2）其他实验室检查：包括妊娠试验、垂体及其靶腺功能（如 LH、FSH、TSH、GH、ACTH、睾酮及雌激素）、肾功能和肝功能等，根据病史选择进行，排除生理性或者其他疾病导致的 PRL 水平升高。

2. PRL 动态试验

（1）多巴胺受体激动药抑制试验：基础状态下口服左旋多巴（L-Dopa）500 mg，分别于服药前30分钟及0分钟，服药后60分钟，120分钟，180分钟，6小时抽血检测PRL水平。溴隐亭抑制试验：服药当天早8：00抽血检测PRL，晚间10：00~11：00口服溴隐亭2.5 mg，次晨8：00再抽血测PRL水平。正常人服药后血PRL水平可抑制到4 ng/mL以下，或抑制率>50%，而PRL瘤不被多巴胺受体激动药所抑制（抑制率<50%）。

（2）多巴胺受体阻断药兴奋试验：基础状态下口服甲氧氯普胺或多潘立酮10 mg，分别于给药前30分钟及0分钟，给药后60分钟，90分钟，120分钟及180分钟抽血检测PRL。正常人的峰值在1~2小时，峰值/基值>3。PRL瘤患者峰值出现不明显或峰值延迟，且峰值/基值<1.5。

（3）TRH 兴奋试验：在基础状态下，静脉滴注人工合成的TRH 200~400 μg（用生理盐水2 mL稀释），于注射前30分钟，0分钟及注射后15分钟，30分钟，60分钟，120分钟及180分钟分别抽血测PRL。正常人峰值多出现在注射后30分钟，峰值/基值>2。PRL瘤患者的峰值延迟，峰值/基值<1.5。

3. 影像学检查　主要是鞍区影像学检查（MRI或CT）。

（1）MRI：为首选。其特点是对软组织分辨率高，可以多方位成像，在垂体微小腺瘤的检出、鞍区病变的定性和定位诊断、治疗随访等各个方面都明显优于CT，并且无放射线损伤，可以多次重复进行。增强、动态扫描可提高微腺瘤的检出率。MRI检查常规应包括薄层、小扫描野（FOV）的矢状位和冠状位 T_1WI 序列，且需至少1个平面的 T_2WI（矢状位或冠状位）。尽管有些病变MRI平扫即可提出较确定的诊断，仍建议同时行鞍区增强MRI检查，使微小腺瘤的检出率更高，必要时还应行鞍区动态增强的MRI检查。

（2）CT扫描：高分辨率CT可以发现直径1.5 mm的小腺瘤，对显示鞍底钙化、骨质结构破坏征象比MRI更敏感。CT在软组织分辨率方面不及MRI，常不能显示垂体的微腺瘤。但是对于较大病变的诊断，CT可以满足临床的需要。垂体瘤患者一般表现为垂体形态改变，左右不对称，腺体密度不均，可见较模糊的高密度灶，大的腺瘤可有向垂体外扩展影像。增强CT扫描可见腺垂体组织影像增强，脑垂体高度超过正常范围（正常男性<7 mm，女性<8 mm），垂体柄不居中。

（3）X线片：只能发现已经侵犯了蝶鞍的较大肿瘤。

（4）眼底和视野检查：排除可能存在的肿瘤压迫引起的眼底或视野改变。

（九）诊断

包括明确是否存在高PRL血症和确定引起高PRL的病因。

1. 确认高催乳素血症　根据临床表现和血清PRL水平>1.37 nmol/L（30 ng/mL）可确诊为高催乳素血症。在正常育龄妇女通常至少须经二次严格按要求进行的测定，血清值均>1.37 nmol/L（30 ng/mL）。PRL瘤患者的血清PRL水平往往超过9.10 nmol/L（200 ng/mL），肿瘤大小与PRL水平呈正相关。垂体PRL瘤的典型特征是血清PRL水平明显升高，FSH、LH、雌激素和LH/FSH比值均降低；血PRL对TRH、甲氧氯普胺等刺激无反应，亦不被左旋多巴或溴隐亭所抑制，结合鞍区影像学的改变可诊断。

2. 确定病因　通过详细询问病史、相应的实验室检查、影像学检查等排除生理性或药物性因素导致的PRL水平升高，明确是否存在病理性原因。其中最常见的病因是垂体PRL腺瘤（图2-1）。

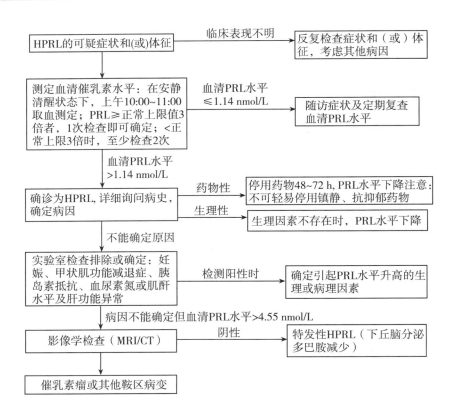

图 2-1 高催乳素血病诊断流程

（十）鉴别诊断

应排除生理性和药物性引起的 PRL 升高。当 PRL 呈轻至中度升高 （<9.10 nmol/L 或 200 ng/mL） 时，必须与垂体非 PRL 瘤、下丘脑肿瘤或鞍区垂体外肿瘤、特发性高 PRL 血症等鉴别。

1. 生理性升高 很多生理因素会影响血清 PRL 水平，而且在不同的生理时期有所改变。许多日常活动，如体力运动、精神创伤、低血糖、夜间、睡眠、进食、应激刺激、性交，以及各种生理现象，如妊娠、哺乳、产褥期、乳头受到刺激、新生儿期等，均可导致 PRL 水平暂时性升高，但升高幅度不会太大，持续时间不会太长，也不会引起有关病理症状。

2. 药物性升高 药物引起的高 PRL 大多数是拮抗下丘脑催乳素释放抑制因子 （PIF，多巴胺是典型的内源性 PIF）或增强兴奋催乳素释放因子 （PRF）而引起的，少数药物可能对催乳素细胞也有直接影响。临床上引起 PRL 升高的药物种类较多，应用广泛，包括多巴胺受体拮抗药、含雌激素的口服避孕药、某些抗高血压药、阿片制剂及 H_2 受体阻滞药等。其中氯丙嗪和甲氧氯普胺的作用最强，如 25 mg 氯丙嗪可使正常人血清 PRL 的水平增加 5~7 倍，因而用于 PRL 的动态试验以协助 PRL 瘤的诊断。

3. 病理性升高 多见于下丘脑-垂体疾病，以 PRL 瘤最为常见，或含 GH、ACTH 等混合腺瘤。其他下丘脑或垂体柄病变，如肿瘤、浸润性或炎症性疾病、结节病、肉芽肿，以及外伤、放射性损伤等，均可使下丘脑 PIF 不足或下达至垂体的通路受阻所致。而由 PRL 释放因子 （PRF）增多引起高 PRL 的情况见于原发性甲状腺功能低下症、应激刺激和神经源性刺激。慢性肾功能衰竭时，PRL 在肾脏降解异常；或肝硬化或肝性脑病时，假性神经递质形成，拮抗 PIF 作用引起 PRL 的升高。此外，在系统性红斑狼疮、类风湿性关节炎、干燥综合征等自身免疫性疾病中也可出现高 PRL，源于自身免疫相关细胞上存在催乳素受体，催乳素与受体结合调节细胞免疫功能。

4. 特发性升高 临床上排除生理性、药物性、病理性或其他器质性病变（CT 或 MRI 无异常发现）所致的高 PRL 之后才能诊断，多因患者的下丘脑-垂体功能紊乱使 PRL 分泌增加。大多数 PRL 轻度升高（<4.55 nmol/L 或 100 ng/mL），病程较长但可恢复正常。临床上若无病因可循时，可考虑为特发性高 PRL 血症。但对部分伴月经紊乱而 PRL>4.55 nmol/L 者，不能排除潜隐性垂体微腺瘤存在的可能，应密切随访以防漏诊。

5. 垂体非 PRL 瘤 血 PRL 一般不超过 9.10 nmol/L，MRI 或 CT 检查可发现腺垂体内有占位病变，向鞍上扩展压迫垂体柄使 PIF 不能到达腺垂体。垂体激素检测还有另一种激素增高（无功能腺瘤除外），但其他腺垂体激素多减少。用溴隐亭治疗 PRL 可降至正常，但垂体瘤的大小变化不大。临床上此种情况以无功能性垂体腺瘤和 GH 瘤多见。

6. 下丘脑肿瘤或鞍区垂体外肿瘤 虽然肿瘤类型不同，但共同点是血清 PRL 常小于 200 ng/mL；MRI 或 CT 检查未见垂体内占位病变；肿瘤多靠近垂体柄区域并压迫垂体柄造成门脉血流障碍，或者位于下丘脑内干扰多巴胺的合成和分泌。患者多有脑神经压迫、颅内压增高及尿崩症等症状。一般下丘脑-垂体区 MRI 或高分辨率 CT 检查可与 PRL 瘤鉴别。

7. 原发性甲状腺功能低下症 TRH 的升高可刺激 PRL 分泌增加，一般情况下易与 PRL 瘤鉴别。但在少数患者因导致腺垂体增大，MRI 等检查误认为存在垂体腺瘤。

（十一）治疗

治疗目标是控制高 PRL、恢复女性正常月经和排卵功能，或恢复男性性功能、减少乳汁分泌及改善其他症状（如头痛和视功能障碍等）。垂体催乳素大腺瘤及伴有闭经、泌乳、不孕不育、头痛、骨质疏松等表现的微腺瘤都需要治疗；仅有血 PRL 水平增高而无以上临床表现，可随诊观察。其次是选择哪种治疗方法，垂体催乳素腺瘤不论是微腺瘤还是大腺瘤，都应首选药物多巴胺受体激动药治疗。由于微创技术的发展，手术治疗垂体催乳素腺瘤，尤其是垂体催乳素微腺瘤的疗效已经明显提高，对某些患者也可以作为首选治疗方案。对于药物疗效欠佳，不能耐受药物不良反应及拒绝接受药物治疗的患者应当选择手术治疗。在治疗方法的选择方面，医师应该根据患者自身情况，如年龄、生育状况和要求，在充分告知患者各种治疗方法的优势和不足的情况下，充分尊重患者的意见，帮助患者做出适当的选择。

溴隐亭 1973 年上市以来，在临床应用垂体泌乳素腺瘤的治疗史上具有重要意义。此后，一些疗效更佳的、具有高效和不良反应更少等特点的新型多巴胺受体激动药相继问世。越来越多的垂体催乳素腺瘤患者采用药物进行治疗，传统的外科手术治疗和放射治疗逐渐减少。

1. 药物治疗 多巴胺受体激动药治疗适用于有月经紊乱、不孕不育、泌乳、骨质疏松，以及头痛、视交叉或其他脑神经压迫症状的所有高 PRL 患者，包括垂体催乳素腺瘤。常用的药物有溴隐亭（bromocriptine）、卡麦角林（cabergoline）和喹高利特（quinagolide）。

（1）溴隐亭：不仅能抑制 PRL 的分泌，还可抑制其 DNA 的合成、PRL 细胞的增殖及肿瘤的生长。溴隐亭可以使 70%~90% 的垂体催乳素腺瘤患者血清 PRL 水平下降、抑制泌乳、缩小肿瘤体积、使月经和生育功能得以恢复。在男性也可恢复性欲和生精功能、纠正男性不育。为了减少药物的不良反应，溴隐亭治疗从小剂量开始渐次增加，初始量从 1.25 mg 开始，睡前服用。常用的治疗剂量为每天 2.5~10.0 mg，分次服用，一般每天 5.0~7.5 mg 已显效。剂量的调整依据是血 PRL 水平及患者的耐受情况。达到疗效并维持一段时间后可分次减量至维持量（每天 1.25~2.50 mg）。溴隐亭的治疗只是使垂体 PRL 腺瘤可逆性缩小、抑制肿瘤细胞生长，长期治疗后肿瘤出现纤维化。但并不能消除肿瘤细胞，所以停止治疗后垂体 PRL 腺瘤会恢复生长，导致 PRL 再升高，因此需要长期维持治疗。只有少数患者在长期治疗后达到临床治愈。

溴隐亭的不良反应主要是恶心、呕吐、头晕、头痛、便秘，多数病例不良反应可在短期内消失。由小剂量起始逐渐加量的给药方法可减少不良反应，如在增加剂量时出现明显不耐受现象，通过减少递增剂量或延长增量间期等措施可以缓解。溴隐亭最严重的不良反应是初剂量时少数患者发生体位性低血压，个别患者可出现意识丧失，故开始治疗时剂量一定要小，服药时不要做可使血压下降的活动，如突然起立、热水淋浴或泡澡。大剂量药物治疗时可能发生雷诺现象和心律异常。治疗期间不要同时使用致血 PRL 升高的药物。长期服用 >30 mg/d 剂量时，个别患者可能发生腹膜后纤维化。另外，约 10% 的患者对溴隐亭不敏感、疗效欠佳，或有严重头痛、头晕、胃肠反应、便秘等不良反应持久不消失，不能耐受溴隐亭的治疗剂量的，可更换其他药物或选择手术治疗。

（2）卡麦角林：具有高度选择性的多巴胺 D_2 受体激动药，是溴隐亭的换代药物，抑制催乳素的作用更强大而不良反应相对减少，作用时间更长。对溴隐亭抵抗（每天 15 mg 溴隐亭效果不满意）或不耐受溴隐亭治疗剂量的 PRL 腺瘤患者，改用这些新型多巴胺受体激动药仍有 50% 以上有效。每周只需服用 1~2 次，常用剂量 0.5~2.0 mg，不良反应较溴隐亭轻，患者的耐受性和依从性好。

（3）喹高利特：多巴胺 D_2 受体特异性激动药，每天服用 1 次，75~300 μg，从小剂量开始逐渐增量。疗效及不良反应与溴隐亭相似。

（4）诺果宁（norprolac）：非麦角类 D_2 受体激动药，半衰期为 17 小时，每天 1 次，剂量为 0.1~0.5 mg。从小剂量开始逐渐增加。

2. 药物治疗期间随访　用多巴胺受体激动药治疗高 PRL、垂体 PRL 腺瘤时，不论从降低血 PRL 水平还是肿瘤体积缩小方面的作用都是可逆性的，因此需要长期服药维持治疗。在逐渐增加药量使血 PRL 水平降至正常、月经恢复后，应按此剂量继续治疗 3~6 个月。之后，微腺瘤患者可以开始减量；而大腺瘤患者需根据 MRI 复查结果，确认 PRL 肿瘤已明显缩小（通常肿瘤越大，治疗后缩小得越明显）后，也可开始减量。减量时应缓慢分次（2 个月左右 1 次）进行，一般每次 1.25 mg。最好用能够保持血 PRL 水平正常的最小剂量为维持量。每年随诊至少查 2 次血 PRL 值以保证血 PRL 水平正常。在维持治疗期间，一旦再次出现月经紊乱或 PRL 升高，应查找原因，如药物的影响、怀孕等，必要时复查 MRI，根据其结果决定是否需要调整用药剂量。对于那些用小剂量溴隐亭即能维持 PRL 水平保持正常，而且 MRI 检查肿瘤基本消失的病例，药物治疗 5 年后可试行停药。若停药后血 PRL 水平再次升高者，仍需长期服用药物治疗。

对于 PRL 大腺瘤患者，在多巴胺受体激动药治疗后血 PRL 水平虽然正常，但肿瘤体积仍未缩小者，应重新审视诊断为 PRL 腺瘤是否正确，是否为非 PRL 腺瘤或混合性垂体腺瘤，是否需要手术治疗。治疗前已经有视野缺损的患者，治疗初期即应复查视野。视野缺损严重者每周查 2 次视野以观察视野改善状况（已有视神经萎缩的相应区域的视野会永久性缺损）。药物治疗满意时，一般在 2 周内可以观察到视力、视野的改善。对于药物治疗后视野缺损无改善或只有部分改善的患者，应在溴隐亭治疗后 1~3 周内复查 MRI，观察肿瘤变化再决定是否需要手术治疗，以解除肿瘤对视神经视交叉的压迫。

3. 手术治疗　由于垂体的解剖位置，以及在内分泌方面的重要作用，垂体腺瘤可出现因肿瘤压迫和下丘脑-垂体轴功能紊乱所导致局部或全身各系统功能的紊乱，治疗起来有一定的困难。随着神经导航及内镜等仪器设备的发展及手术微创技术水平的提高，使经蝶窦入路手术更精确、更安全、损伤更小、并发症更少。因此，经蝶窦入路手术也是垂体催乳素腺瘤患者除药物治疗之外的另一选择。

微腺瘤一般均采用经蝶显微手术切除腺瘤，约30%可在术后1年内出现复发；大腺瘤的治愈率约为25%。也可以选择开颅经额切除术治疗大腺瘤。经蝶窦手术病死率和病残率分别为0.5%和2.2%。

（1）手术指征：①药物治疗无效或效果欠佳者。②药物治疗反应较大、不能耐受者。③巨大垂体腺瘤伴有明显视力、视野障碍，药物治疗一段时间后无明显改善者。④侵袭性垂体腺瘤伴有脑脊液鼻漏者。⑤拒绝长期服用药物治疗者。手术也可治疗复发的垂体腺瘤。手术成功的关键取决于手术者的经验和肿瘤的大小。微腺瘤的手术效果较大腺瘤好。在多数大的垂体治疗中心，60%~90%的微腺瘤患者术后PRL水平可达到正常，而大腺瘤患者达到正常的则约为50%。另外，在手术后PRL水平正常的患者中，长期观察也有10%~20%的患者会出现复发。

（2）手术并发症：①内分泌并发症，包括新出现的腺垂体功能低下和暂时性或持续性尿崩症，以及抗利尿激素（ADH）分泌紊乱的症状，术后持续性腺垂体功能减退症与原发肿瘤体积相关。②解剖方面的并发症，包括视神经的损伤、周围神经血管的损伤、脑脊液鼻漏、鼻中隔穿孔、鼻窦炎、颅底骨折等，其中颈动脉海绵窦段的损伤是最严重的并发症，常危及生命。③其他与手术相关的并发症，包括深静脉血栓和肺炎等，发生率均很低。

（3）术后处理和随访：术后如果血中的PRL水平仍>6.83 nmol/L，提示肿瘤残余或复发。垂体柄损伤者PRL一般不超过4.55 nmol/L。术后都需要进行全面的垂体功能评估，存在垂体功能低下的患者，需要给予相应的内分泌激素替代治疗。手术后3个月应行影像学检查，结合垂体功能的变化，了解肿瘤切除程度。视情况每半年或1年再复查1次。手术后若有肿瘤残余的患者，仍需要采用药物或放射治疗。

4. 放射治疗 随着放射治疗技术的进步，发展出了X刀、γ刀、质子刀等技术，对部分选择性的PRL腺瘤患者采用立体定向放射外科治疗的方法，与传统治疗技术相比，照射范围小、疗效出现快、对周围组织损伤小、垂体功能低减发生率低。

（1）指征：主要适用于大的侵袭性肿瘤、术后残留或复发的肿瘤；药物治疗无效或不能耐受药物的患者；有手术禁忌或拒绝手术的患者，以及部分不愿长期服药的患者。

（2）方法：①传统放射治疗（包括普通放疗、适形放疗、调强适形放疗IMRI）和立体定向放射外科治疗。传统放射治疗因照射野相对较大，易出现迟发性垂体功能低下等并发症，目前仅用于有广泛侵袭的肿瘤术后的治疗。②立体定向放射外科治疗适用于边界清晰的中小型肿瘤。最好选择与视通路之间的距离>3~5 mm的肿瘤，一次性治疗剂量可能需达到18~30 Gy。研究发现，多巴胺受体激动药可能具有放射保护作用。因此，建议在治疗催乳素肿瘤的同时最好停用多巴胺受体激动药。

（3）疗效评价：肿瘤局部控制率较高，但血PRL恢复至正常则较为缓慢（需1年后才缓慢起效）。文献报道，即使采用立体定向放射外科治疗后，2年内也仅有25%~29%的患者催乳素恢复正常，其余患者可能需要更长时间随访或需加用药物治疗。

（4）并发症：用传统放射治疗后2~10年，有12%~100%的患者出现垂体功能低下，有1%~2%的患者可能出现视力障碍或放射性颞叶坏死。而定向放射外科治疗后也有可能出现视力障碍和垂体功能低下。此外，放射治疗还需特别注意可能出现对生育的影响。

5. 妊娠患者的相关处理

（1）基本原则是尽可能地减少胎儿对药物的暴露时间。临床资料报道未治疗者，催乳素微腺瘤患者怀孕后约5%的人会发生视交叉压迫，而大腺瘤患者妊娠后出现这种危险的可能性达25%以上。垂体微腺瘤的患者在明确妊娠后应停用溴隐亭治疗，因为肿瘤增大的风险较小。停药后应定期测定血PRL

水平和视野检查。正常人妊娠后 PRL 水平可以升高 10 倍左右，患者血 PRL 水平显著超过治疗前的 PRL 时要密切监测血 PRL 及增加视野检查频次。一旦发现视野缺损或海绵窦综合征，立即加用溴隐亭，可望在 1 周内改善缓解。若不见好转，应考虑手术治疗。

（2）对于有生育要求的 PRL 大腺瘤女性患者，需在溴隐亭治疗腺瘤缩小后方可允许妊娠；所有患 PRL 腺瘤的妊娠患者，在妊娠期需要每 2 个月评估 1 次。妊娠期间肿瘤再次增大者给予溴隐亭仍能抑制肿瘤生长，但整个孕期须持续用药直至分娩，用药治疗时要严密地监测。如果对溴隐亭没有反应及视力视野进行性恶化时，应采取经蝶鞍手术治疗并尽早终止妊娠（妊娠接近足月时）。另外，高 PRL、PRL 腺瘤妇女应用溴隐亭治疗，妊娠后自发流产、胎死宫内、胎儿畸形等发生率在 14% 左右，与正常妇女妊娠的产科异常率相近，并不增加异常妊娠的风险。对于有哺乳意愿的妇女，除非妊娠诱导的肿瘤生长需要治疗，一般到患者想结束哺乳时再使用多巴胺受体激动药。尽管妊娠前的放疗（随后用溴隐亭）将肿瘤增大的危险降到只有 4.5%，但放疗很少能够治愈。放疗还可导致长期的垂体功能低下，所以不建议使用这种治疗方法。

6. 女性不孕不育的治疗

（1）高 PRL 正常后仍无排卵者可用氯米芬促排卵：高 PRL 妇女应用多巴胺受体激动药使血 PRL 受抑制后，尿促卵泡素（FSH）脉冲释放恢复到正常状态，90% 以上血 PRL 水平可降至正常、恢复排卵。若 PRL 下降而排卵仍未恢复者，可联合诱发排卵药物促排卵，如枸橼酸氯米芬（clomiphene，CC）。CC 为非甾体类抗雌激素，结构与雌激素相似，具有抗雌激素和微弱雌激素的双重活性。通过抑制内源性雌激素对下丘脑的负反馈作用，间接促进下丘脑促性腺激素释放激素（GnRH）的释放，刺激垂体促性腺激素的分泌，刺激卵巢，促进卵泡的发育。CC 还具有微弱的雌激素作用，可直接作用于垂体和卵巢，提高其敏感性和反应性，并促进卵巢性激素合成系统活性，增加性激素的合成和分泌，促进雌二醇的正反馈效应。由于排卵前出现血雌二醇峰，对下丘脑-垂体-卵巢轴（HPOA）起正反馈效应，激发垂体黄体生成素（LH）峰而促进排卵。CC 促排卵只适用于下丘脑-垂体轴有一定功能的患者，若垂体大腺瘤或手术破坏的垂体组织较严重，垂体功能受损则 CC 促排卵无效。

（2）术后低促性腺激素者采用促性腺激素促排卵：CC 促排卵无效时或垂体腺瘤术后垂体组织遭破坏、功能受损而导致低促性腺激素性闭经的患者，可用外源性人促性腺激素（Gn）促排卵。Gn 分为人垂体促性腺素及人绒毛膜促性腺素（hCG），人垂体促性腺素又分为 FSH 和 LH。垂体肿瘤术后低 Gn 者应以人绝经后尿促性腺激素（hMG，每支含 75 U FSH 及 75 U LH）促排卵治疗为宜，促进卵泡发育成熟，并用 hCG 诱发排卵。由于卵巢对促性腺激素的敏感性存在个体差异，应以低剂量 hMG 开始，一般可从 hMG 75 U，每天 1 次开始，连续使用 5~7 天行超声监测卵泡发育，如果卵泡发育不明显，每隔 5~7 天增加 hMG 用量每天 75 U。切忌 Gn 增量太快，以防严重的卵巢过度刺激综合征（OHSS）发生。当最大卵泡直径达 18 mm 时注射 hCG。

7. 男性不育的治疗　高 PRL 经药物治疗血 PRL 水平降到正常后，男性下丘脑-垂体-性腺轴的功能异常一般可恢复正常，勃起功能障碍和性欲低下得以明显改善，生精能力也逐渐恢复。部分患者由于垂体瘤压迫导致促性腺激素细胞功能障碍，在血 PRL 水平下降后睾酮水平仍不能恢复正常者，应该同时进行雄激素补充治疗，以恢复和保持男性第二性征或用促性腺激素治疗恢复生育功能。也可用多巴胺受体拮抗药：吩噻嗪类、丁酰苯类或甲氧氯普胺、多潘立酮、舒必利等。

（十二）随访

1. 药物治疗的随访　多巴胺受体激动药治疗高 PRL 和 PRL 腺瘤时，对降低血 PRL 水平和肿瘤体积缩小方面的作用都是可逆性的，因此需要长期服药维持治疗。药物的减量和停药必须非常谨慎。定期检查项目：维持剂量的治疗者，每年检查 1~2 次血 PRL 值，影像学检查每年 1 次；出现症状反复、加重或新的症状出现时，应立即进行上述检查。即使停药后也要跟踪复查，避免复发。

2. 手术治疗的随访 术后如果血中的泌乳素水平仍>150 ng/mL，提示肿瘤残余或复发。垂体柄损伤者一般不超过 100 ng/mL。存在垂体功能低下者，需要给予相应的内分泌激素替代治疗。手术后存在肿瘤残留的患者，仍需要采用药物或放射治疗。

3. 放射治疗的随访 放射治疗后肿瘤局部控制率较高，但血 PRL 恢复至正常较为缓慢，且出现腺垂体功能减退的概率较高，通常作为辅助的治疗手段。若有腺垂体功能低下的患者应坚持服用相关的激素替代治疗。此外，放射治疗还需特别注意可能出现对生育的影响。

（十三）预后

绝大多数 PRL 腺瘤均为良性过程，并且对药物有良好的反应，预后较其他的垂体瘤明显要好。少数 PRL 瘤为恶性，肿瘤生长快，药物治疗无效；虽经垂体手术或放射治疗后仍无明显改善，预后较差，常伴有颅内高压、腺垂体功能减退症、尿崩症、脑脊液鼻漏、垂体卒中等并发症。

（陈　诚）

第二节　肢端肥大症与巨人症

肢端肥大症（Acromegaly）和巨人症（Gigantism）是指由于生长激素（GH）持续过度分泌所引起的内分泌代谢疾病。其主要原因是垂体 GH 瘤或 GH 细胞增生，其他少见病因有异位 GH 分泌瘤、GH释放激素（GHRH）分泌瘤等。在儿童青少年骨骺融合前则导致巨人症，在成年人骨骺融合后发生者表现为肢端肥大症。在骨骺融合前发病并持续至骨骺融合后的患者两者兼有，称为肢端肥大性巨人症。

临床上巨人症罕见，而肢端肥大症相对多见，临床起病隐匿，不少患者发病后经 7~10 年方被确诊，肢端肥大症常合并高血压、糖尿病、心脏病及睡眠呼吸暂停低通气综合征等，死亡率明显高于正常人，也有观察发现肢端肥大症与肿瘤的发生相关。因此，早期诊断及治疗对预后极为重要。

（一）病因与发病机制

主要有垂体性和垂体以外的原因。垂体性占98%，主要为分泌 GH 的垂体腺瘤或 GH 细胞增生，前者可为单一 GH 分泌腺瘤，多见的为多种腺垂体激素分泌瘤，偶可为多内分泌腺瘤Ⅰ型的组成部分。后者多因下丘脑 GHRH 分泌过多或生长抑素（SS）分泌减少所导致。垂体外的包括异位 GH 分泌瘤、GH-RH 分泌瘤（下丘脑错构瘤、胰岛细胞瘤、支气管类癌等）。

生长激素瘤不同亚型对诊断及预测预后有重要作用，90%生长激素瘤为单克隆良性腺瘤，分泌致密颗粒的 GH 腺瘤生长缓慢，而分泌稀疏颗粒的 GH 腺瘤生长迅速，易发生局部浸润。部分 GH 腺瘤同时分泌泌乳素，称为 GH 和 PRL 混合细胞腺瘤，恶性病变可向鞍外浸润或远处转移。

（二）临床表现

起病缓慢，半数患者的病程在 5 年以上才被确诊，临床表现因性别、发病年龄、肿瘤大小、激素分泌等不同而异，可因各种临床表现在其他科就诊多年而未确诊。

1. 一般状况 多起病于幼儿，食量增大，生长过度，身高超过同龄儿；青少年期身材高大；未及时诊治的患者进入成年期后可合并肢端肥大症表现。生长高峰过后逐渐出现萎靡不振、乏力、体力下降等。一般至青春期发育完成后，达到 1.8 m（女性）及 2.0 m 以上。

2. 皮肤、软组织增生肥大　开始表现为面部、手足等部位的软组织增厚。最初，患者自觉鞋、帽、手套小，手足粗大，皮肤粗糙。随后全身皮肤及软组织增生肥大，皮肤变厚变粗。真皮结缔组织及皮下组织增多。脸皮增厚多皱纹，鼻、唇和耳垂增大、增厚，鼻内组织增生可引起呼吸困难，舌肥大而致言语不清、音调低沉，扁桃体、声带肥厚可导致睡眠鼾声及睡眠呼吸暂停低通气综合征，外耳及鼓膜肥厚可导致咽鼓管阻塞，伴耳鸣、耳聋等。

3. 骨骼增生肥大　额骨增生肥厚、额窦增大、眉弓突出，颧骨增大突出，枕骨结节明显，下颌增大、前伸；咬合时，下门齿处于上门齿之前；胸骨突出，肋骨延长，胸廓呈桶状，脊柱侧弯或后弯畸形，椎间孔变小可压迫神经根导致腰腿痛。骨盆增宽，四肢骨骼变粗，手足骨骼增大。

4. 心血管系统　心肌肥大，间质纤维化，心脏扩大，左室功能减退，心力衰竭，冠心病，动脉粥样硬化，血压升高。心血管系统疾病是肢端肥大症患者的主要死亡原因。

5. 呼吸系统　肺功能异常，肺活量降低，总肺量增加，可有上呼吸道和小气道狭窄，从而增加呼吸道感染、喘鸣和呼吸困难，可有睡眠呼吸暂停综合征，增加患者死亡率。

6. 神经系统　精神状态不稳定，暴躁易怒，多汗，神经紧张，全身肌无力，肌肉酸痛，神经根痛，腕部软组织增生压迫正中神经引起腕管综合征。

7. 生殖系统　在疾病早期，外生殖器肥大，男性性欲可增强，但以后多逐渐减退，发展成阳痿。女性性欲减退，可有不孕、月经紊乱、闭经。

8. 周围组织压迫症状　当肿瘤侵入下丘脑、第三脑室，阻塞室间孔可引起剧烈头痛，并伴有恶心、呕吐、视盘水肿等。视野缺损，最常见为双眼颞侧偏盲。当肿瘤向外上发展累及海绵窦时可压迫第Ⅳ、Ⅴ、Ⅵ对脑神经的 1、2 支，会出现复视、斜视、眼睑下垂、瞳孔散大、对光反射迟钝、眼球运动障碍等。

9. 内分泌代谢紊乱　如垂体瘤可同时分泌 PRL，女性患者常有闭经、溢乳，男性患者溢乳较少见。甲状腺可呈结节性或弥漫性肿大，甚至可发生甲状腺功能亢进症。约 1/3 患者出现继发性糖尿病，半数患者有糖耐量异常。有的肢端肥大症患者可伴多发性内分泌腺肿瘤Ⅰ型（MEN-1）。

10. 肿瘤风险　长期高 GH 血症可能增加肿瘤发生的风险。其中，结肠息肉、胃肠肿瘤及腺癌与肢端肥大症的关系最密切，机制可能与 GH 和 IGF-1 促进细胞有丝分裂有关。

（三）辅助检查

1. 激素水平测定

（1）血 GH 测定：正常 GH 分泌具有昼夜节律，在运动、应激、急性低血糖时 GH 可明显升高。巨人症和肢端肥大症患者 CH 分泌增多，失去昼夜节律，24 小时 GH 总水平较正常人升高 10~15 倍，分泌脉冲增加 2~3 倍，但随机 GH 水平和正常人 GH 峰值有重叠，另外糖尿病病情未控制、肾功能不全、营养不良、应激或睡眠时 GH 水平也可升高，随机 GH 对巨人症或肢端肥大症诊断意义不大。

（2）血 IGF-1 测定：可反映 24 小时 GH 分泌总体水平，IGF-1 在疾病活动期升高，成功治疗后恢复正常，可作为筛选和疾病活动性指标，也可作为肢端肥大症治疗是否有效的指标。IGF-1 半衰期长，随机 IGF-1 较随机 GH 更能反映整体 GH 水平。但不同性别、年龄血 IGF-1 正常范围不同，另外糖尿病、营养不良、饥饿、肝功能异常、妊娠等均影响 IGF-1 水平，在诊断时需排除影响因素。

（3）血IGF结合蛋白-3（IGFBP-3）测定：IGFBP-3是由GH通过IGF-1诱导产生的，在肢端肥大症活动期，ICFBP-3升高。在判断疾病是否处于活动期，以及手术疗效方面，血ICFBP-3比IGF-1更有价值。做葡萄糖抑制试验时，有的患者虽血清GH及IGF-1被抑制，但IGFBP-3仍升高。

（4）血GH结合蛋白（GHBP）测定：持续的血GHBP降低提示肢端肥大症处于活动期。尿GH和IGF-1肢端肥大症患者24小时尿GH和IGF-1排泄量明显升高。

2. 激素分泌动态试验

（1）口服葡萄糖抑制试验：为临床确诊肢端肥大症和巨人症最常用的试验和金标准，口服82.5 g葡萄糖（75 g无水葡萄糖），于服糖前30分钟，服糖后30分钟，60分钟，90分钟和120分钟采血测GH浓度，多数巨人症或肢端肥大症患者口服葡萄糖后GH不能降低到正常值，甚至升高，诊断标准是口服葡萄糖后GH不能被抑制到1 μg/L以下，这个标准也用于评价疾病的活动性。以下动态试验对诊断肢端肥大症有一定效果，但临床意义均不如口服葡萄糖抑制试验。

（2）促生长激素释放激素（GHRH）兴奋试验：静脉滴注GHRH 100 μg，分别于注射前15分钟和注射后0分钟，15分钟，30分钟，45分钟，60分钟，75分钟，90分钟，105分钟及120分钟测血GH。一般将血GH高于其基础值2倍作为阳性依据。

（3）促甲状腺素释放激素（TRH）试验：正常人对静脉注射TRH 200~500 μg无GH分泌反应，但肢端肥大症患者多有反应。患者的GH分泌能被TRH兴奋，表明有残留肿瘤组织，故可用来预测手术后复发的可能性。

（4）多巴胺抑制试验：每分钟静脉滴注多巴胺5 μg/kg，持续120分钟，于0分钟，15分钟，30分钟，60分钟，90分钟，120分钟采血测GH，GH瘤患者最大抑制率平均可达70%。

（5）精氨酸抑制试验：试验前1天晚餐后禁食，次日晨在空腹休息时静脉滴注精氨酸0.5 g/kg（溶于250 mL盐水中）持续滴注30分钟，于0分钟，30分钟，60分钟，90分钟，120分钟采血测GH，肢端肥大症活动期可表现为无反应。

（6）左旋多巴试验：试验前一天晚餐后禁食，次日晨口服左旋多巴500 mg，于0分钟，30分钟，60分钟，90分钟，120分钟采血测GH，如出现抑制作用。可能提示为肢端肥大症。

（7）其他：肢端肥大症活动期的血钙轻度升高，如血钙显著升高要考虑MEN-1可能，同时测定血清PTH有助于鉴别。尿钙排泄增多和血磷升高是病情活动的重要指标。活动期患者血清碱性磷酸酶升高，常伴糖耐量减退或糖尿病。发现低血糖时，应高度怀疑为MEN-1（伴胰岛素瘤）。血PRL升高提示肿瘤同时分泌PRL（GH/PRL瘤）或肿瘤压迫垂体柄。

3. 影像学检查

（1）X线检查：显示蝶鞍增大，骨壁变薄，前床突及鞍背骨质受侵蚀。头颅骨板增厚，下颌骨增长，牙齿稀疏。全身骨骼均匀性增长变粗，二次骨化中心出现及愈合均可延迟。末节指骨骨丛增生呈花簇状，可合并手指骨增粗、骨皮质增厚、关节间隙增宽、掌骨与近侧指骨头部小的外生骨疣。跟垫软组织增厚（>23 mm），椎体增大，椎体后缘呈贝壳样变形，胸椎体楔形变及脊柱后凸畸形。

（2）CT或MRI：能直接显示瘤体的大小及其与邻近组织的关系。

（3）其他：必要时可用^{111}In或^{123}I标记的奥曲肽扫描，或PET等协助诊断和观察疗效。

（四）诊断

详细病史和体格检查是诊断的基本依据，实验室检查和特殊检查有助于确定疑难病例的诊断，为防止漏诊非典型病例，对所有的垂体瘤患者都要行 PRL、GH 和 IGF-1 测定。典型病例的诊断并不困难，一般根据患者的特征性外貌及其他典型临床表现，结合血 GH 和 IGF-1 测定结果，即可确立诊断。肢端肥大症/巨人症的诊断应包括下列项目：①明确是单一的垂体 GH 瘤，或 GH/PRL 瘤，或其他导致 GH 分泌过多的病变（如 GHRH 分泌异常等）。②判断 GH 瘤的良、恶性特征，以及肿瘤的活动性。③是否存在垂体功能减退、继发性糖尿病、视力障碍、肿瘤等并发症。④排除多发性内分泌腺肿瘤（MEN）和 G 蛋白病（如 Mc Cune-Albright 综合征）可能。

（五）鉴别诊断

1. 体质性巨人和身材过长　引起生长过度和身材过高的非 GH 因素很多，其中较常见的原因有 3 个方面：①胎儿生长过度，主要见于糖尿病母亲分娩的巨大胎儿、Soto 综合征、Weaver 综合征等。②产后生长过度，主要见于家族性高身材、肥胖、Mc Cune-Albright 综合征伴 GH 过度分泌、性早熟、马方综合征、Klinefelter 综合征等。③产后生长过度持续至成年期，主要见于家族性高身材、男性雌激素/雄激素缺乏症或抵抗综合征、马方综合征或 Klinefelter 综合征等。

2. 青春期发育提前　特征是生长发育迅速，身高超过正常标准，性发育提前，过早出现第二性征，女性乳腺发育与月经初潮均提前。无内分泌及神经系统病征，最终身高与正常人相近或降低。

3. McCune-Albright 综合征　可出现肢端肥大、性早熟、溢乳等。鉴别要点是多发性骨病及皮肤色素沉着。

4. 皮肤骨膜肥厚症　有家族史，面部及手足皮肤粗厚类似肢端肥大症，踝、腕关节肥大，无蝶鞍扩大及 GH 过多。

5. 其他原因引起的 GH 分泌增多　忧虑、饥饿、营养不良、急性疾病、肝硬化、神经性厌食和 1 型糖尿病等可伴血中 GH 水平升高，但无 GH 过多的临床表现。

6. 异源 GH 分泌肿瘤或异源 GHRH 分泌肿瘤　可见于肺癌、类癌、胰腺胰岛细胞癌等。下列情况需考虑本病：垂体外肿瘤伴 GH 分泌过多的临床表现；有肢端肥大症的临床表现及生化特征而影像学检查显示垂体正常或弥漫性增大或增生。

（六）治疗

治疗原则是：①去除或破坏肿瘤或抑制其生长，消除压迫症状。②使 GH 和 IGF-1 值降至正常，恢复对 TRH 和 GHRH 的正常反应。③减轻症状、体征及代谢改变。④消除并发症，预防肿瘤复发。

1. 手术治疗　对肿瘤伴有视力下降、视野缺损或垂体卒中，以及伴脑积水、颅内压增高者，应及时手术治疗。大多数患者可经蝶窦手术；瘤体较大，尤其是肿瘤向鞍上或鞍外生长，引起视神经严重受压和视力、视野改变等压迫症状时，选择经颅底手术。术后基础血浆 GH 应<5 μg/L，葡萄糖负荷后血浆 GH 应<2 μg/L。

2. 放射治疗　多用于身体状况不适合手术及手术未能将肿瘤全部切除的患者。放疗时配合奥曲肽治疗可提高疗效。

3. 药物治疗

（1）多巴胺受体激动药：常用的多巴胺受体激动药有溴隐亭、培高利特、麦角乙胺、卡麦角林。抑制 GH 分泌所需剂量大于抑制 PRL，因此治疗肢端肥大症所需剂量大于治疗泌乳素瘤，并且对 GH 及 PRL 水平同时增高者疗效较好。多数患者血 GH 下降 50%，随之症状消失，出汗减少，软组织肿胀症状减轻，性功能可有所改善，糖耐量好转。部分患者的 GH 瘤体积缩小。溴隐亭只抑制 GH 的分泌，不破坏肿瘤，停药后 GH 可迅速上升，肿瘤增大，故建议应用溴隐亭治疗的同时给予放射治疗，每年停药一段时间，观察 GH 是否反跳，如无反跳出现，可考虑停药，然后继续观察。

（2）生长抑素类似物：奥曲肽，皮下注射的常用剂量为 50～200 μg，每天 3 次，以后根据血 GH 水平、临床症状、患者耐受性逐渐增加剂量，一般每 4 周增加 50～100 μg，最大总剂量不超过每天 1.5 mg。治疗 1 周后大多数患者的多汗、头痛、关节痛、疲乏无力及感觉异常等症状有不同程度缓解。皮肤增厚、软组织肿胀、肢端肥大也可改善，垂体大腺瘤可缩小。长效制剂可确保奥曲肽浓度持续维持在较高水平。每 4 周肌内注射 20 mg 或 30 mg。一般肌内注射 2～3 次后，血 GH 水平达到稳态。

（3）生长抑素类似物缓释药：生长抑素类似物缓释药兰乐肽较奥曲肽对 GH 有更高的选择性抑制作用，很适合肢端肥大症和巨人症。1 次注射完后，作用可维持 2 周。一般每 2 周肌内注射 30～90 mg，根据血 GH 和 IGF-1 调整剂量。注射后药物释放速率和血药浓度恒定，停药后无反跳现象。醋酸奥曲肽（商品名善龙）是应用于临床的更长效生长抑素类似物，可以每 4 周注射 1 次，起始量可用 20 mg，治疗 3 个月后剂量应当根据血清 GH 和生长因子 C（IGF-1）的浓度，以及临床症状和体征决定。如果 3 个月后临床症状和体征，以及生化参数（GH 和 IGF-1）尚未完全控制（GH>2.5 μg/L），剂量应当增至 30 mg，每隔 4 周给药 1 次。如 GH≤2.5 μg/L，则继续使用 20 mg 治疗，每 4 周给药 1 次。如果使用 20 mg 治疗 3 个月后，GH 的浓度持续低于 1 μg/L，IGF-1 的浓度正常，以及临床上肢端肥大症的可逆症状和体征消失，本品的剂量可降至 10 mg。鉴于如此低的剂量，要密切观察监测血清 GH 和 IGF-1 的浓度，以及临床症状和体征。有研究表明，使用醋酸奥曲肽比使用兰乐肽的患者耐受性好，但两者在缩小肿瘤体积和降低生长激素分泌方面没有显著差异。

对于不适合外科手术、放疗、多巴胺激动药治疗或治疗无效的患者，或在放疗发挥充分疗效前病情处于潜在反应阶段的患者，建议先短期使用皮下注射善宁以评估奥曲肽治疗的耐受性和疗效。

（4）衰退期并发腺垂体功能减退者，可用激素替代治疗。

（七）预后

手术和放射治疗可获得满意的临床疗效，女性患者甚至可恢复生殖能力。各种治疗可以改善患者的症状和生活质量，但骨骼变化是不可逆的。未得到治疗的肢端肥大症患者的寿命较正常人短，患者常死于心脑血管病、糖尿病并发症及垂体功能衰竭。

（朱淑芹）

第三节　生长激素缺乏性矮小症

生长激素缺乏性矮小症（GHD）指自儿童期发病的腺垂体生长激素缺乏而导致的生长发育障碍。按病因可分为遗传性、特发性和继发性，可由垂体本身疾病所致，也可由下丘脑功能障碍引起，某些患者可同时伴有腺垂体其他激素缺乏。GH 抵抗综合征是 GH 分泌正常，但 GH 受体缺陷或受体后缺陷而不能发挥正常的生理作用。特发性 GHD 少数尸检病例发现有垂体缺如、垂体发育不全伴嗜酸细胞缺乏或减少，垂体萎缩或纤维化等。

（一）病因与发病机制

生长激素缺乏症的病因包括下丘脑 GHRH 缺乏、垂体病变（如垂体先天缺如、肿瘤、外伤、放射损伤等）、中枢神经系统感染及遗传异常。

1. 遗传性GHD GH基因位于17号染色体长臂，含5个外显子和4个内含子，多数家族性GHD为常染色体隐性遗传，少数为常染色体显性或伴性遗传，可表现为单纯GH缺乏或多种垂体激素缺乏。

2. 特发性GHD 指临床上无明显疾病，出生时无窒息、缺氧，无脑炎、脑膜炎等。腺垂体细胞受影响较后叶严重，GHRH激发试验可发现大部分患者病变位于垂体以上，影像学检查可有垂体柄中断、垂体萎缩等。

3. 继发性GHD 也称为获得性GHD，由明确病因引起的GHD，病因包括下丘脑-垂体及附近的占位病变：颅咽管瘤、垂体瘤、松果体瘤，头颅外伤、放射损伤，颅内感染及肉芽肿病变等。儿童期长时间大剂量使用肾上腺皮质激素也可导致垂体性侏儒症。

（二）临床表现

1. 生长迟缓 躯体生长迟缓，但生长并不完全停止，每年长高不足4~5 cm，成年后身高一般不超过130 cm。骨龄延迟2年以上，长骨骨骺融合较晚。部分患者牙齿生长迟缓，身体各部分的比例较其年龄为幼稚、四肢略短小，下颌骨亦相对较小，体态相对匀称。矮身材的定义指在相似的生活环境下，同种族、同年龄和性别的个体身高低于正常人群的平均身高者，其中部分属正常生理变异。

2. 体格、性征等发育差 GH有促进脂肪分解作用，因而单一性GH缺乏者往往体态匀称、体脂丰满、皮肤细腻、面部圆形，呈"娃娃脸"面容；青春前期男孩睾丸、阴囊、阴茎发育差，小阴茎是重要的诊断特征；女孩原发性闭经、乳房不发育等。到20岁左右才有青春期第二性征发育。至成年期，皮肤弹性减退而起皱，但面容仍不成熟，呈"老小孩"样面容。

3. 智力发育 一般正常。

4. 糖代谢紊乱 在口服葡萄糖耐量试验中，不少患者口服葡萄糖后2小时、3小时血糖偏低。有的患者可发生低血糖，部分患者可表现为糖耐量减退。

5. 继发性者 可有原发病的各种症状，由下丘脑-垂体肿瘤引起者可有视力减退、视野缺损，严重者可有颅内高压的表现，以及嗜睡、抽搐等症状。

（三）辅助检查

1. 血GH测定 基值明显降低或测不出，由于正常人体内GH的释放呈脉冲式，正常基值仅0~5 μg/L，因此不能根据单次随机血清GH测定值诊断，可结合GH兴奋试验进一步明确诊断。

2. GH兴奋试验 口服或注射激发药物之前，以及用药后30分钟，60分钟，90分钟及120分钟抽血测GH。常用激发药物有左旋多巴10 mg/kg（最大量500 mg）口服、可乐定0.075~0.15 mg/m² 口服、盐酸精氨酸0.5 g/kg（最高不超过30 g）用生理盐水稀释为10%浓度静脉滴注（不短于30分钟滴完）和胰岛素0.1~0.15 U/kg静脉注射。诊断GH分泌不足需要进行至少两种激发试验。若激发峰值均低于5 μg/L为缺乏，5~10 μg/L为部分缺乏，超过10 μg/L可排除此病。任何一种刺激试验都有15%的假阳性率（指GH分泌低下），因此必须在两项刺激试验结果都不正常时，方能确诊GHD。目前多主张选择作用方式不同的两种药物试验，一种抑制生长抑素的药物（胰岛素、精氨酸、溴吡斯的明）与一种兴奋生长激素释放激素的药物组合，可以分两天进行，也可1次同时给予。胰岛素试验不仅可靠，而且可以同时测定下丘脑-垂体-肾上腺轴功能。生长激素释放激素试验主要用于区别病变部位位于下丘脑还是垂体。

3. 胰岛素样生长因子1（IGF-1）和胰岛素样生长因子结合蛋白3（IGFBP-3）测定 血清浓度随年龄增长和发育进程而增高，且与营养等因素相关，各实验室应建立自己的参考数据。

4. 腺垂体其他激素及相应靶腺激素测定　可明确孤立性生长激素缺乏性侏儒症或伴其他腺垂体激素缺乏。

5. 影像学检查　X 线片可发现骨龄落后。行蝶鞍 X 线片、头颅 CT 或 MRT 了解有无垂体瘤。

（四）诊断

首先，确定儿童实际身高，测量从头顶至足底的长度；若低于同年龄、同性别正常儿童身长的最低限度者，可视为身材矮小；身长低于同年龄、性别、种族儿童身高的第 3 百分位或低于 2 个标准差时可考虑为矮小症。其次，根据临床特点和血 GH 明显减低做出诊断，必要时应做 GH 兴奋试验。

（五）鉴别诊断

根据病史、体检等资料分析，对营养不良、精神心理性、家族性特发性矮身材、小于胎龄儿、慢性系统性疾病等因素造成的非生长激素缺乏的矮身材比较容易识别。对常见的导致矮身材的病因应予以鉴别。

1. 全身性疾病所致的矮小症　在儿童时期患有心、肝、肾、胃、肠等慢性疾病或各种慢性感染，如结核病、血吸虫病、钩虫病等都可因生长发育障碍而致身材矮小。

2. 呆小病（克汀病）　甲状腺功能减退症发病于胎儿或新生儿，可引起患者的生长发育障碍。患者除身材矮小外，常伴甲状腺功能低下症及智力低下，具特殊面容。

3. Turner 综合征　为性染色体异常所致的女性分化异常，其性染色体核型常为 45，XO。除身材矮小外，伴有生殖器官发育不全，原发性闭经，亦可有颈蹼、肘外翻、盾形胸等畸形，患者血 GH 正常。

4. 青春期延迟　生长发育较同龄儿童延迟，常到 16～17 岁以后才开始第二性征发育，智力正常，无内分泌系统或慢性疾病依据。一旦开始发育，骨骼生长迅速，性成熟良好，最终身高可达正常人标准。

（六）治疗

1. 药物治疗

（1）GH：基因重组人生长激素（rh-GH）治疗生长激素缺乏症可获得较好疗效的指征是：①完全性 GHD 者，至少 2 项 GH 兴奋试验的 GH 峰值≤5～7 μg/L。②部分性 GHD 生长速度慢，兴奋试验中血 GH 峰值在 5～7 μg/L 或 7～10 μg/L。但须注意有些属于正常身材矮小儿童的兴奋试验结果可能也在此范围内。③有头颅放射治疗或中枢神经系统受损病史者虽兴奋后的血 GH 峰正常，但夜间 GH 分泌低于正常。④慢性肾功能衰竭所致生长障碍。rh-GH 除被 FDA 批准用于生长激素缺乏症外，还被批准用于肾功能衰竭、先天性卵巢发育不全、Prader-Willi 综合征、小于胎龄儿和特发性矮小症。

rh-GH 水剂的增长效应稍好于粉剂。rh-GH 剂量范围较大，应根据需要和观察的疗效进行个体化调整。生长激素缺乏症的常用剂量是 0.1～0.15 U/（kg·d），对青春发育期患儿、Turner 综合征、小于胎龄儿、特发性矮小症和某些部分性生长激素缺乏症患儿的应用剂量为 0.15～0.2 U/（kg·d）。每周 6～7 次，于每晚睡前皮下注射效果较好。治疗剂量应个体化，疗程一般不短于 1～2 年。

rh-GH 常见不良反应有：甲状腺功能减退症，可用 L-甲状腺素片纠正；胰岛素抵抗、血糖和胰岛素水平升高，一般不超过正常范围，停药后可恢复；特发性良性颅内压升高，可暂停 GH 治疗，加用小剂量脱水药降低颅内压；股骨头滑脱、坏死、膝关节、髋关节疼痛，可暂停 GH 治疗并补充维生素 D 和钙片治疗；注射局部红、肿或皮疹，较罕见，通常数日内消失。诱发肿瘤的可能性，大量流行病学资料分析显示，GH 不增加无肿瘤风险存在的儿童患白血病和肿瘤复发的危险，但对曾有肿瘤、肿瘤家族史、畸形综合征、长期超生理剂量应用 GH 时需谨慎。治疗过程中密切监测血清 IGF-1 水平，超过正常参考值 2 个标准差者时应暂停使用。

（2）GHRH：GHRH 治疗仅用于 GH 分泌障碍较轻的下丘脑性 GHD，但其剂量、用药途径尚未确定。

（3）IGF-1：对 GH 激素不敏感的患者有效。

（4）同化激素：人工合成的同化激素有较强的促进蛋白质合成作用，而雄激素作用较弱，因此同化激素促进生长、促进骨骼提早融合的作用则较弱。临床上常用苯丙酸诺龙，在患儿 12 岁后小量间歇应用，10~12.5 mg 肌内注射，每周 1 次，疗程 1 年。

（5）人绒毛膜促性腺素（hCG）：可促使黄体的形成与分泌，促进睾丸间质分泌睾酮，适用于已达青春发育期、经上述治疗身高不再增长者。每次 500~1 000 U，肌内注射，每周 2~3 次，每 2~3 个月为一疗程，间歇 2~3 个月，可反复应用 1~2 年。使用时注意过早应用可致骨骺融合，影响生长，男孩乳腺发育。

（6）其他下丘脑垂体激素补充治疗：部分 GHD 患者可有多发性垂体激素缺乏。GH 治疗可使潜在的下丘脑垂体性甲状腺功能低下症病情加重。若患者对 GH 反应不理想，或血清 T_4 水平降至正常值以下，应及时补充甲状腺素。确有肾上腺皮质功能减退者应长期补充皮质激素。

（7）治疗期间应注意钙、维生素、微量元素及营养补充，以促进骨骼的生长。

2. 病因治疗　因下丘脑-垂体区肿瘤、感染、创伤引起的继发性生长激素缺乏性侏儒症者须针对不同病因行抗感染、外科手术及放化疗等治疗。

（七）预后

目前临床应用的 rh-GH 和人 GH 结构完全相同，rh-GH 的成功应用使 GHD 儿童能够基本达到正常身高。未经治疗的 GHD 患者至成年后遗留永久性身材矮小，但智力正常。继发性 GHD 由颅中窝瘤、颅咽管瘤、垂体瘤或颅内感染与肉芽肿病变引起，其预后不佳。成年人型 GHD 易并发高血压、肥胖、血脂谱异常、性功能减退症和代谢综合征。

（王　谦）

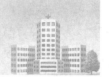

第三章 甲状腺疾病

第一节　甲状腺相关眼病

甲状腺相关眼病（TAO）是一种由多因素造成的复杂眼眶疾病，居成年人眼眶疾病的首位，从发现至今已经有 200 余年的历史。本病影响患者的容貌外观，损害视功能，给患者的生活与工作都带来极大的不便和痛苦。许多国内外的专家学者对甲状腺相关眼病进行了研究，在发病机制和诊断方法上，取得了一定的进展，但是，甲状腺相关眼病的发病机制到目前为止尚不明确，普遍认为是遗传因素、免疫学因素及外界环境共同作用产生。甲状腺相关眼病命名较为混乱，有 Graves 眼病（GO）、甲状腺眼病、内分泌浸润性眼病、内分泌眼病、浸润性突眼等。甲状腺相关眼病（TAO）的命名由 A. PVireetman 提出，TAO 绝大部分由 Graves 眼病引起，但其他甲状腺疾病如桥本甲状腺炎亦可导致 TAO，故 TAO 命名较为合理，渐为广大学者所接受。

甲状腺相关眼病的主要临床表现为眼睑退缩、结膜充血水肿、眼眶疼痛、眼球突出、运动障碍、复视、暴露性角膜炎和视神经受累。TAO 多为双侧性，但亦可为不对称或单侧发病。合并甲状腺功能亢进的 TAO 约占 90%，其可与甲状腺功能亢进同时发生，亦可在甲状腺功能亢进前或后发生。根据甲状腺相关眼病的严重程度不同，有药物治疗、放射治疗、眼部手术治疗、整容治疗等供选择，目的是改善症状、保护视力及改善容貌，均不是针对病因的特异治疗方法。因此，只有阐明了 TAO 的发病机制，才能获得满意的疗效。

一、流行病学

甲状腺相关眼病的发病率研究受诸多因素的影响，包括检测方法的敏感性等。未出现眼征的 Graves 病患者，25% 会出现 TAO，若加上已出现眼征的 GD 患者，比例将上升到 40%。对于大部分的 GD 患者，经过 CT、MRI 或眼内压检测，都会发现亚临床的眼部异常。发展到严重程度的 TAO 患者不超过患者总数的 3%~5%。对于总体人群而言，甲状腺相关眼病的发病率为每年每 10 万人中有 19 人发病，男女比例为 3 : 16。近年来，由于一些国家吸烟率下降及医师对甲状腺相关眼病的重视及早期诊断，TAO 发病率略有下降。

TAO 患者的平均年龄较 GD 患者大，为 46.4 岁，而普通 GD 患者的平均年龄为 40 岁。与 Graves 甲状腺功能亢进相同，TAO 好发于女性，但在老年人及男性中更容易发展到严重状态，其原因尚不清楚，可能与吸烟这一危险因素相关。

在种族差异性方面，欧洲人比亚洲人更易患 TAO，原因尚不明确。一项对中国 GD 患者的研究显示，CTLA-4 基因上启动子区域-318C/T 多态性可能与中国 GD 患者患 TAO 的风险较低有关。

在其他方面，若 TAO 患者同时患有 1 型糖尿病，其发展为威胁视力 TAO（DON）的发病率增高，经治疗后视力恢复程度差，且在手术治疗中有更高的出血风险。

TAO 患者合并出现重症肌无力的概率是普通人群的 50 倍，若 TAO 患者眼睑上抬无力严重和（或）出现不典型的眼球运动，需考虑重症肌无力的诊断。

吸烟是 TAO 最重要的、可改善的危险因素，在一些吸烟率降低的国家，如西欧的一些国家，其 TAO 的发病率有所下降，而吸烟率上升的国家，如波兰及匈牙利，TAO 的发病率上升。此外，甲状腺功能亢进的治疗方案、TSHR 抗体水平、药物、年龄的增长也是可能的危险因素。

二、病因与发病机制

甲状腺相关眼病的病因至今不明，诸多研究表明甲状腺相关眼病是一种器官特异性自身免疫性疾病，并与多种致病因素有关。研究认为它是一种与丘脑下部-垂体-甲状腺轴相关的眼部病变。本病与遗传有关，也是一种极其复杂的自身免疫性疾病，即 T 淋巴细胞亚群比例失调，致使 B 淋巴细胞增多，免疫球蛋白水平升高，淋巴因子增多，成纤维细胞激活，产生过多细胞外物质和胶原纤维。

1. 遗传因素　甲状腺相关眼病的遗传因素与 Graves 病有密切关系，各方研究亦多从 Graves 病着手。在研究 Graves 病的遗传倾向时，常用的有家族聚集性研究和双胞胎研究。

（1）在家系研究方面，国内彭惠民等对 GD 家族史 GD 先证者及对照人群进行了三代家族史及血统成员的研究，显示 GD 符合常染色体显性遗传，以多基因遗传为主，存在主基因效应，主基因位于 HLA-DR3 或与其紧密连锁。证明家族性 GD 中遗传因素在其发病中起重要作用。

（2）在特异基因研究方面，HLA 复合体在抗原提呈及 T 细胞识别抗原的过程中起重要作用，和很多自身免疫性疾病的发病有关。Graves 病是一种器官特异性自身免疫病，其遗传易感性与 HLA 复合体某些等位基因密切相关。HLA-Ⅱ类的基因产物 HLA-DP、DQ、DR 呈递抗原，与甲状腺组织内 CD4$^+$ 或 CD8$^+$T 细胞受体结合，活化 T 细胞，产生淋巴因子，并激活 B 细胞产生自身抗体，引起 GD。GD 与 HLA 的关联性研究中，显示中国人 HLA-Bw46 为 GD 易感基因，男性患者 B46、DR9、DQB1＊0303 增高，女性中 DQA1＊0301 增高。

CTLA4 基因与 CD28 都是免疫球蛋白超家族成员，结构相似而功能相反，CD28 起正刺激作用，CTLA4 为负向刺激作用，两者对维持淋巴细胞平衡起重要作用，防止自身反应 T 细胞过度激活。CTLA4 表达或功能降低可引起自身免疫性疾病的产生。CTLA4 与 TAO 的敏感性有关。对其他很多自身免疫疾病，CTLA4 外显子多态性都与较严重的疾病状态有关。

2. 免疫因素　Trokel 认为，Graves 病患者发生双眼眶内炎症可能是一种原因不明的器官特异性自身免疫紊乱。淋巴细胞或免疫球蛋白攻击自身抗原可能是成纤维细胞或横纹肌的表面膜抗原，也有可能是抗原抗体复合物沉积于眶内软组织，并引起淋巴细胞浸润。按照 Konishi 等的观点，甲状球蛋白、抗甲状球蛋白免疫复合物对眼外肌肌膜的亲和力比对骨骼肌、心肌、肝、肾和脾脏的亲和力强。国内有人对 Graves 眼病眼眶组织病理与 IgA 和 IgE 表达的研究发现，IgA 和 IgE 在 Graves 眼病自身免疫反应中起重要作用，免疫反应引起组织间黏多糖的堆积和眼外肌的破坏。临床上应用皮质类固醇治疗获得良好效果，也可间接说明 Graves 病眼部病变的发病机制。

（1）共同抗原学说：很多研究表明，甲状腺相关眼病是一种器官特异性的自身免疫疾病。关于其致病原因，甲状腺和眼的共同抗原学说普遍为大家所接受。关于其共同抗原，研究较多的是促甲状腺激素（TSH）。TAO 患者体内常有多种针对自身抗原的自身抗体，如针对 TSHR、甲状腺过氧化物酶（TPO）、Tg 的自身抗体，其中以针对 TSHR 的自身抗体最为重要。TSHR 也存在于甲状腺相关眼病患者眼眶结缔组织和眼外肌中。若 TSH 就是我们要寻找的共同抗原，较难以解释眼型甲状腺相关眼病患者其甲状腺未受累。其他可疑的共同抗原有乙酰胆碱酯酶、甲状腺过氧化物酶、促生长因子 C 等。

（2）眼外肌抗原：眼外肌抗原是一组在眼外肌中，尤其是 TAO 患者眼外肌中发现的自身抗原。除上述可能的共同抗原外，眼外肌抗原也可能是 TAO 中的自身抗原。其中 64 ku 抗原群、55 ku 抗原、G_2S 的研究相对较多。GD 患者不论是否存在 TAO，均可表达甲状腺与眼眶交叉抗原的抗体。约 70% 的 TAO 患者可以表达人眼外肌膜抗原的抗体。抗体滴度与眼病的临床活动性和病程密切相关。

64 ku 抗原群是包括在 63~67 ku 范围内的三种抗原。其中 67 ku 蛋白证实为 Fp 亚基，超过 60% TAO 患者血清中可检测到 67 ku 抗原抗体，受累的眼肌数量与 Fp 的阳性率密切相关。63 ku 抗原被认为是肌集钙蛋白。40% 活动性 TAO 患者、4% 稳定性 TAO 患者及 5% 正常人血清可检测到抗 63 ku 抗体。许多学者认为抗 Fp 亚基抗体是监测 TAO 中眼外肌免疫介导损伤的良好指标，但其免疫反应可能为继发性反应。分子量为 64 kD 的蛋白，在甲状腺及眼外肌均有表达，推测其与 TAO 早期病变相关。G_2S 在甲状腺、眼外肌、骨骼肌中均有表达，其在眼外肌中的表达强度高于其他部位骨骼肌。Gunji 等在药物治疗甲状腺功能亢进前检测了 19 个 GD 患者的血清，其中 15 个患者 G_2S 抗体阳性的患者在经过甲状腺功能亢进药物治疗后均发展出眼部病变，4 个 G_2S 抗体阴性的患者均未出现眼部病变，因此认为 G_2S 抗体是个很好的预测甲状腺功能亢进患者发生眼部病变的指标。

自身抗体主要通过以下机制造成病理损伤。

1）抗体介导的细胞毒作用：自身抗体与抗原相结合，通过不同途径杀伤靶细胞，固定并激活补体。C1q 是可溶性的 Fc 受体，能与 IgG 或 IgM 的 Fc 段结合，导致补体系统级联反应的产生，最后使细胞发生不可逆性破坏，细胞内容物漏出，细胞溶解；通过免疫调理，靶细胞黏附于吞噬细胞表面，被吞噬裂解。

2）抗体刺激靶细胞：抗体与细胞膜表面的靶抗原结合后，不结合补体，不损伤细胞，反而受刺激而致功能亢进。某些甲状腺功能亢进症患者血清中含有长效甲状腺刺激素（LATS），LATS 与甲状腺细胞表面抗原结合，细胞内蛋白合成增加，高尔基复合体增大。LATS 促进甲状腺分泌增加，造成甲状腺功能亢进症。

3）抗体中和作用：抗体与体内有重要生理活性的抗原物质或受体结合，使其灭活，丧失功能，从而出现相应病症。

4）抗体与抗原形成免疫复合物后的损伤作用：尚未发现免疫复合物参与甲状腺相关眼病的发生。

（3）细胞免疫：在甲状腺相关眼病的发病过程中，至少有三种细胞参与了这一过程，即 B 细胞、T 细胞及眼眶成纤维细胞。在 TAO 发病的早期，B 细胞起主要作用，产生抗自身抗原的抗体。但是，在 TAO 的发展过程中，激活的 T 细胞浸润于眼眶组织，放大了 B 细胞的反应，与眼眶成纤维细胞相互作用，释放细胞因子，刺激成纤维细胞增生并产生糖胺聚糖（GAG），引起眼眶局部炎症反应及水肿。TAO 患者血清中存在着多种细胞因子异常，如 IL-1Ra、sIL-2R、IL-6、IFN-αRⅠ、IFN-αRⅡ、sCD30 等。IL-6 在 TAO 患者的眼外肌中阳性率较高，在眼眶脂肪组织中阳性率相对较低，发现 TAO 患者眼外肌肿大程度与 TNF-α mRNA 表达呈正相关，眼眶容量与 IL-6 mRNA 也呈正相关。在 TAO 患者，IL-1 由球后浸润的单核细胞、激活的 T 细胞及局部的成纤维细胞产生，分泌的 IL-1 又作用于眼眶成纤维细胞，可刺激其合成大量的 GAG。大量的 GAG 聚集是眼眶结缔组织及眼外肌的特征性改变。Cawood 通过体外培养 TAO 患者的眶组织成纤维细胞，应用 IL-1、TNF-α 刺激细胞生长，结果显示 TAO 患者眶后组织 ICAM-1 含量比正常组织增加 8~10 倍。而应用这两种细胞因子的抑制药后，ICAM-1 表达下降 90%~99%。血清中 sIL-2R 升高是一种强烈抗原刺激反应的标志，TAO 患者眼眶组织中可检测到 IL-2，且浸润性突眼患者的 sIL-2R 水平明显高于不伴眼病的 GD 患者。许多实验发现 TAO 患者球后浸润的 T 细胞有 IFN-γ 表达，IFN-γ 刺激球后组织表达 MHC-Ⅱ类抗原，使其将自身抗原呈递给自身反应 T 细胞，导致组织的损害。且 IFN-γ 使眼外肌及眶成纤维细胞对抗体依赖性细胞介导的细胞毒作用（ADCC）更敏感。

3. 环境因素　虽然进行相关研究常有诸多限制和困难，但是仍有强有力的证据证实吸烟与 TAO 疾病发展的因果关系，包括许多大型的病例对照研究。据 EUGOGO 的研究，40% 以上的 TAO 患者都吸烟。吸烟可促进 TAO 的发生，在 TAO 患者中，吸烟者更易发展到严重状态，且 TAO 的严重程度与每天吸烟的数量多少相关，吸烟能与 IL-1 协同作用刺激眼眶组织的脂肪生成，使眼眶结缔组织容量增加，此外，吸烟还会削弱药物治疗的效果。研究表明，即使总的吸烟量相当，曾吸烟但戒烟者也要比仍在吸烟的患者风险低。吸烟的 GD 患者，其发展为 TAO 的风险是不吸烟患者的 5 倍。吸烟引起的效应与剂量相关，每天吸烟 1~10 支，其复视或突眼的相对风险为 1.8；每天吸烟 11~20 支，其风险为 3.8；每天吸烟大于 20 支，其相对风险将达到 7.0；对于已戒烟者，即使曾经吸烟大于 20 支/天，其风险也不会很显著。因此，戒烟是预防和治疗甲状腺相关眼病的重要措施。其可能的机制有：吸烟能导致氧化应激状态，从而引起眼部纤维母细胞增殖反应；低氧也可以刺激眼眶成纤维细胞增殖并产生 GAG；尼古丁和焦油可以使成纤维细胞在 IFN-γ 的作用下增强 HLA-Ⅱ型分子的表达；香烟提取物可增加 GAG 产生及脂肪生成。

4. 危险因素　除了吸烟这一危险因素外，还有下列可能的危险因素。①性别：TAO 好发于女性，但男性更可能进展到严重状态。②有研究称放射碘治疗可能加重 TAO 的程度。③TSHR 抗体水平：TAO 的严重性及活动性与 TSHR 抗体水平相关。④遗传、药物、逐渐增长的年龄及压力。

三、病理

TAO 患者眼外肌肌腹明显增粗，体积可为正常的 8 倍左右，质硬，无弹性，活动度显著下降，可为苍白、粉红、褐色或暗红色，夹杂白色纤维条纹，被动牵拉试验明显受限。内直肌对视神经影响较大，通过对内直肌的厚度、面积、占眼眶断面面积比率的观察，可评估 TAO 患者眶内病变的严重程度，了解眼部病变对治疗方案的敏感度。随着肌肉纤维化，眼球活动受限，眶组织增多导致突眼，突眼加重角膜暴露导致溃疡，眼眶后压力增大，逐渐导致视神经病变以至失明。光镜下，肌纤维横断面肥大的较多，大小不均，呈圆形、梭形或不规则形。部分肌纤维界限不清，细胞可见空泡、变性、坏死。眼眶所有组织有淋巴细胞及浆细胞浸润。可见脂肪细胞浸润及组织增生，成纤维细胞活化后，糖胺聚糖（GAG）和透明质酸酶增加，GAG 造成组织水肿。眼外肌纤维增粗，可见间质炎性水肿，有淋巴细胞、单核细胞及巨噬细胞浸润。早期眼外肌纤维尚正常，后出现透明变性、GAG 沉积、透明质酸酶增加，肌肉纹理模糊、消失、组织松散。早期 T 淋巴细胞浸润为主，后期以成纤维细胞增生为主，导致组织增生及纤维化。脂肪组织积存于肌纤维间，呈链状。通常情况下，活动期 TAO 病理表现主要以糖胺聚糖的聚集和炎症细胞浸润为主，而静止期病理表现主要以组织蜕变和纤维化为主。但是对于每一个 TAO 患者活动期和静止期通常没有明确界限，所以在 TAO 患者病理表现中也会出现肌纤维的充血肿胀和萎缩纤维化共存的现象。

四、临床表现

在临床上，TAO 的发病呈双峰显示。40 岁左右为发病高峰，60 岁左右为次高峰。女性较男性多见，男女比例接近 1 ：6，严重病例常发于 50 岁以上的男性人群。

TAO 最常见的首发症状为眼睑退缩，伴或不伴突眼，发生于 70% 以上的患者。在 TAO 早期，40% 左右的患者可出现眼部激惹状态，眼部疼痛、畏光、流泪等。复视较少作为首发症状出现，但会逐渐进展，通常在行走、疲劳、长期凝视至极限时出现，可伴有疼痛。与凝视无关的眼眶疼痛较少见，可出现于有严重眼部充血时。约 5% 患者会出现视力问题，如视物模糊，可能是甲状腺视神经病变的先兆。眼球不全脱位发生于 0.1% 的患者，是一个极度危险的信号。

在体征方面，虽然 TAO 患者会出现一系列临床体征，但是很少会在一个患者身上全部表现出来。最常见的体征是上眼睑退缩，下落迟缓，发生于 90%~98% 的 TAO 患者，具有诊断价值。其次是软组织受累的体征，如眼睑充血肿胀、球结膜充血、水肿，泪腺充血、水肿。眼球突出亦很常见，常伴随下眼睑的退缩。这些患者可能出现眼睑关闭不全，很多患者可出现角膜上皮点状脱落，尤其是本身睑缘缝隙较宽的患者。由于眼外肌的受累，大多数患者都会出现眼球多个方向上的运动限制。除此之外，还有一些不常见的体征如上角膜缘角膜结膜炎、角膜溃疡、视神经病变等。（表 3-1）

表 3-1　Graves 眼病的体征与症状

症状	患者（%）	体征	患者（%）
眼痛	30	眼睑挛缩	91
流泪	23	突眼	62
复视	19	眼外肌功能障碍	43
畏光	18	视神经损伤	6
视物模糊	8		
视力下降	2		

1. 眼睑退缩、下落迟缓　上睑退缩、下落迟缓是具有诊断价值的眼征。睑裂宽度与种族遗传等因素有关。在甲状腺相关眼病中，通常为眼睑退缩，即上睑缘升高，若上睑缘或下睑缘达到或超过角膜缘，或当下睑缘在角膜缘下方 1~2 mm，就可诊断为眼睑退缩。在眼睑退缩中，上睑退缩多见。当眼球向下看时，正常人上睑随之下移；但 TAO 患者向下看时，退缩的上睑不能随眼球下转而下移或下落缓慢，则称其为上睑迟落。TAO 患者出现眼睑退缩的可能原因：Muller 肌作用过度；提上睑肌或下睑缩肌与周围组织粘连。

2. 眼球突出　眼球突出也是 TAO 患者常见体征之一，眼球突出度通常用 Hertel 眼球突度计测量。眼球突出度的正常上限在正常人群中也有较大差异，即使用同样的观测者和仪器，不同的性别、年龄、种族，其眼球的正常上限都不同。有观察发现女性的突眼度测量值常比男性低，儿童的突眼度比成年人低，亚洲人较白种人低。中国人正常眼球突出度双眼在 12~14 mm，大于上限或双眼突出度差值超过 2 mm 时应诊断眼球突出。TAO 患者的眼球突出常伴有其他特殊的眼部改变。若为单纯的眼球突出，应考虑其他眼部病变，注意鉴别诊断。对于 TAO 患者，多为双侧眼球突出，可先后发病。早期多为轴性眼球突出，后期由于眼外肌的纤维化、挛缩，出现眼球突出并固定于某一眼位，影响外观。有的患者甲状腺功能亢进控制后，眼球突出更加明显，称为恶性突眼。此类病变发展较快，眼睑和结膜水肿明显，眼球突出加重，角膜暴露，出现溃疡甚至穿孔，若不及时治疗可导致严重后果。

3. 软组织受累　TAO患者眼眶炎性细胞大量浸润，血管通透性增加，组织间液增多，加上成纤维细胞分泌的GAG增加，吸收大量水分，出现软组织受累，以急性期及浸润性TAO为重。软组织受累包括：眼睑充血肿胀，是引起暴露性角膜炎的主要原因；球结膜充血水肿；泪器受累，如泪阜、泪腺的充血水肿；眼眶软组织肿胀等。由于眼部软组织受累，常可引起患者的一系列临床症状，如眼部不适、眼干、胀痛、异物感、畏光、流泪、复视、视力下降等。

4. 眼外肌受累　TAO通常都会出现眼外肌病变，多条眼外肌受累，但受累程度可不同。受累较多的依次是下直肌、上直肌和内直肌，外直肌受累较少见。当眼外肌纤维化时，患者可出现明显复视。眼球向受累肌肉运动相反的方向转动障碍，如下直肌病变，眼球向上转动受限，这是由于下直肌挛缩所致，而非上直肌麻痹，称为限制性眼外肌病变。眼外肌增厚，患者多主诉复视，以及向增厚肌肉方向运动时眼球有拉力不适感。除了因眼球突出影响患者容貌外，更严重的是复视造成头痛、眼胀、生活学习和工作困难，其次是看近物或阅读不能持久，久后患者感到眼痛、头晕，类似青光眼的表现。

5. 角膜受累　TAO患者眼眶软组织水肿，眼睑闭合不全常可导致角膜炎、角膜溃疡等。若患者继发感染，角膜灰白、炎性浸润、坏死形成溃疡，伴有前房积脓、化脓性眼内炎。严重时患者失明、剧痛，需摘除眼球。

6. 视神经病变　视神经病变是TAO的继发性改变，主要原因是眶尖眼外肌肿大对视神经压迫、眶内水肿或眶压增高。本病变进展较缓慢，视功能逐渐下降，很少有急性发作者。此时患者视力减退、视野缩小或有病理性暗点；眼底可见视盘水肿或苍白，视网膜水肿或渗出，视网膜静脉迂曲扩张。CT和MRI常显示患侧眼外肌明显肥厚，尤其是眶尖部，同时可见视神经增粗、眼上静脉增粗等表现。

五、辅助检查

1. 实验室检查　由于TAO患者的病情与甲状腺功能密切相关，通常应检测患者的全套甲状腺功能：血清TSH测定；血清总T_3、总T_4（TT_3，TT_4）和游离T_3；游离T_4（FT_3，FT_4）的测定。

除了甲状腺功能的测定外，通常还需进行自身抗体的检查：促甲状腺素受体抗体（TRAb）在未治疗的甲状腺功能亢进伴TAO患者中阳性为91%，患者经过治疗症状缓解后，TRAb明显下降。TRAb呈阳性，代表甲状腺功能亢进未治愈，仍有复发可能，阴性者预示着患者可能有较长时间的缓解期。大约50%甲状腺功能正常的TAO患者可查出甲状腺刺激抗体。抗甲状腺球蛋白抗体（TgAb）滴度在TAO患者为25%，正常人达10%，正常老年女性为10%~20%。甲状腺过氧化物酶抗体（TPOAb）可反映甲状腺自身免疫病变的性质与程度，与TgAb相比假阳性率更低，桥本甲状腺炎和GD患者中TPOAb的阳性率为95%~100%和60%~85%。除此之外，还有眼外肌自身抗体，如线粒体琥珀酸脱氢酶黄素蛋白亚基（抗Fp亚基）、G_2S和肌钙蛋白等抗原抗体，后者尚未成为临床诊断依据，但有实验观察G_2S抗体及抗眼肌抗体在TAO患者激素治疗无效时水平不降低，在治疗有效者复发时水平再次升高，提示抗眼肌抗体（EMAb）及G_2SAb可作为激素治疗无效及复发的预测指标。炎性因子的检测：研究显示，氨基葡聚糖（GAG）在活动性眼病患者血浆和尿中水平升高，免疫抑制治疗则可降低其水平。但是否可用血浆或尿GAG水平评价眼病活动度，尚需进一步证实。其次，白介素-6（IL-6）在活动性TO患者血液中水平显著升高，经有效治疗，IL-6可明显下降，有助于对突眼活动度及治疗反应进行判断。

2. 影像学检查

（1）超声检查：经济有效的筛选方法。

1）A超：A超可精确地测量眼肌的厚度，为甲状腺相关性眼病提供定量诊断依据。甲状腺相关性眼病在疾病的活动期各眼外肌肿胀，A超提示眼肌厚度增加，此时进行药物治疗，可取得较好的疗效。当疾病进入静止期，眼外肌纤维化，A超提示眼外肌厚度不变或减小，可根据情况选择手术治疗。A超可反映眼外肌内部反射率，标准的A超可定量地测量眼外肌和视神经的宽度。也可表现为眶周及视神经鞘膜的实体性增厚，偶见泪腺水肿。与对照相比，TAO患者的反射率较低，提示水肿。反射率低的患者对免疫抑制治疗的反应更佳，反射率≤40%者的治疗有效预测值为73%。但是A超很难直观地分析肌肉间的关系和软组织的情况，故应结合其他手段综合判断。

2）B超：B超可形象和准确地显示病变的位置、形态、边界等，同时，根据回声的特性可以较准确地判断病变的组织结构。对甲状腺相关眼病患者来说，眼外肌增粗临床上只能确诊12%，但B超检出率是95%。B型超声检测眼外肌厚度，可重复性好，操作简单，患者容易接受。到目前为止，B型超声图像直观，易于理解，图像简单易懂，增粗的眼外肌清晰可见。B超检查对人体无损害，可反复多次检查，有利于随诊监测疾病进程，指导临床治疗。B超的缺点是根据图像进行人工定位测量，缺乏客观的检查标准，存在更多的人为因素，结果准确性和可重复性稍差。

（2）CT：CT分辨率较高，能清晰地显示眶内软组织和眼眶骨性结构，是TAO的一种简单有效的常规检查。常用检查方法有水平扫描、冠状扫描、矢状扫描。TAO最突出的CT特点是单眼或双眼、一条或多条眼外肌呈梭形肿胀，下直肌最易受累，其次为内直肌、上直肌、外直肌，其肌腱正常。Wiersinga等用CT扫描检查80例未经任何治疗的TAO患者，发现下直肌肥大为60%，内直肌占50%，上直肌占40%，外直肌为22%。肥大的眼外肌一般边界清楚，主要病变集中于肌肉内。但在急性浸润性TAO中，肥大眼外肌边缘不清，部分可结节样改变。需要注意的是，在水平扫描中，单独的下直肌肥大呈一肿块影，可能将此误认为眶尖肿瘤，此时最好加做CT冠状扫描，能较好地显示肥大的下直肌。此外，典型特征还有脂肪水肿、眶隔前突等，及肌肉肥大的继发改变如视神经受压、眶骨改变等。应用眼外肌CT三维重建技术可直观显示4条眼直肌形态，为评价眼外肌受累程度提供客观依据，并可与眶内软组织、眶壁、眶尖及眶周病变进行鉴别诊断。虽然CT扫描可清晰显示眼外肌肥大，但不能鉴别早期肌肉水肿或后期纤维化。淋巴瘤或转移癌等可引起眼外肌肥大，类似TAO，鉴别诊断困难时，可在CT检查指导下进行针刺活体组织检查。

（3）MRI：MRI也是观察眼外肌很有价值的方法。冠状位、斜矢状位及轴位扫描可以观察眼直肌的直径、走行及肌腱情况，且软组织分辨率明显高于CT。眼眶组织能更清晰地显示，可以选择任意方位扫描。在活动性TAO中T_2弛豫时间延长，而免疫抑制治疗可缩短该时间。MRI影像对TAO的诊断已不仅仅局限于眼外肌（EOMs）的形态学改变，而更多的是研究眼外肌信号的改变。有研究认为T_2持续时间与水的含量密切相关，T_2时间延长表示其含水量高，为急性期；T_2时间缩短则表明其含水量少，即纤维化期。与CT相比，MRI可评价疾病活动性（T_2脂肪抑制序列强弱可反映眼肌水肿程度），不能直接反映眶内炎症反应。但MRI能检查出临床不易检出的隐蔽病变部位，如NO SPECS 2级患者，眼睑、泪腺的内部结构改变基本无法观察，而MRI可表现出眼睑、泪腺、提上睑肌等软组织体积增厚，T_2WI信号增高；MRI可显示3级患者眼眶组织增厚情况，如眼眶骨壁轻度弯曲。视神经受损是TAO严重的临床表现，MRI表现为眼外肌于眶尖部呈环行肥厚、视神经轴受压迫、形状扁平、局部有水肿及蛛网膜下隙形态中断等。此外，MRI可以作为TAO球后放射治疗疗效预测的重要手段，信号强度比值越高，疗效越好。

（4）生长抑素受体显像（奥曲肽扫描）：是一种评价疾病活动性的新方法，可使炎症活动期眼眶组织细胞显像，有助于评判TAO的临床分期。有研究显示，通过^{99m}Tc标记奥曲肽眼眶显像判定TAO的活动度，结果显示活动组的TAO患者眼眶的奥曲肽摄取比值明显高于非活动组。摄取比值与CAS评分值有良好的一致性，活动组的TAO患者治疗前后奥曲肽摄取比值有显著差异，也与CAS评分变化一致。铟-111标记物（^{111}In）标记奥曲肽在活动性眼病患者眶内聚积水平高于非活动期，该方法对治疗效率的阳性预测率为90%~92%。生长抑素受体显像结果受眶内组织受体亚型及其表达量、循环中生长抑素水平的影响，当病变组织部表达可与生长抑素类似物特异结合的相应受体亚型或表达量很低时，易出现假阴性结果，因此，该昂贵且非特异性的技术对眼病活动性及治疗效果的评判能力有限。

六、诊断

TAO在内分泌科及眼科都较常见，90%以上TAO患者伴有GD，根据甲状腺功能亢进病史及眼部的临床表现，一般较易诊断。甲状腺功能亢进的典型症状有怕热、心悸、手颤、情绪激动、体重下降、胫前水肿等。眼部典型特征有上睑退缩、下落迟缓、眼睑肿胀、疼痛、单眼或双眼突出、眼球活动.受限及复视等。不典型的病例需通过相应的实验室检查、影像学检查及其他检查，可进行判断。

1. 参照Bartley的TAO诊断标准，若患者出现眼睑退缩，只要合并以下体征或检查证据之一，即可做出TAO诊断。①甲状腺功能异常，患者血清中TT_3、TT_4、FT_3、FT_4水平升高，TSH水平下降。②眼球突出，眼球突出度≥20 mm，双眼球凸度相差>2 mm。③眼外肌受累，眼球活动受限，CT发现眼外肌增大。④视神经功能障碍，包括视力下降，瞳孔反射、色觉、视野异常，无法用其他病变解释。若缺乏眼睑退缩，要诊断TAO，患者除需具备甲状腺功能异常外，还应有以下体征之一，眼球突出、眼外肌受累或视神经功能障碍，并排除其他眼病引起的类似的体征。

2. 根据2006年EUGOGO的建议，急性TAO的诊断标准。

（1）症状：无法解释的视力减退；单眼或双眼视物颜色强度或亮度改变；突发眼球"脱出"（眼球半脱位）病史。

（2）体征：明显角膜浑浊；视盘水肿。

非急性Graves眼病的诊断标准：①近1~2个月出现畏光；严重的眼部异物感或沙砾感，经人工泪液治疗无好转；近1~2个月感到眼部或眼部后方疼痛；近1~2个月眼部或眼睑的外形出现变化；近1~2个月出现复视。②体征、眼睑挛缩；眼睑结膜异常水肿或充血；因复视而引起头位异常。

3. 由于甲状腺相关眼病严重程度不同，与其治疗密切相关，常用TAO的严重度及活动度来评价甲状腺相关眼病的病情。

美国甲状腺协会（ATA）的TAO眼病分级标准，即NOSPECS标准，如下表3-2所示。

表3-2　TAO分级标准（ATA）

分级	定义	英文及缩写
0	无症状或体征	N no signs or symptoms
1	只有体征而无症状	O only signs
2	软组织受累（有症状及体征）	S soft-tissue involvement
	0无；a轻度；b中度；c重度	

分级	定义	英文及缩写
3	眼球突出>正常上限 3 mm，有或无症状	P proptosis
	0 无；a>正常上限 4 mm；b>正常上限 7 mm；c>正常上限 8 mm	
4	眼外肌受累（常伴有复视及其他症状体征）	E extraocular muscle involvement
	0 无；a 各方向极度注视时运动受限；b 运动明显受限；c 单或双眼固定	
5	角膜受累	C corneal involvement
	0 无；a 角膜点染；b 角膜溃疡；c 角膜云翳、坏死、穿孔	
6	视力变化（视神经受损）	S sight loss
	0 无；a 视力为 0.63~0.5；b 视力为 0.4~0.1；c 视力<0.1	

上表是用来描述和提供眼部病变的临床细节，达到 3 级以上可以诊断为 TAO，但并非所有的 TAO 病程都是由 0 级向 6 级顺序典型发展（表 3-3）。

表 3-3 复视的主观评分标准

分级	定义
0	无复视
I	患者劳累后出现的一过性复视
II	向上或向两侧凝视后出现的非持续性复视
III	可被棱镜纠正的持续复视
IV	棱镜无法纠正的持续复视

此外，还有对眼部病变的临床活动性评分表（CAS 评分）（表 3-4）。

表 3-4 CAS 评分表

编号	表现
1	自发性球后疼痛+1 分
2	眼球运动时疼痛+1 分
3	眼睑红斑+1 分
4	结膜充血+1 分
5	结膜水肿+1 分
6	泪阜肿胀+1 分
7	眼睑水肿+1 分

除了 CAS 评分表外，评价 TAO 活动性的指标还有：病程 18 个月，预测 TAO 活动性为 76%；超声检查：提示炎症或纤维化；MRI：炎症致黏多糖眶后沉积，水肿，T_2 信号增强；奥曲肽扫描；[67]Galliun 镓扫描；血清/尿标志物：GAGs，可作为 TAO 活动性的指标。

根据 TAO 的严重程度的不同，通常有不同的治疗方案，EUGOGO 对 TAO 严重性分级的最新建议见表 3-5。

表 3-5　TAO 病情严重度评估标准

级别	表现	治疗
威胁视力	DON 和（或）角膜受损	立即干预治疗
中重度	眼睑挛缩≥2 mm，	TAO 尚未影响视力，但是对生活质量有很大影响，以评估外科手术或免疫抑制治疗的风险
	中或重度软组织受累	
	眼球突出≥3 mm（同种族同性别正常人群）	活动期：免疫抑制治疗
	间断或持续性复视	非活动期：手术治疗
	轻度角膜外露	
轻度	轻度眼睑挛缩<2 mm	TAO 对生活质量影响很小，无法充分证实外科手术治疗或免疫抑制治疗风险的必要性
	轻度软组织受累	
	眼球突出<3 mm	
	暂时性或无复视	
	角膜暴露症状对润眼药有效	

七、鉴别诊断

1. 眼眶炎性假瘤　也称为非特异性眼眶炎症综合征，发病原因尚不明，无眼部原因，亦未发现相关全身疾病，可为急性、亚急性、慢性非感染性炎症。非特异性炎症可弥漫浸润眶内组织，或侵犯某些特异组织，如眼外肌、泪腺等。临床上一般起病突然，男女发病率无差异，可表现为眼睑红肿，有时伴疼痛、球结膜充血、眼球突出或运动受限，CT 可见眶内软组织影，可累及眼外肌，肌腹及肌腱不规则扩大，泪腺可受累肿大。病理学改变分为淋巴细胞为主型、混合细胞型、硬化型（大量结缔组织增生，少数炎性细胞浸润）。

2. 眼眶肌炎　眼眶肌炎是眼外肌的特发性炎症，广义上也属于肌炎性假瘤。与甲状腺相关眼病不同的是，眼眶肌炎的疼痛较严重，通常是就医的主要原因。其发病见于所有年龄的人群，通常在数天内发病，上睑抬举无力较常见，上睑退缩少见，影像学检查方面，有时可见双眼受累，较少出现多块眼肌受累。

3. 眶脑膜瘤　脑膜瘤常起源于视神经蛛网膜细胞、骨膜的异位脑膜瘤或蝶骨嵴脑膜瘤，本病常见于中年妇女，临床表现为眼睑肿胀、眼球突出、视力下降，患者常有一定程度的上睑抬举无力，而不是上睑退缩。诊断方面 CT 较 MRI 更具优势。CT 可见视神经肿胀呈弥漫性，或在眶内呈球状肿块，可见钙化影，若视神经周围肿瘤发生钙化，可出现"双轨"征。

4. 颈动脉-海绵窦瘘（CCF）　本病多突然起病，且较严重，常因患者有头部外伤史，颈动脉血高流量及高压力流入海绵窦以致发病。患者常出现严重眼痛及头痛，视力下降，眼睑肿胀、球结膜充血水肿，眼球突出，运动受限。眼眶可扪及搏动，听到杂音。CT 可见多个眼外肌肿大，内直肌多受累，其次为外直肌及上直肌。肿大的眼外肌多呈纺锤形或圆柱形，边界多清晰，肌附着处多不受累。

5. 眼眶转移性肿瘤　常指远处恶性肿瘤转移到眼眶，其中乳腺癌、肺癌、前列腺癌较常见。肿瘤转移，眼内转移较眼眶转移多见，比例大致为 1.4∶1，常见部位依次为眶外侧、上方、内侧、下方。肿瘤转移至眼眶多侵犯骨质。其临床特点：病程较短，延期突出和运动受限最常见，运动受限程度超过眼球突出程度。出现复视或眼部疼痛，最早的症状常为疼痛和麻木。CT 扫描多见单个眼外肌肌腹扩大，纺锤状或结节状，肌腱通常不受累，内直肌或外直肌受累多见，偶有相邻两肌肉或软组织受累，可见骨质破坏。

八、治疗

图 3-1 是 EUGOGO 关于甲状腺相关眼病治疗流程的共识。甲状腺相关眼病是一种多因素疾病，其治疗强调综合管理。欧洲 GO 专家组组织多学科专家讨论所达成的专家管理共识，常作为甲状腺相关眼病的指南。甲状腺相关眼病的治疗目的，一是阻止疾病的继续进展，二是改善症状及体征，避免出现或加重角膜及视神经病变，尽可能保护和恢复视力，改善容貌。根据对甲状腺相关眼病的自然病程进展的研究，约 60%TAO 患者的症状都较轻微，部分病情较重的患者，在病情进展到一定程度，也可处于稳定或缓解的阶段。临床观察发现，TAO 病程多为 1.5~3 年，发病至患病 6 个月左右为进展期，以后逐步稳定。因此，并不是所有患者都需要针对眼病进行特殊治疗。甲状腺相关眼病严重性与活动性两项指标的评估指导 TAO 的临床治疗（图 3-2）。对于严重度的评估，现在常用的评价标准为：美国甲状腺协会（ATA）的 TAO 分级标准，即 NO SPECS 标准和 EUGOGO 甲状腺相关眼病病情严重度评估标准。EUGOGO 建议活动性评估使用临床活动性评分（CAS）。此外，生长抑素受体显像（奥曲肽扫描）眼部 A 超，MRI，奥曲肽扫描；^{67}Galliun 镓扫描；血、尿中 GAG 测定等，也可作为活动性评价参考。

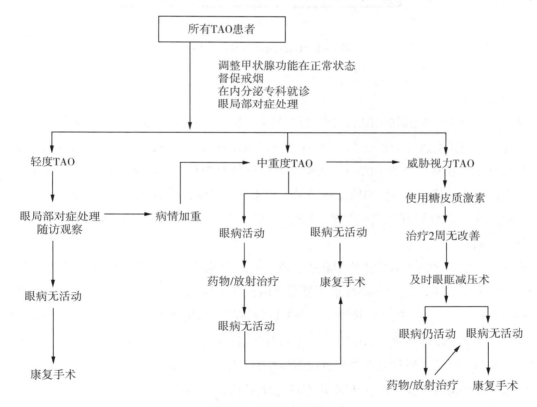

图 3-1 TAO 治疗流程

按照甲状腺相关眼病病情的评估（表 3-5），常将 TAO 分为轻度、中重度及威胁视力（DON）TAO。威胁视力 TAO 是指患者甲状腺功能异常伴视神经病变（DON）和（或）伴角膜脱落。对于不同的级别有不同的治疗方法。轻度 TAO 通常只需密切观察随访。TAO 是一个自限性疾病，轻度 TAO 使用糖皮质激素，风险常大于疗效，且轻度 TAO 是稳定的，一般不发展为中度和重度 TAO。对于轻度 TAO 患者，眼部的局部治疗通常有效，甲状腺功能亢进缓解后轻度 TAO 也会随之缓解。多数轻度 TAO 患者对自己的生活质量尚属满意，若其由于眼睑退缩，组织水肿、突眼等症状对其社会心理功能及生活质量不满，在权衡利弊后，也可进行相关的治疗。对于中重度甲状腺相关眼病的患者，除了患者无症状或不愿接受治疗的，通常都需要积极治疗。中重度患者且 CAS 评分>3/7 分的，常采用免疫抑制治疗，也可采用放射治疗；非活动性的中重度 TAO 患者可考虑康复手术治疗。对于威胁视力 TAO（DON）患者，常用系统性的激素治疗和（或）手术治疗，眼眶减压术可快速缓解威胁视力 TAO（DON）患者的症状，挽救患者眼球及视力。

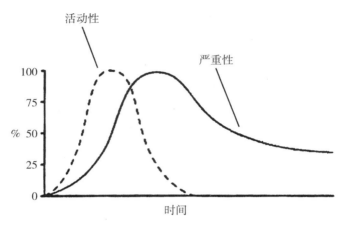

图 3-2　TAO 活动性与严重性

1. 基本治疗

（1）戒烟：吸烟是甲状腺相关眼病的重要危险因素之一。吸烟可促进 TAO 的发生，烟草中成分复杂，其中尼古丁可刺激交感神经兴奋，从而促进甲状腺素的释放；硫氰酸盐有抗甲状腺素的作用，苯丙蒄可加速甲状腺素的分解。烟雾中的一氧化碳对细胞的氧化损伤，会加重组织缺氧。在 TAO 患者中，吸烟者病情更易发展，其严重程度与吸烟的数量多少相关，此外，吸烟还会削弱激素治疗及放射治疗的敏感性。因此，每个 TAO 患者都应被告知吸烟的危险性。对于所有的 TAO 患者或 GD 患者，都应严禁吸烟（包括二手烟）。

（2）甲状腺功能亢进的控制：因为甲状腺功能亢进或甲状腺功能减低都可以促进 TAO 进展，所以对于 TAO 患者，甲状腺功能应当维持在正常范围之内，其甲状腺功能亢进应得到良好的控制。甲状腺功能亢进未控制时，一方面 TSHR 抗体增加，刺激成纤维细胞增生肥大，导致眶内炎性细胞浸润，组织水肿，眶内容物增加，眼球外突。另一方面，甲状腺功能亢进使得交感神经过度兴奋，可引起眼外肌运动不协调，引起相应眼征。甲状腺功能亢进应逐步控制，使 TRAb 逐渐减少，眼部的免疫反应逐渐稳定或减轻，交感神经兴奋性恢复正常，从而使 TAO 稳定或减轻。但是，同时要注意的是，甲状腺功能亢进的控制不可过快。甲状腺功能亢进控制过快，会使 TSH 水平迅速增加，不利于眼病的改善。

（3）一般支持治疗：支持治疗包括注意用眼卫生，眼睛多休息，具体眼部的对症治疗参见后述。

2. 免疫调节治疗

（1）皮质类固醇治疗：目前，治疗 TAO 最常用的免疫抑制药物是皮质类固醇。用药方法有口服、球后注射及静脉用药三种。其主要机制：①免疫抑制作用。②非特异抗感染作用，干扰 T/B 淋巴细胞，减少炎症局部中性粒细胞、单核细胞、巨噬细胞的聚集，抑制免疫活性细胞、细胞介质释放。③抑制成纤维细胞分泌 GAG，抑制 GAG 合成。如无禁忌证，处于临床活动期的中重度患者及威胁视力 TAO 患者均可使用。虽然激素可使患者急性眼部症状及生活质量获得显著改善，但对突眼度的改善作用有限。

Char 提出全身激素治疗可用于以下 5 类甲状腺相关眼病患者：①激素治疗对存在急性炎性疾病的患者有很好的疗效。②发展至甲状腺视神经病变并伴轻微视觉损失的患者。③近期（<6 个月）伴有明显软组织炎症严重甲状腺相关眼病患者。④极少数患者尽管经过眶内放射治疗和眼眶减压手术后，还需继续激素治疗或加其他免疫调节药治疗，以保持疗效或防止疾病复发或恶化。⑤所有准备做眼眶减压术前或术中要使用全身激素治疗。

总之，全身激素治疗适用于病程短，伴显著眼部软组织炎症者效果较好，慢性病程 1 年以上，无或轻度炎症，斜视或眼球突出稳定及其后遗症通常不用全身激素治疗。

口服治疗：EUGOGO 共识推荐的起始剂量通常为泼尼松 80~100 mg/d 或 1 mg/（kg·d），一些开放性试验或随机实验研究，比较了口服皮质类固醇与其他治疗方法，显示 33%~63%TAO 患者有较好的疗效，主要是对软组织改变、近期受累的眼肌及 DON 疗效较好。减量过快可能导致眼病复发。长期的治疗应注意其不良反应。Bartalena 等报道，12 例 TAO 患者接受口服泼尼松治疗，起始剂量 78~80 mg/d，总疗程 20~24 周，累计剂量 4~6 g。结果显示，10 例（83%）患者缓解，3 例（25%）出现不良反应，其中抑郁、糖尿病、眼压增高各 1 例。Kahaly 等报道，35 例 TAO 患者接受口服泼尼松治疗，起始剂量 100 mg/d，总疗程 12 周，累计剂量约 4 g。结果显示，缓解率为 51%（18 例），不良反应率为 51%（18 例），发生频率由高到低分别为体重增加、失眠、胃肠道反应、高血压、多毛、抑郁和心悸。目前，口服泼尼松的推荐起始剂量为 1 mg/（kg·d），随后可根据眼病的临床评估结果逐渐减量，平均每周减少 5~10 mg，以最小量维持数月。在减量期间或停药后出现复发者需延长维持治疗时间。如需对活动期患者行放射性碘治疗，则应预防性使用糖皮质激素。在碘治疗后 1~3 天口服泼尼松 0.3~0.5 mg/（kg·d），随后逐渐减量，2 个月后停药。

静脉治疗：静脉注射皮质类固醇，其疗效优于口服激素用药。有效率分别为 80% 和 50%。静脉用药方案，以下几种较为常用。

1）对于中重度 TAO 患者，甲泼尼龙静滴 500 mg，每周 1 次，共 6 周；以后改为 250 mg，每周 1 次，共 6 周。总剂量 4.5 g。

2）对于中重度 TAO 患者，甲泼尼龙静滴 500 mg，连用 3 天，每隔 4 周 1 次，共 4 次（12 周）。

3）甲泼尼龙 500~1 000 mg 加入生理盐水静滴冲击治疗，隔日 1 次，连用 3 次。总剂量不超过 4.5~6.0 g。

4）对于重度 TAO 患者，甲泼尼龙静滴 15 mg/kg，连用 2 天，每隔 2 周 1 次，共 4 次；以后改为 7.5 mg/kg，连用 2 天，每隔 2 周 1 次，共 4 次。总疗程 14 周。合并眼眶局部放射治疗，总放射量 20 Gy，分 10 次进行，疗程 2 周。

5）对于重度 TAO 患者，甲泼尼龙静滴 1 000 mg，连用 3 天，每周 1 次，共 2 次；以后改为泼尼松口服 40 mg，连用 2 周；然后每 4 周逐渐递减 10 mg 至 20 mg；再每周逐渐递减 2.5 mg。

以上方案中，由于第一种方案总的用药剂量较少，不良反应小，治疗方式方便，且其疗效并不逊于其他剂量较大的静脉用药方案，故受到较多关注。但其长期疗效及复发率等数据还需进一步收集。

总体而言，静脉用药较口服耐受性好。一项关于静脉与口服皮质类固醇治疗 TAO 的单盲对照研究显示，甲泼尼龙静脉滴注组（35 例）患者与泼尼松口服组（35 例）的缓解率分别为 77%（27 例）和 51%（18 例）；其中，甲泼尼龙组患者突眼度改善>2 mm、眼裂增宽改善>2 mm 及 CAS 减少 3 分者所占比例分别为 60%（21 例）、63%（22 例）和 77%（27 例）；在 6 个月随访中，4 例泼尼松组患者出现视神经损害症状且需行眼眶减压或其他眼眶手术。报告显示，静脉甲泼尼龙累计剂量10~24 g可致严重急性肝损伤，其可能原因：激素引起的剂量依赖性肝损害、免疫抑制后出现的病毒性肝炎、治疗前存在脂肪肝以及激素撤药后免疫激活引起的免疫性肝损害。因此，建议静脉甲泼尼龙累计剂量应控制在6~8 g，不要快速停用激素，且在治疗前须评估患者的肝脏功能、病毒指标、自身抗体等，并进行随访。对于威胁视力TAO患者，常使用大剂量静脉冲击的系统激素治疗，较口服用药疗效好，在静脉冲击治疗的1~2周内，视神经病变有可能会继续进展，减量过快，也可能使DON复发。

有学者认为，为减少皮质类固醇所致全身不良反应，可采用球后注射法治疗活动期眼病。局部注射治疗疗效弱于口服治疗。

治疗有效通常定义为，在12周内出现下列3项或3项以上改变：①突眼度下降>2 mm。②眼睑宽度下降>2 mm。③眼压下降>3 mm。④眼直肌总宽度下降>3 mm。⑤凝视初始时无复视或复视等级降低。⑥视力增加。对于部分甲状腺相关眼病患者，疾病有可能复发。不同的治疗方案，患者的复发率也不同。到目前为止，对于激素治疗停用的时机仍无定论。

长期使用皮质类固醇，其可能的不良反应有：出现库欣面容、糖尿病、抑郁、慢性病的复发、感染、高血压、低钾血症、骨质疏松、体重增加、胃溃疡、多毛、白内障等，严重者发生股骨头坏死、严重肝细胞坏死。因此使用前应取得患者的知情同意。

（2）其他免疫抑制药治疗

1）环孢素：为避免复发及减少皮质类固醇的使用剂量，非激素免疫抑制药开始被应用于眼病治疗。其中，环孢素是目前被认为较有效的药物之一。它可通过抑制T淋巴细胞活性、抑制单核细胞与巨噬细胞的抗原表达、诱导T辅助细胞活性、抑制细胞因子的产生而影响体液免疫与细胞免疫。对缩小肿大的眼外肌、减轻突眼、改善视力、使眼球总积分下降有一定效果，目前对其治疗TAO的总效果仍有争议。有研究认为，环孢素与糖皮质激素联用效果优于单用任何一种药物，特别是对单用激素抵抗以及病变持续活动需要长期干预的患者，单用任何一种药效果均差，宜联合用药。Kahaly报道，40例中重度TAO患者被随机平均分为单用口服泼尼松和口服泼尼松+环孢素5 mg/（kg·d）联合治疗两组。结果显示，两组患者眼病较前均有改善，而环孢素组更显著；环孢素的主要不良反应为肝肾功能损害，不良反应较大，因此建议治疗剂量不超过5 mg/（kg·d），并定期监测血药浓度。

2）静注丙种球蛋白：Kahaly报告，40例重度活动性TAO患者被随机分为泼尼松（19例，100 mg/d）和静注丙种球蛋白（21例，每3周连续2天予以1 g/kg）两组，维持治疗18周。结果显示，两组缓解率均为63%，静注丙种球蛋白组患者的甲状腺相关自身抗体下降水平较显著，但有患者出现发热（1例）和头痛（1例）两种不良反应。

3）生长抑素类似物：生长抑素可抑制许多细胞因子的生长，包括肿瘤细胞。它对甲状腺疾病患者可抑制TRH、TSH、T_3、T_4的分泌，也可抑制甲状腺的生长。奥曲肽为长效生长抑素类似物，有结果表明，其作用较糖皮质激素降低TAO积分更明显，并且减轻组织炎症和改善眼肌运动障碍，减少葡萄糖胺（GAG）的生成。但随机对照研究不支持生长抑素类似物用于治疗TAO。大剂量奥曲肽也可导致头痛、乏力、水肿、高血糖等反应。有学者提出，使用可结合所有生长抑素类似物受体亚型的生长抑素类似物（例如SOM230）可能会有一定疗效。

其他：虽有报告显示，霉酚酸酯、雷公藤、甲氨蝶呤等免疫抑制药对TAO也有一定疗效，但尚待大规模临床试验证实。

目前上述药物仅推荐作为皮质类固醇的辅助治疗，而不推荐单独使用。

（3）血浆置换法：血浆置换疗法适用于严重急性进展期的患者，通过血浆置换可清除或减少与本病相关的抗原、抗原抗体复合物以及某些细胞因子，还能影响血浆黏滞性及血浆内的组成成分。但目前对其确切疗效仍难以肯定，临床上常需配合使用糖皮质激素或免疫抑制药（硫唑嘌呤或环磷酰胺）。一般5~8天行血浆置换4次，置换出血浆共10 L，代之以稳定的血浆蛋白溶液。在末次置换后，加用泼尼松40 mg/d和硫唑嘌呤100 mg/d，三四周后逐渐减至维持量，总疗程3个月。近年来应用血浆置换治疗TAO也有报道，但相关报道不多。

3. 放射治疗　对TAO患者的放射治疗，通常有单纯眶部放射治疗及眶部放射治疗联合皮质类固醇治疗两种。对于中重度TAO患者适用。威胁视力TAO患者并不推荐使用放射治疗。眶部放射治疗的机制是射线照射眶内组织，杀伤眶部浸润的淋巴细胞及炎性细胞，从而抑制细胞因子的释放，使眼眶成纤维细胞增殖及GAG形成减少。对于TAO患者的眶部放射治疗，累计剂量通常为20 Gy，分成10次剂量在2周内完成，是最常使用的方法；也可以每天2 Gy在20周内完成，有效且易于耐受。

（1）单纯眶部放射治疗：临床数据及经验均支持小剂量、长程眶部放疗，但仅适用于≥35岁患者。一项研究中，TAO患者随机分为口服泼尼松（3个月）+0 Gy放疗和口服安慰剂+眶部放疗（总剂量20 Gy）两组，缓解率分别为50%和46%（P>0.05）；但口服泼尼松治疗起效快，且缓解软组织症状效果较好，而放疗则可较好地改善眼肌活动度。关于放射剂量，一项研究将TAO患者分为每周1 Gy、维持20周、每天1 Gy、治疗>2周和每天2 Gy、维持2周三组，结果显示三组的缓解率分别为67%、59%和59%。长期随访研究显示，眶部放疗较安全，未见相关肿瘤发生，但存在引起糖尿病患者视网膜病变的风险，在糖尿病合并严重高血压者中尤其如此。

（2）皮质类固醇联合眶部放射治疗：大量研究显示，口服皮质类固醇联合眶部放疗较任何一种单一治疗更有效且更持久。联合治疗可以有效地利用激素的快速起效特征和放疗的持久作用。此外，激素可预防放疗引起的一过性炎症加重效应，而放疗则可降低激素停用后的复发率。因此，对严重病例如选用保守疗法而不是眼减压手术，建议采用联合治疗策略。

4. 眼科治疗　无论甲状腺相关眼病患者病情严重程度如何，眼科用药治疗都是必不可少的。

（1）对于患者的眼部症状，如异物感、流泪等，可用人工泪液，如0.5%~1%的甲基纤维素滴眼剂。畏光者可配戴太阳镜，单侧眼罩可减轻复视。

（2）若患者有眼部充血水肿、角膜上皮脱落、荧光素染色阳性者，可用抗菌消炎滴眼液或眼膏，通常白天用眼液3次/天，夜晚睡前用眼膏，如0.4%阿米卡星滴眼液、红霉素眼膏等，眼睑闭合不全者需加盖眼罩，以防止发生结膜炎、角膜炎。也可与糖皮质激素滴眼液交替使用。

（3）改变患者睡眠时的体位，床头抬高仰卧，以减轻眼睑及眶周软组织肿胀。也可服利尿药，但对其效果尚有争议。

（4）眼睑退缩：对甲状腺相关眼病患者一般使用5%硫酸胍乙啶眼液，3次/天，可使眼睑退缩减轻或消失，该药为去甲肾上腺素能神经阻滞药，通过耗竭交感神经末梢存储的去甲肾上腺素来治疗TAO的眼睑挛缩症状。不良反应有结膜充血、瞳孔缩小。

（5）眼压升高：一部分TAO患者可能出现眼压升高，需定期观察随访，常用降眼压药有噻吗洛尔、毛果芸香碱眼液等。

（6）肉毒杆菌毒素：可选择性地作用于周围胆碱能神经末梢，抑制乙酰胆碱的释放，使肌肉麻痹，起去除神经支配的作用，治疗上睑退缩时，退缩的程度不同，药量也不同。

5. 外科治疗　对于甲状腺相关眼病的外科手术治疗，其目的通常是改善患者眼部症状、保护视力及改善容貌。常用的治疗 TAO 的手术有眼睑退缩矫正术、眼肌手术及眼眶减压术。

甲状腺相关眼病的显著特征之一就是眼睑退缩，尤其是上睑退缩。眼睑退缩矫正术的最常见的指征就是上睑退缩，伴有上睑闭合不全并影响容貌。当眼睑显著退缩 >1 mm 且两侧不对称时推荐手术。眼眶间脂肪增加也可作为手术指征。行眼睑退缩矫正术需注意辨别是真性眼睑退缩还是由下直肌纤维变形导致的假性退缩。

当眼外肌受累导致眼球运动受限甚至出现复视时，可以考虑行眼肌手术。TAO 患者眼外肌受累时，还可因为斜视而出现异常的头部姿势，这也是手术指征之一。为了改善患者容貌，眼肌手术也可考虑。

眼眶减压术是 TAO 患者治疗常用的手术之一。保守的眼眶减压术只切除脂肪组织，若效果不佳，可切除部分骨性眼眶，有不同的进入术式如经眶式、经窦式、经颅式等。其手术指征：眼球前突导致的角膜炎或角膜溃疡；眼外肌肥大及脂肪增加压迫视神经导致的视神经病变、视野缺损、视力下降等；患者难以接受外貌改变时；严重的浸润性突眼。

九、生活质量评估

随着生活水平的提高，医生及患者对自身的健康感受及生活质量（QL）的关注度也在增加。也有很多人使用健康相关生活质量（HRQL）这一术语。HRQL 可描述患者的疾病严重性，也是治疗成功的重要特征。对于甲状腺相关眼病患者的 HRQL 评价，常用的是甲状腺相关眼病的生活质量问卷（TAO-QOL）。TAO-QOL 是专门为 TAO 患者设计的，在临床研究中可以做 TAO 治疗结果的分析判断。问卷由两部分组成，前一部分 8 道问题与视功能受限有关，后一部分 8 道问题与社会心理能力受限有关，如外貌改变的影响。与正常人相比，TAO 患者的 HRQL 在所有方面都有明显下降。对于 TAO 不同的治疗方式，如激素治疗、放射治疗或手术治疗，患者的 HRQL 也有不同。HRQL 的测定，可较全面衡量 TAO 患者的功能状态、生活能力及健康感受，结合临床指标，可更准确地判断患者病情的严重程度和治疗效果的好坏，有利于提高患者的生活质量。

十、展望

甲状腺相关眼病是一种在遗传、免疫、环境等多种因素影响下导致的疾病，关于甲状腺相关眼病的发病机制，至今没有完全清楚，对于其目前的治疗方式，也并不尽如人意。因此，很多学者致力于研究 TAO 的发病机制及治疗的新靶点和新方法。关于抗细胞因子的治疗、利妥昔单抗及干扰 TSHR 通路的研究都在进展之中。目前，有关可溶性细胞受体、细胞因子拮抗药以及抗炎细胞因子的研究中，有的学者发现，IL-1 受体拮抗药（IL-1RA）如己酮可可碱（一种细胞因子 IL-1 拮抗药）不仅可以显著抑制细胞因子的活性，而且可以抑制 IL-1、肿瘤坏死因子 TNF-α、干扰素 γ 介导的人白细胞抗原-DR 表达及眶周成纤维母细胞中氨基葡聚糖的合成。依那西普是人类 IgG1 和 TNF 受体的融合蛋白，被证实在多种自身免疫性疾病中有治疗作用。有研究表明，TAO 患者接受依那西普治疗，患者的眼部症状都有改善，局部炎症反应消退较显著。利昔单抗是一种人-鼠嵌合的抗 TNF-α 单克隆抗体。有报道 1 例 46 岁女性 TAO 患者，在接受每千克体重 5 mg 利昔单抗治疗 1 周后，眼病活动性评分从 10 分降到 2 分，自觉症状、视力、色觉、视野、视神经诱导电位都有明显改善。IrinaCozma 等研究了生长抑素类似物 SOM230 对于甲状腺相关眼病的治疗作用。结果表明，生长抑素受体 1 在甲状腺相关眼病的患者中显著高于对照。SOM230 比奥曲肽更能抑制前脂肪细胞增殖，SOM230 可能对甲状腺相关眼病疗效更好。在外科治疗方面，甲状腺全切对 TAO 的疗效逐渐受到重视。甲状腺全切可以去除自身反应 T 淋巴细胞与相关抗原，对 TAO 治疗有益。Francesca Menconi 比较了甲状腺全切合并激素治疗与甲状腺次全切合并激素治疗在轻到中度 TAO 患者中的疗效，结果表明，在 9 个月的随访中，甲状腺全切组较次全切组有更好的疗效，在突眼、CAS 评分、眼睑宽度及复视方面均好于次全切组。长期疗效尚需进一步积累资料。激素治疗与其他治疗方式联合治疗，如血浆置换、硒等，也有不错的发现。希望在不久的将来，对于甲状腺相关眼病会有更深的了解。

（孙明慧）

第二节　甲状腺激素抵抗综合征

甲状腺激素抵抗综合征（SRTH）又称甲状腺激素不应症或甲状腺激素不敏感综合征（THIS），由 Refetoff 在 1967 年首次报道。本病系常染色体显性遗传病，以家族性发病为多见，也有少数为散发病例，约占 1/3，大多发病于儿童和青少年，年龄最小的为新生儿，男女性均可患病。临床表现为血清游离 T_4（FT_4）和游离 T_3（FT_3）持续升高，同时促甲状腺激素（TSH）水平正常，患者没有药物、非甲状腺疾病和甲状腺激素转运异常的影响。最特异的表现是给予患者超生理剂量甲状腺激素后不能使升高的 TSH 下降到正常水平，同时也没有外周组织对过量甲状腺激素的反应。其病因包括甲状腺激素受体突变、甲状腺激素和受体结合障碍或甲状腺激素受体结合后作用异常等，从而导致组织器官对甲状腺激素反应减低，引起代谢和甲状腺功能异常等表现。全身除了睾丸、淋巴器官外，其他器官、组织和细胞都有甲状腺激素受体。临床上多见的是部分抵抗，完全性抵抗很少见，而各个器官、组织对甲状腺激素抵抗程度不同，患者的代偿能力不同，所以临床有不同的表现和实验室特征。甲状腺激素抵抗有几种情况，最常见的为垂体抵抗和全身抵抗，临床可表现为甲状腺功能亢进、甲状腺功能正常或甲状腺功能减低。如果垂体和周围组织对甲状腺激素的抵抗是相似的，患者表现为甲状腺功能正常；如果垂体抵抗低于周围抵抗，患者表现为甲状腺功能减低；如果垂体抵抗高于周围抵抗，患者表现为甲状腺功能亢进。由于本综合征的临床表现变化多端，可呈甲状腺功能亢进、甲状腺功能减低或非毒性甲状腺肿，因此常被误诊而采取如甲状腺切除、核素治疗或抗甲状腺药物治疗等不适当的治疗措施。要减少误诊，关键在于提高对本综合征的认识和警惕性。

一、流行病学

SRTH 至今国内外已报道 500 余例，由于甲状腺激素抵抗常常是先天性疾病，在出生时就有临床表现和实验室检查异常，常规筛查新生儿甲状腺功能，可以发现这种疾病。关于 SRTH 确切的发病率尚不清楚。虽然甲状腺疾病女性多于男性，但 SRTH 在男女性发病率上基本相等。由于 SRTH 多数是基因突变引起，和遗传有关，家族性发病占 75%~85%，散发病例占 15%~25%。后天获得性 SRTH 是极罕见的，有些学者对一些后天获得性 SRTH 报道提出质疑。从遗传特征来说，SRTH 属于常染色体显性遗传，文献中只有一个家庭病例报道是隐性遗传。如果患者合并两个基因突变，则病情是严重的抵抗，也有报道同卵双生子同时患 SRTH。

二、病因

甲状腺激素是一种重要的内分泌激素，由甲状腺滤泡上皮细胞合成，包括甲状腺素（T_4）和三碘甲状腺原氨酸（T₃），它广泛作用于机体的器官和组织，对促进人体的生长、发育、代谢和组织分化等均有重要作用。甲状腺激素的释放和合成受下丘脑分泌的促甲状腺激素释放激素（TRH）和垂体前叶释放的 TSH 的调节，下丘脑通过 TRH 刺激垂体 TSH 的分泌，TSH 使甲状腺激素合成和释放增多。而 FT₃ 与 FT₄ 在血中浓度的升降，对下丘脑 TRH 分泌细胞和垂体 TSH 分泌细胞的活性具有反馈调节作用。当血中游离甲状腺激素增多，即可与下丘脑和垂体靶细胞胞核特异性受体结合，通过影响相应的基因而产生抑制性蛋白，使 TSH 的合成与释放减少。在垂体，T₃ 的负反馈作用较强，而 T₄ 大部分需经Ⅱ型 5′-脱碘酶的作用转化为 T₃ 才能起作用。当甲状腺激素对下丘脑、垂体的负反馈作用障碍时，出现 TSH 的不适当分泌。甲状腺分泌甲状腺激素 T₄ 和 T₃，T₄ 活性较低，大多在外周组织中经 5′-脱碘酶作用转化为高活性的 T₃。甲状腺激素的主要生理作用是通过 T₃ 与靶细胞核内的 T₃ 受体（TR）结合后引起一系列反应而体现的。因此，甲状腺激素受体是否正常直接影响着甲状腺激素的作用。

SRTH 的确切病因尚不清楚，其病因主要包括受体缺陷和受体后因素，此外，下丘脑、垂体水平Ⅱ型 5′-脱碘酶缺乏或活性降低，抗 T₃/T₄ 自身抗体增多也可能为影响因素。绝大多数是由于甲状腺激素受体基因发生突变，最常见的是甲状腺激素受体基因核苷酸发生变化或者缺失，使甲状腺激素受体的氨基酸顺序发生变化，导致受体结构和功能的变化，对甲状腺激素发生抵抗或不敏感。其次为甲状腺激素受体数目减少，导致甲状腺激素作用减弱，还有甲状腺激素受体后作用发生障碍，也可引起 SRTH。

三、病理生理

1. 甲状腺激素受体（TR）基因、蛋白质结构和功能特性　甲状腺激素受体（T₃R）主要是指 T₃ 受体（T₃R），是由正常细胞中原癌基因 C-erb 基因编码的配基依赖性转录调节蛋白，属于细胞内受体，与甾体激素、视黄酸、维生素 D 和蜕皮激素有很高的同源性，并且具有相似的高级结构，故被称为甾体激素受体超家族（SHRL）。T₃R 的肽链有 4 个基本结构区域：氨基 N 末端（A/B）调节区，此区氨基酸组成和长度变化较大，它是受体的转录激活区之一；中央 C 区是 DNA 结合区，是受体最保守的区，能识别甲状腺激素应答元件（TRE），并决定受体二聚体的形成，C 区的核心是 2 个锌指结构 CⅠ、CⅡ，CⅠ决定对靶基因的激素反应元件序列的特异性，CⅡ起稳定受体与激素反应元件结合的作用；紧邻 C 区的 D 区是双链连接区，C 末端的 E/F 区是激素结合区和二聚体形成区，具有激素结合、受体二聚体化、与热休克蛋白结合以及转录激活等多重功能，如 T₃R 可同其他核蛋白，如视黄酸样 X 受体（RXR）等构成杂二聚体并介导 T₃ 的作用。调控 T₃R 的编码基因有 α 和 β 两种，其中一个位于 17 号染色体的 q11.2~21，表达产物为 α 型甲状腺激素受体，可能对 T₃ 起抑制作用；另一个基因位于第 3 号染色体的 p22~24，表达产物为 β 型甲状腺激素受体。每一个基因编码后通过选择性 mRNA 剪接，T₃Rα 形成 T₃Rα₁、T₃Rα₂、T₃Rα₃ 3 种同形体，它们的不同主要在于 C 区的配基结合区。T₃Rβ 形成 T₃Rβ₁、T₃Rβ₂ 两种同形体，它们的不同主要在于 N 端 A/B 部分。虽然 T₃R 异形体在各组织中的表达都很广泛，但各种亚型在不同组织的分布、性质、作用均有一定差异。T₃Rα₁、T₃Rα₂ 和 T₃Rβ₁ 的 mRNA 在几乎所有的组织都能表达，其中肝脏主要表达 T₃Rβ₁，心脏以 T₃Rα₁ 为主，大脑组织中各种 T₃R 异形体都有较高水平的表达，但以 T₃Rα₁ 表达水平最高。而高浓度的 T₃Rβ₂ mRNA 仅见于垂体前叶，新近发现在下丘脑、弓状核、海马回及纹状体也有少量表达。

当甲状腺激素进入血液循环，经细胞膜入细胞质，T₄ 经 5′-脱碘酶转换为 T₃，然后 T₃ 进入细胞核，与甲状腺激素受体结合，使结合在靶 DNA 上已二聚体化的甲状腺激素受体解聚，然后与视黄酸受体（RAR）或其他甲状腺激素受体辅助蛋白（TRAP）形成甲状腺激素受体异二聚体，同时，甲状腺激素受体结合辅助抑制蛋白（CoR）释放，激素与辅助激活蛋白结合（CoA），形成 T_3-T_3R-RXR-CoA 复合体，从而调控基因的转录，最终影响甲状腺激素调节蛋白的量，引起甲状腺激素的各种生物效应。由于各种细胞所含的 T_3R 的量和类型不同，不同的靶细胞对甲状腺激素做出的反应也不同。T_3Rα_1、T_3Rβ_1、T_3Rβ_2 均可结合 T_3，并能在体外激活 TRE，而 T_3Rα_2、T_3Rα_3 缺少配基结合末端区，不能结合甲状腺激素，但可以通过竞争性结合 TRE，形成无活性的杂二聚体，或无须同 TRE 结合而通过某种未知的机制抑制 T_3Rα_1 和 T_3Rβ_1 等核内受体对基因转录的激活，并非真正的甲状腺激素受体。因此，甲状腺激素作用的分子基础是调节相关蛋白质的基因表达。除 TRE 外，T_3 对基因表达的调节还可能受受体的浓度、配基的可用性、同辅助因子、类固醇激素受体超家族成员形成不同的杂二聚体，以及染色质 DNA 的结构和甲基化的模式等的影响。

2. TR 基因的突变　本病的遗传方式为常染色体显性或隐性遗传，胚胎早期的嵌合性突变偶尔可仅发生于某些组织的某些细胞系。甲状腺激素抵抗主要是 T_3 核受体缺陷，体外培养的淋巴母细胞也表现对甲状腺激素抵抗，研究证明患者外周血淋巴细胞 T_3 核受体和 T_3 的亲和力只为正常对照组的 1/10。也有学者证明患者淋巴细胞结合甲状腺激素的 Ka 值是正常的，但结合容量降低；还有的患者淋巴细胞 T_3 核受体正常，但其他组织如垂体、肝脏、肾脏、心脏存在 T_3 核受体缺陷。

迄今约有 80 余种不同的受体基因突变被发现，大概 50% 的 T_3Rβ 是有缺陷的突变体，而另 50% 正常，其突变集中于 T_3Rβ 的 T_3 结合区外显子 9 和外显子 10 这两个部位的 234282 密码子、310353 密码子、383 密码子和 429461 密码子，多发生于 CG 丰富区，即两个突变"热区"，它们是编码受体的激素结合区的关键部位。只有位于受体 D 区外显子 8 的 V264D 突变是一个例外。突变主要是错义点突变，即甲状腺激素受体 β 基因中有一个核苷酸被另一个核苷酸代替，从而导致甲状腺激素受体中相应位置的氨基酸被另一个氨基酸取代，使受体功能异常；其次为碱基缺失或插入，多为移码突变或无义突变。迄今为止，已发现 100 多个 T_3Rβ 基因突变位点，出现在 T_3 核受体和 T_3 结合区的中部及羟基端的激素结合区，如 A229T、M305T、A312T、B315C、B31SH、D317H、G327R、L330S、R333W、Q335H、R338L、R338W、G340N、G340R、G342E、G342Q、G3455、T4261、R429Q、R433H、5437G、M437V、K438E、IA45H、P4461、F448T、F448S、P4535、F454C 和 M928L 等。点突变导致激素和受体亲和力降低，患者多为杂合子，即只要有一条 T_3 核受体 β 等位基因点突变即可发病，属于常染色体显性遗传。也有少数全身激素抵抗的患者 T_3 核受体 β 基因有大片丢失，即甲状腺激素受体基因中一个编码，氨基酸密码子突变为终止密码子，使表达的甲状腺激素受体过早终止于密码子，导致甲状腺激素受体丢失了部分氨基酸，这种氨基酸缺失可以是单个，也可以是多个，出现在受体 DNA 结合区及 T_3 结合区上，患者均表现为纯合子，即必须两条等位基因同时发生基因缺失才会发病，遗传方式为常染色体隐性遗传。临床上表现为多样性，可能因为基因突变或缺失的多变性，而不是受体数量减少的多样性。

突变导致基因产物质量和（或）数量的改变，使受体与 T_3 的结合能力下降，突变位置与 T_3 结合能力受损程度无关。尽管有正常的 TRβ，但突变的 TRβ 不仅不能充分结合 T_3，而且与正常野生型受体竞争结合 TRE，与维持正常功能的关键辅助分子结合形成异二聚体，抑制正常受体与 DNA 结合和异二聚体化，从而干扰正常受体的功能，这就是所谓的显性抑制效应（DNE），该过程中组织特殊因子起着重要作用，但确切的机制还不清楚。也有研究发现，SRTH 患者 TSH 的生物活性与免疫活性明显高于正常人，说明即使 TSH 正常，仍可能有 TH 升高及甲状腺肿发生。

3. 受体后缺陷　Roy 等利用电泳泳动度移位分析（EMSA）发现一 SRTH 家系并无 TR 基因突变，而与正常对照组和已知基因突变组比较，显示一条明显的多余带型，推测该 SRTH 可能是由介导甲状腺激素功能的辅助因子异常，如视黄酸样 X 受体、辅激活或辅阻遏因子，甚至可能是由异常的、未被发现的另一 TR 亚型所致。对 TR 正常的 SRTH 患者，SRTH 可能是因为介导甲状腺激素功能的其他水平缺陷，即受体后缺陷。突变点集中在配基结合区的近端，链连接区，DNA 结合区远端，这种突变的 TR 损害辅助因子的作用。有研究提示，所有的突变体在辅助因子释放方面都有缺陷，这种突变体抑制辅助激活因子的正常激活。在 65 个 TH 不敏感综合征中，6 个家族的 $T_3R\beta_1$ 和 $T_3R\beta_2$ 均无异常，但这些患者的临床表现与一般 TRβ 突变者相似。进一步研究发现，这些患者是由辅激活子、辅抑制子、辅调节子或其他因子等的突变所致。

4. 垂体 II 型 5'-脱碘酶的障碍　甲状腺激素受体主要与 T_3 结合，发挥甲状腺激素的生物学效应。除 T_3 外，T_4 和醋酸甲状腺素原氨酸、反 T_3 也能与甲状腺激素受体结合，但与甲状腺激素受体的亲和力远小于 T_3。正常情况下，T_4 作为一种低活性的激素原，需在靶组织中经 5'-脱碘酶作用生成有较强代谢活性的 T_3。肝和肾中此酶含量丰富，正常情况下 80% 以上的 T_3 都在肝和肾中生成。与肝、肾等脏器中的酶不同，垂体及中枢神经系统中的 II 型 5'-脱碘酶对 T_4 的 Km 较低，不被丙硫氧嘧啶抑制，此酶在 T_4 对 TSH 分泌的反馈效应中，以及对神经系统的生物效应中都很重要。下丘脑-垂体分泌的 TRH 和 TSH 刺激甲状腺激素的合成和分泌，而血中甲状腺激素的水平反馈调节 TRH 和 TSH 的合成与释放，从而维持甲状腺激素的平衡。在垂体，只有 $T_3R\beta_2$ 基因，T_4 需要经 II 型 5'-脱碘酶脱碘转化为 T_3，T_3 与 $T_3R\beta_2$ 特异性受体结合，才能抑制 TSH 的 α 和 β 亚单位基因的转录，使 TSH 的分泌下降。垂体的 II 型 5'-脱碘酶的活性主要受循环 FT_4 的负反馈调节，甲状腺功能低下时活性增加，亢进时活性降低。如果 II 型 5'-脱碘酶存在缺陷，可以导致垂体水平 T_4 向 T_3 转化障碍，不能对垂体 TSH 的合成、分泌产生反馈抑制，造成 TSH 分泌增加，血中 TSH 水平升高，进一步刺激甲状腺肿大和甲状腺激素合成、分泌，出现 SRTH。部分负调控可能是由 T_4 和 rT_3 对酶的底物诱导失活。这种反馈效应对维持血清甲状腺激素的浓度是非常重要的。对大量的患 SRTH 的家系在分子水平上的研究证实，血清 TSH 水平不被抑制是因为垂体 $T_3R\beta_2$ 基因表达有缺陷，TH 对 TSH 的抑制减弱所致。对 $T_3R\beta_2$ 基因表达有缺陷的大鼠的研究进一步发现 $T_3R\beta_2$ 基因对 TSH 的上调不是必须的，但是 TH 对 TSH 的抑制作用则必须要通过 $T_3R\beta_2$ 基因。Rosler 等报道了一个由非肿瘤性 TSH 分泌不当所致的甲状腺功能亢进（简称甲状腺功能亢进）家族，先后排除了垂体 TSH 肿瘤，用 RT-PCR 技术未找到 $T_3R\beta$ 和 $T_3R\alpha$ 受体基因突变，其病因可能为垂体内 II 型 5'-脱碘酶缺陷，垂体水平 T_4 向 T_3 转变障碍，不能对垂体 TSH 的合成、分泌起有效的反馈抑制，致甲状腺激素抵抗，在用 T_3 治疗后，甲状腺功能亢进症状减轻。

四、发病机制

当靶细胞的 $T_3R\beta_2$ 特异性受体发生突变或下丘脑、垂体水平 II 型 5'-脱碘酶缺乏或活性降低，可导致甲状腺激素对下丘脑、垂体的负反馈调节异常，出现 TSH 分泌的持续增加，TSH 刺激甲状腺肿大和甲状腺激素合成、释放增多，从而建立新的平衡，造成 SRTH 特征性的临床表现和生化异常。

至于 SRTH 表现为 GRTH 或 PRTH 的原因，可能与甲状腺激素受体在不同组织中的分布不同，组织对激素的抵抗程度不一有关，哪个器官对甲状腺激素敏感，哪个器官的临床表现就突出，如果心脏对甲状腺激素抵抗较轻，患者就表现为心动过速。正常受体与突变受体在一定组织中的比例不同也可能产生不同的抵抗类型。突变受体的显性抑制效应的程度不同，也可能产生不同的抵抗，这主要取决于突变受体应答元件的本质和结构。此外，可能还存在一些因子调节突变受体的表现型表达。在 SRTH 个体的新生儿期，TSH 较高，这有可能影响下丘脑-垂体-甲状腺轴的成熟，导致甲状腺功能减退。有学者发现，不同家系中或一个家系中不同个体有相同的突变点，但临床表现和实验室检查却不同，甚至一个人不同时间的临床表现和实验室结果也不一样，即不同时间表现不同的组织抵抗，这说明其他因子或因素在此疾病中发挥一定作用，也提示 PRTH 和 GRTH 是一种单基因病的不同临床表现谱。例如，心脏富含 $T_3R\alpha$，T_3R 不敏感综合征患者的 $T_3R\alpha$ 正常，但血清 FT_3 升高，加上特定组织中的辅抑制子/辅激活子的活性存在差异，所以同样的突变在同一个家庭中被诊断为部分性 TH 不敏感，而在另一个家庭中却表现为全身性 TH 不敏感，甚至两种类型可同时出现在同一家族中。

五、病理

镜下染色体没有发现异常，异常发生在分子 DNA 水平，是一种典型的受体病。关于 SRTH 患者的病理改变资料很少。一例患者肌肉活检的电镜下发现线粒体肿胀，和甲状腺功能亢进相似，用甲苯胺蓝染色皮肤成纤维细胞，光镜下发现中度至重度异染粒，在甲状腺功能减低黏液性水肿皮肤也有这种细胞外异染物质沉积，在 SRTH 中这种表现可能是皮肤组织甲状腺激素作用降低引起，甲状腺激素治疗并不能使 SRTH 患者成纤维细胞的异染粒消失，从活检或外科手术取得患者的甲状腺组织，见到滤泡上皮有不同程度的增生，大小不等，有些患者呈现腺瘤样甲状腺肿，或者胶质样甲状腺肿，或者正常的甲状腺组织。对选择性垂体抵抗患者也发现有 $T_3R\beta_2$ 基因突变，这种基因只分布在垂体和一些神经组织中，所以临床仅仅表现垂体抵抗；另一种原因是垂体组织中使 T_4 脱碘生成 T_3 的特异性 II 型 5′-脱碘酶有缺陷，表现为垂体组织抵抗。

六、分类

根据 T_3R 缺陷的严重程度可分为完全性和部分性两种，绝大多数为部分性；根据有无家族发病倾向可分为家族性和散发性；根据对 TH 不敏感的组织可分为全身型、垂体型和周围型。临床上以全身型居多，单纯周围型少见。

根据临床特点，结合对 TH 不敏感的组织分布，可将 TH 不敏感综合征分为以下几种类型：①选择性垂体不敏感型伴临床甲状腺功能亢进，又可分为自主性非肿瘤性垂体 TSH 分泌过多和 TSH 对 TRH 和 T_3 有部分反应。②垂体和周围组织联合不敏感型，又可分为临床甲状腺功能减低型和代偿型（临床甲状腺功能正常）。③选择性周围组织不敏感型。

七、临床表现

由于不敏感的组织细胞不同、缺陷的严重程度不同，使 SRTH 的临床表现有高度的特异性。不同家系、同一家系不同患者和不同的发病年龄可以出现不同的临床表现，它是一种常染色体遗传性疾病，以家族性发病多见，散发病例很少，从婴幼儿到成年人均可发病，多发生于青少年及儿童，男女发病比率为 1.2：1，从无任何症状到症状极为严重。SRTH 临床基本特征为甲状腺肿大，血中 T_3、T_4 水平升高，TSH 升高或正常，临床表现为甲状腺功能正常或减退，甚至甲状腺功能亢进，可伴有儿童智力障碍、生长发育迟缓等症状。Linde 等根据该综合征的临床特点及对甲状腺激素不敏感的组织分布，将其分为三种类型：全身性甲状腺激素抵抗综合征、选择性垂体不敏感型、选择性周围不敏感型。

1. **全身性甲状腺激素抵抗综合征（GRTH）**　由于垂体及外周组织对甲状腺激素都存在抵抗，正常范围的甲状腺激素不能达到抑制垂体 TSH 的分泌及外周组织对它的需求，垂体 TSH 分泌增加以刺激甲状腺激素分泌，直至能够抑制垂体 TSH 分泌的水平为止。这样甲状腺激素增高，TSH 处于正常范围或轻度增高，外周组织出现甲状腺功能异常的表现，大多数患者常无临床表现，多于偶然检查中发现。如抵抗程度较重，即使血中甲状腺激素升高，也会出现甲状腺功能减低症状。共同的临床表现有：①甲状腺弥漫性肿大。②聋哑，骨发育延迟和 X 线骨骼摄片有点彩骨髓。③临床上无甲状腺功能亢进，但血清蛋白结合碘明显升高，TSH 正常或升高。T_3R 基因有严重缺失（T_3 与 DNA 结合区的编码基因完全缺失），从而导致 $T_3R\beta$ 基因完全缺如，垂体和周围靶细胞对 T_3 均不敏感，但临床表现却极不一致，从无症状到严重甲状腺功能减低。个别患者随着年龄的增长，正常的 $T_3R\beta$ 表达有增加，身高可进一步增长。有的患者还有智力低下，主要表现为发音障碍，言词智商比工作智商低。此外，此型患者还可有其他躯体畸形，如翼状肩、脊柱畸形、鸡胸、鸟脸、舟状头、公牛眼、第 4 掌骨变短、先天性鱼鳞癣、Besiner 痒疹、眼球震颤等。一般完全性全身性 TH 不敏感或由于 T_3R 基因严重缺失而导致 T_3R 功能完全丧失者，临床表现多较严重；而部分性全身 TH 不敏感或 $T_3R\beta$ 基因点突变者的临床表现较轻。本型又可分为甲状腺功能代偿性正常型及甲状腺功能减退型。

（1）代偿性正常型：多为家族性发病，少数为散发者，本型发病多较轻微。家系调查多为非近亲婚配，属常染色体显性遗传，本型患者的垂体及周围组织对甲状腺激素抵抗或不敏感程度较轻，甲状腺功能状态被高 T_3、T_4 代偿，可维持正常的状态，无甲状腺功能亢进临床表现，智力正常，无耳聋，无骨骺愈合发育延迟，但可有不同程度的甲状腺肿及骨化中心延迟表现，其血中甲状腺激素浓度（T_3、T_4、FT_3、FT_4）均有升高，TSH 值升高或正常 TSH 不受高 T_3 及 T_4 的抑制。

（2）甲状腺功能减退型：本型特点为血中甲状腺激素水平升高而临床表现为甲状腺功能下降，多属常染色体隐性遗传。本型可表现为智力差，发育落后，可有骨成熟落后表现，有点彩样骨骼，骨龄落后，还可有翼状肩胛、脊柱畸形、鸡胸、鸟样颜面、舟状颅及第 4 掌骨变短等异常表现。有些患者尚可发生先天性聋哑、少动、缄默及眼球震颤等异常，可有甲状腺肿，血中 T_3、T_4、FT_3 及 FF_4 水平升高，TSH 分泌不受 T_3 抑制，TSH 对 TRH 反应增强。

2. 选择性垂体不敏感型甲状腺激素抵抗综合征（PRTH）　垂体对 TH 作用不敏感意味着垂体对甲状腺激素不反应，正常范围的 TH 对垂体释放 TSH 的负反馈作用减弱或消失，TSH 过度释放，导致甲状腺增生肿大，TH 合成增加，而血 TH 升高又不能抑制垂体 TSH 释放，TSH 增高刺激甲状腺分泌甲状腺激素，其余外周组织均不受累，可对甲状腺激素反应正常，因此引起甲状腺功能亢进，故本型患者又称非肿瘤性垂体 TSH 分泌过多症。临床上与垂体 TSH 瘤酷似，而又无垂体分泌 TSH 瘤的存在。患者有甲状腺毒症的临床表现，甲状腺功能亢进的病情由轻至中度，无突眼、黏液性水肿等，男女发病比率为 1∶2。本型又可分为以下 2 型。

（1）自主型：本型 TSH 升高，垂体 TSH 对 TRH 无明显反应，高水平的 T_3、T_4 仅轻微抑制 TSH 分泌，地塞米松也只轻微降低 TSH 分泌，故称自主型，但无垂体瘤存在。患者有甲状腺肿及甲状腺功能亢进临床表现，但无神经性耳聋，骨骺可愈合延迟，无身材矮小、智力差、计算力差及其他骨发育异常。

（2）部分型：临床表现可同自主型，但又不及自主型明显，可有甲状腺功能亢进且 TSH 升高，垂体 TSH 对 TRH、T_3 有反应性，但其反应性又可部分被 T_3 及 T_4 所抑制。本型还可有胱氨酸尿症。

3. 选择性周围不敏感型甲状腺激素抵抗综合征（Per-RTH）　外周靶细胞对 TH 不敏感型极为少见。此型患者只有外周靶细胞对 TH 的作用不敏感而垂体 TSH 细胞对 TH 的反应正常。多数患者有家族史，对甲状腺激素反应正常，临床表现为甲状腺肿大（多发性结节性甲状腺肿），无聋哑及骨骺变化，血 TH 增高，但临床却为甲状腺功能下降，如易倦乏力、头发干枯和脱落、怕冷、脉缓、智力发育延迟或精神障碍等。临床表现不一，从全身性 TH 不敏感（如点彩骨髓、骨龄延迟和智力发育延迟等）到只有甲状腺肿大不等，这是因为 T_3R 缺陷致垂体分泌 TSH 增多，使血中 TH 增高而得到代偿，且这种代偿随年龄的增长日臻完善，故年幼时出现的甲状腺功能下降随年龄增长而减轻，甚至完全消失。

本型患者临床最具特征的表现是：使用很大药理剂量的 TH（T_4 或 T_3）后，尽管血 T_3 和 T_4 已明显升高，但临床上却无甲状腺功能亢进表现。有人报告本型患者每天服 1 000 μg T_4 或 375 μg T_3，也不能使患者的脉率、基本代谢、尿肌酸和羟脯氨酸水平增加；但也有患者每日口服 150 μg 即可使临床甲状腺功能减低表现得到纠正。三型特点见表 3-6。

表 3-6　甲状腺激素抵抗综合征的分型及特点

	全身型	垂体型	外周型
受累组织	全身组织器官	垂体	外周组织
症状	通常无症状	甲状腺功能亢进	甲状腺功能减低
甲状腺肿大	有	有	无或轻度
TH	升高	升高	正常
血清 TSH	正常或升高	正常或升高	正常
TRH 兴奋实验	正常或升高	升高	正常
发病机制	$T_3R\beta$ 异常	$T_3R\beta_2$ 异常	$T_3R\alpha_2$ 异常

八、临床转归与并发症

1. 临床转归　部分性 TH 不敏感和代偿机制良好者，可终身无症状，预后良好。临床有症状者，通过恰当治疗可使症状改善或消失，实验室检查可恢复正常，患者生活质量得到提高，保持一定的劳动力。婴幼儿患者如未及早诊断、及时治疗，可造成不可逆性不良后果，预后较差。

2. 并发症　常见的并发症有聋哑、骨骼发育延迟、智力低下及躯体畸形。

九、辅助检查

用分子生物学方法克隆出核 T_3 受体（TRs），此后有关 TRs 的研究迅速进展，并对发病机制作出进一步解释。本病与 TRs 缺陷有关，其缺陷表现形式有多样，并推测本病可能存在着两种 TRs，其中异常的受体可抑制核 T_3 受体复合物与染色质 DNA 的合成。患者淋巴细胞结合甲状腺激素的 Ta 值正常但结合容量下降，提示家族性生化缺陷可能是 TRs 蛋白的缺乏。有些患者不存在淋巴细胞或成纤维细胞 TRs 的异常，但不排除本病患者的其他靶腺组织如垂体、肝、肾、心脏、皮肤等有 TRs 的缺陷。还有可能是缺陷不在受体水平，而是在受体后水平。研究已进入基因水平，其发病机制与分子缺陷和突变本质有关，如全身性甲状腺激素抵抗综合征发病较多，此型患者的受体基因改变出现在 TRβ 上。尚未发现 TRα 基因异常说明一条等位基因的点突变就可引起本病。认为本病多因 TRs 基因表达的多方面失调所致，它是发生在受体分子水平上，并且是一种典型的受体疾病。因此，实验室检查对本病的诊断相当重要，并要求有分子生物学实验室条件。

1. 共同的检查

（1）放免检测甲状腺功能，T_3、T_4、FT_3、FT_4、TSH、TBG、TRH 兴奋试验等。

（2）PBI 值升高，BMR 正常，过氯酸盐试验阴性，^{131}I 吸碘率正常或升高。

（3）血中 LATS 阴性，TG（-）、TM（-）。

（4）染色体检测可发现异常。

（5）DNA、核 T_3 受体（TRs）、TRβ、TRα 检测：TRβ 基因发生点突变，碱基替换多出现在 TRβ 的 T_3 结合区的中部及羟基端即外显子 6、7、8 上，导致受体与 T_3 亲和力下降。少数患者属常染色体隐性遗传者，基因分析发现 TRβ 基因大片缺失，出现在受体 DNA 结合区及 T_3 结合区上，患者均为纯合子，而仅有一条 TRβ 等位基因缺失的杂合子家族成员不发病。

2. 各亚型的实验室检查

（1）垂体细胞不敏感型

1）血 TSH 明显升高，有的患者能被 T_3 完全抑制，有的患者不能被 T_3 完全抑制，但可被大剂量地塞米松（2 mg，每 6 小时 1 次，连续服 2 天）抑制，且升高了的血 TH 也降至正常。

2）TRH 兴奋试验：大多数患者有正常的垂体-甲状腺轴，故 TRH 刺激试验多为正常反应。

3）胰高血糖素试验：静脉推注胰高血糖素 1 μg，注射前 15 分钟和注射后 15、30、40 和 60 分钟采血测血中环磷腺苷（cAMP）。本型患者有 cAMP 升高反应，提示周围靶细胞对 TH 有反应。检查外周靶细胞对 TH 敏感性方法可参考周围型 TH 不敏感型。

4）血 PRL：本型或全身型患者基础血 PRL 可升高，亦可正常。对 TRH 反应正常或呈过度反应，且 T_3 抑制试验不能使之恢复正常。而溴隐亭不仅可使 PRL 基础水平和对 TRH 的反应恢复正常，且可使升高了的 TSH 也恢复正常。

（2）周围组织细胞不敏感型

1）血清 TH 和 TSH，血清总 T_3、T_4 和游离 T_3、T_4 升高，TSH 多在正常范围，对 TRH 有正常反应，亦可被 T_3 抑制。

2）TH 的外周作用：TH 对全身各种器官、组织和细胞的功能均有调节作用，因此评定 TH 外周作用有许多指标，包括 Qkd 间期（即从心电图 Q 波起点到测血压时听到 Kodotkoff 声音止的时间距离）。根据尿肌酸和羟脯氨酸排量、性激素结合球蛋白水平，以及红细胞 5-磷酸葡萄糖脱氢酶、Na^+-K^+-ATP 酶、血管紧张素 Ⅰ（AT-Ⅰ）转化酶活性与血 T_3 不相称，即可评定外周靶细胞对 TH 作用的敏感性及其程度。

（3）全身性不敏感型：实验室检查结果取决于垂体和外周靶细胞对 TH 不敏感的相对严重性和代偿程度，垂体和外周细胞不敏感型中所见的异常的实验室结果均可出现。有的患者基础血清 TSH 正常，但对升高了的血 T_3 和 T_4 而言是升高的。以上实验室检查只是证明垂体或外周靶细胞对 TH 不敏感，进一步检查包括 T_3R 的数目和亲和力及 T_3R 基因缺陷的确定。

3. X 线骨骺检查　多有骨骺发育延迟、点彩状骨骺和其他骨骺畸形。

4. 甲状腺 B 超检查　了解甲状腺肿大程度，有无结节等。

5. 其他测定　如尿胱氨酸测定、5′-脱碘酶、蛋白结合碘等生化检测。

十、诊断

1. 早期诊断线索　由于本综合征的临床表现可呈甲状腺功能亢进、甲状腺功能减低或非毒性甲状腺肿，因此常被误诊而采取不适当的治疗措施。要减少误诊，关键在于提高对本综合征的认识和警惕性。

在临床上，凡遇有下列情况之一者，均应考虑到本综合征的可能性：①甲状腺肿大，多为Ⅰ度或Ⅱ

度，临床无甲状腺功能异常表现而血清总 T_3、T_4 和游离 T_3、T_4 多次明显升高者。②甲状腺肿大，临床表现为甲状腺功能减低，血清总 T_3、T_4 和游离 T_3、T_4 升高者。③甲状腺肿大，临床表现为甲状腺功能亢进，但血清 TH 与血浆 TSH 两者同时升高而可排除垂体肿瘤者。④甲状腺功能减低患者即使使用较大药理剂量的 TH 制剂仍不显效者。⑤甲状腺功能亢进患者采用多种治疗方法而易复发，且可排除垂体 TSH 肿瘤者。⑥家族中有本综合征患者，TSH 水平升高或正常、智力低下，骨骺成熟延缓，点彩状骨骼，先天性聋哑，过氯酸盐试验阴性及 TG 及 TM 阴性等。凡遇上述情况之一的患者，均应进一步做其他实验室检查。

2. 诊断依据　本综合征具有三种类型，其临床表现各不相同，但也具有如下共同的表现：①甲状腺弥漫性肿大。②血清 TH 明显升高。③临床表现与实验室检查结果之间不相称。④T_3R 数目和（或）亲和力异常。三型之间的鉴别，见表 3-7。

3. 病因诊断

（1）T_3R 基因突变分析：如经过上述检查和实验已基本确立本综合征的诊断，应对患者的 T_3R 基因进行突变分析（尤其是外显子 5~10 片段），以确诊突变的部位和性质。应用变性高压液相法可确定突变部位，如为阳性，可进一步做基因测序。

（2）鉴定 T_3 的组织反应性：当诊断仍不明确或未发现受体基因突变时，应进一步测定 T_3 对外周组织的生物反应。

十一、鉴别诊断

鉴别诊断应排除 Graves 病、结节性甲状腺肿伴甲状腺功能亢进、遗传性和获得性甲状腺结合球蛋白增多症、垂体瘤、TSH 分泌异常综合征、克汀病或某些 Pendred 综合征等。另外，还必须明确无 T_4 向 T_3 转化障碍，因为一些非甲状腺疾病病态综合征患者的 T_4 向 T_3 转换减少，使血清 TT_4 或者 FT_4 升高，但 T_3 是低的，一些药物也会产生这种情况。也有报道家族性遗传性人血白蛋白和 T_4 结合升高，导致 T_4 升高但 T_3 正常。罕见的还有内源性产生的血清 T_4 或 T_3 抗体干扰 T_4 或 T_3 测定，引起 T_4 或 T_3 假性升高。

1. 一般的甲状腺疾病　详细的病史询问可排除胺碘酮、含碘 X 线造影剂等导致的碘甲状腺功能亢进。家族性高血清蛋白血症者的血清 TT_4 升高，但 FT_4 正常。另外，如血清中存在抗 T_3 和抗 T_4 的自身抗体或抗 TSH 抗体可引起假性高 T_3 或高 T_4 血症。当怀疑存在这种情况时，可将血清做等倍的序贯性稀释，如得到的 T_3（T_4）与稀释倍数呈直线下降关系，可排除。与甲状腺功能亢进鉴别可根据基础 TSH 升高和 TRH 兴奋试验有正常或过度反应，其他原因引起的甲状腺功能亢进则相反；与其他原因引起的甲状腺功能降低鉴别可根据血清 TT_3 和 TT_4。

（1）甲状腺功能亢进：一般甲状腺功能亢进时 T_3、T_4、FT_3、FT_4、rT_3 均升高，而 TSH 常降低，而甲状腺激素抵抗综合征患者的 TSH 值多明显升高。

（2）遗传性或获得性甲状腺结合蛋白增多症：甲状腺结合蛋白有甲状腺结合球蛋白（TBG）、甲状腺结合前白蛋白（TBPA）及白蛋白，其中以 TBG 结合最多，TBG 水平升高，多有 T_3、T_4 升高，而 FT_3、FT_4 值正常。

（3）甲状腺肿-耳聋综合征：本病具有三大特征，即家族性甲状腺肿、先天性神经性耳聋及高氯酸盐释放试验阳性，属常染色体隐性遗传性疾病，主要缺陷是甲状腺中过氧化酶缺乏和减少，造成甲状腺激素合成不足，发生代偿性甲状腺肿，甲状腺功能可为正常，其吸 [131]I 试验可有中度亢进表现，与甲状腺激素抵抗综合征有区别，可以鉴别诊断。

（4）克汀病（呆小病）：呆小病是由先天因素，使甲状腺激素合成不足，导致小儿代谢低下、生长发育迟缓、智力发育障碍。小儿出生前后发病可致中枢神经系统不可逆损害，终身智力低下。与地方性甲状腺肿和缺碘有关，地方性甲状腺肿发病越多、病情越重，呆小病发病也越多。这与甲状腺激素抵抗综合征较少见、无流行等可以鉴别诊断。

2. TSH 瘤　血清 FT₃ 和 FT₄ 升高，且血 TSH 不被抑制即提示 TH 不敏感综合征的可能，但必须首先排除 TSH 瘤和引起血 T₃、T₄ 升高的其他原因。本综合征垂体型与垂体 TSH 瘤均有血清 TT₃、TT₄ 和 TSH 同步升高，故两者易于混淆。TRH 兴奋试验和地塞米松抑制试验有助于两者的鉴别，PRTH 者对 TRH 有过度 TSH 升高反应且可被地塞米松抑制。此外还可测定血清 TSH 的 α 亚基，本综合征不增高，垂体 TSH 瘤者则明显升高，且 TSHα 亚基/TSH>1。CT 或 MRI 对鉴别诊断也有帮助。TSH 瘤可发现垂体增大或者肿瘤，而本综合征患者垂体影像表现多为正常。（表 3-7）

表 3-7　PRTH 与垂体 TSH 瘤的鉴别

	PRTH	垂体 TSH 瘤
临床表现	甲状腺功能亢进	甲状腺功能亢进
甲状腺激素	升高	升高
TSH	正常或升高	正常或升高
TSH 对 TRH 反应	升高	无反应或降低
TSHα 亚单位	正常	升高
TSHα 亚单位/TSH	正常	升高
垂体影像	正常	垂体增大或垂体瘤

3. 其他原因引起的高 TH 血症　全身型和周围型只有血清 TH 升高而 TSH 正常，应与其他原因所致的高甲状腺素血症进行鉴别（表 3-8）。

表 3-8　全身型及周围型 SRTH 与其他高甲状腺素血症的鉴别

	甲状腺肿	FT₄	TT₄	FT₃	TT₃	TR₃U	FT₄I	TSH	rT₃	TRH 兴奋实验
全身型及周围型 SRTH	有	↑	↑	↑	↑或N	N	↑	↑或N	↑或N	↑或N
家族性清蛋白异常性高TH 血症	无	N	↑	N	↑或N	↑	N	N	N	N
TH 结合球蛋白增高症	无	N	↑	N	↑	↓或N	↑	N	↑或N	N
TH 结合前清蛋白亲和力增高	无	N	↑	N	N	N	↑	N	N	N
TH（T₄）自身抗体	无	N	↑	N	N	N	↑	N	N	N

注：N 表示正常

4. 5′-脱碘酶缺陷症　全身型和周围型患者对大剂量 TH 常无反应，5′-脱碘酶缺陷者，T₄ 不能转变成 T₃，故也存在 T₄ 剂量与反应脱节，应进行鉴别。前者只有 TT₄ 增高，TT₃ 降低或为正常低值，反 T₃（rT₃）和 3′，5′-二碘酪氨酸（3′，5′-T₂）明显升高，甲状腺摄 ^{131}I 率增高，TSH 对 TRH 有过分反应。

甲状腺激素抵抗综合征与其他疾病的鉴别诊断主要靠分子生物学技术，从分子生物学水平上证实甲状腺激素受体、受体后及其基因结构异常与缺陷，证实它是一种典型的受体病最为重要。如果用分子生物学方法证明甲状腺激素受体基因有突变或甲状腺激素受体亲和力下降，则更有利于本病的诊断。分子生物学方法发现甲状腺激素受体突变有利于产前诊断和家庭咨询。

十二、治疗

根据患者疾病的严重程度和不同类型做出治疗决策，且应维持终身。轻型无症状者可不予治疗。未来可采用基因治疗，常用方法如下：

1. 三碘甲状腺乙酸（TRIAC）　对有甲状腺功能亢进表现的选择性垂体不敏感型患者首选 TRIAC。TRIAC 是不伴代谢活性的甲状腺激素代谢产物，且对 TSH 有强烈抑制作用。TRIAC 在体内降解快，不良反应小，可有效降低 TSH 和甲状腺激素水平，使肿大的甲状腺缩小，改善甲状腺功能亢进症状。

2. 抗甲状腺药物治疗　已知本病并不是由甲状腺激素水平升高所致，而是受体（核 T_3 受体）对甲状腺激素不敏感，血中甲状腺激素水平升高并具有代偿意义。使用抗甲状腺药物人为地降低血中 T_3、T_4 水平可能加重甲状腺功能降低表现，促进甲状腺肿加重，并促进 TSH 分泌增多与垂体分泌 TSH 细胞增生与肥大，尤其是儿童甲状腺功能降低对生长发育不利，所以不主张采用抗甲状腺药物治疗。只有对部分靶器官不反应型患者，可在观察下试用抗甲状腺药物治疗，如疗效不佳，及时停用。

3. 甲状腺激素治疗　可根据病情与类型应用及调整，全身性甲状腺激素不应症患者一般不需甲状腺素治疗，甲状腺功能减低型可采用左甲状腺激素（L-T_4）及碘塞罗宁（L-T_3）治疗，尤其是对婴幼儿及青少年有益可促进生长发育，缩小甲状腺肿及减少 TSH 分泌。一般采用 L-T_4 片，2 次/天，每次 100~200 μg。不论何种类型的 TH 抵抗综合征均可采用 L-T_3 治疗。选择性垂体不敏感型尽管血 TT_3 和 TT_4 升高，但用 T_3 治疗不仅不使患者的甲状腺功能亢进加重，相反由于血 T_3 更加升高，反馈抑制了垂体 TSH 分泌，可使血清 TSH 逐渐降低到正常，血清 TH 也随之降低，甲状腺缩小，甲状腺功能亢进症状得到改善或消失。

4. 糖皮质激素治疗　糖皮质激素可减少 TSH 对 TRH 的兴奋反应，但甲状腺激素抵抗综合征患者是否有反应尚无统一意见。有人采用地塞米松，4 次/天，每次 2~3 mg，联合溴隐亭等治疗，发现疗效甚好，但由于地塞米松不良反应较大，不宜长期应用。

5. 多巴胺激动药　溴隐亭治疗选择性垂体不敏感型者，可使血 TSH 降低，从小剂量开始，逐渐加量，使血清 TSH 和 TH 恢复正常，甲状腺功能亢进症状随之消失。长期疗效如何，尚待进一步观察。Bajorunas 等报道应用溴隐亭治疗一例男性成人甲状腺激素抵抗综合征，开始剂量为每天 2.5 mg，渐增至每天 10 mg，疗程 16 个月，于用药 7 个月时其 TSH 水平下降，TSH 及 PRL 对 TRH 的反应值下降，T_4 及 T_3 水平升高，继续用药后其 T_4 及 T_3 水平下降，吸碘率也下降，甲状腺缩小，但停用溴隐亭后 4 个月又复发。也可试用其他种类的多巴胺能激动药，但疗效也有待观察肯定。

6. 生长抑素　可选用本药抑制 TSH 和甲状腺激素水平，改善患者症状，但价格昂贵，不良反应较大。

7. 基因治疗　明确发病机制后，可开展基因治疗与受体病治疗。

十三、预后

甲状腺激素抵抗综合征是遗传性受体疾病，目前尚无特效治疗方法，由于其临床分类不同，治疗反应多不一致，大多数临床学家普遍认为垂体性甲状腺激素不应症的疗效较好而部分靶组织对甲状腺激素不应症的治疗较困难，且本病早期诊断多有困难，故对新生儿有家族史者应进行全面检查，尤其是对智力低下、聋哑和体型异常的患者更应注意。

十四、预防

本病属常染色体显性遗传，对于育龄妇女有家族史者应进行教育，最好是计划生育或节育。

（宋秋艳）

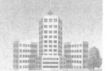

第四章

肾上腺疾病

第一节　原发性醛固酮增多症

原发性醛固酮增多症是临床上可控制或可治愈的一种常见的内分泌疾病，1955 年由 Conn 首先发现并命名，是继发性高血压最常见的原因之一，以低血浆肾素活性及高血浆醛固酮水平为主要特征。此症导致水钠潴留，血容量增多，肾素-血管紧张素系统的活性受抑制，是以高血压、低血钾为主要临床表现的综合征。大多数由特发性醛固酮增多症引起，占 65%~80%，也可能是肾上腺醛固酮腺瘤及其他原因所致。

本病多见于成年人，女性多于男性，男女之比约 1 ：30。随着实验室检测和影像学检查的进步，肾上腺疾病的诊断与治疗更加容易和有效，偶发瘤患者检出率明显提高，肾上腺疾病所致的继发性高血压患病率呈现上升趋势。有国外学者提出原发性醛固酮增多症已成为继发性高血压中除肾脏疾病外最常见的形式，其发生率可高达 10%~20%。

原发性醛固酮增多症的内分泌诊断通常分为三步：一是筛查；二是确诊；三是分型诊断。本症首选手术治疗，不适于手术者，常用盐皮质激素受体拮抗剂治疗，同时补钾，加一般降压药。

一、原发性醛固酮增多症的病理生理

醛固酮是由肾上腺球状带分泌的盐皮质激素。生理状态下，醛固酮合成和分泌受肾素-血管紧张素系统（RAS）控制。血 Na^+ 和血容量变化通过 RAS 影响醛固酮分泌，血容量降低、失钠、血压下降刺激醛固酮分泌增加。血清 K^+、ACTH 也参与调节醛固酮分泌，K^+ 可直接作用球状带，影响醛固酮合成。血 K^+ 升高可以刺激醛固酮的分泌，随之肾排钾增加；低钾血症则抑制醛固酮分泌而减少尿钾的排泄。ACTH 昼夜节律变化也可一定程度地引起醛固酮同步变化。此外，血清素、前列腺素、内皮素和醛固酮刺激因子也可作用于肾上腺球状带，引起醛固酮分泌增加，而多巴胺、心房利钠肽和生长抑素则抑制醛固酮分泌。

在原发性醛固酮增多症，肾上腺球状带细胞分泌醛固酮的过程不受正常生理性调节，而是自主分泌大量醛固酮，导致高醛固酮血症，使得肾素的合成和分泌受到抑制。醛固酮通过与肾上腺盐皮质激素受体结合发挥其生物学效应，其主要病理生理作用是促进肾小管上皮细胞对 Na^+ 的重吸收。高醛固酮血症导致肾小管上皮细胞 Na^+ 重吸收增加，从而增加水的重吸收，使容量负荷和心排出量增加，引起血压升高。由于水钠潴留，使细胞外液及血容量扩张，通过对肾小球旁器压力感受器的刺激以及 Na^+ 流量对致

密斑的作用，结果使肾素合成和分泌受到抑制，肾素活性（PRA）降低，醛固酮（PAC）与肾素活性（PRA）比值增加。醛固酮在促进 Na^+ 重吸收的同时伴有促进钾排泄增加，致使血浆和体内总钾含量降低。细胞内 K^+ 的移出常伴有 H^+ 的移入，导致细胞外液 H^+ 减少，血 pH 值上升，出现代谢性碱中毒。

醛固酮除了引起血压升高，还可作用于非上皮组织，增加氧化应激和胶原重塑等过程，导致内皮功能异常、左心室肥大以及肾脏、心脏和心血管组织的纤维化。慢性肾脏疾病患者由于高醛固酮血症和肾脏局部 RAS 兴奋，加重了蛋白尿和肾脏损害，其机制主要与血压升高、内皮损伤和肾纤维化有关。高醛固酮血症除损害心血管系统和肾脏外还可能有其他效应。已经发现原发性醛固酮增多症患者代谢综合征的发生较原发性高血压患者更常见；钾丢失过多则引起糖耐量降低和对血管升压素敏感性下降，可造成体位性低血压。此外，醛固酮增加还引起尿钙、尿镁排泄增加，导致骨质丢失。

二、原发性醛固酮增多症的病因及临床分型

特发性醛固酮增多症（IHA）和肾上腺腺瘤（APA）是造成原发性醛固酮增多症最常见的临床类型（表4-1），此外还有其他少见的一些类型。早年报道 APA 占原发性醛固酮增多症的 65%，IHA 占 30%～40%。但是，近年研究发现仅 20% 的原发性醛固酮增多症患者经过手术证实为 APA，8% 可疑 APA，而 IHA 的比例高达为 72%。Young 等人认为导致这种变化的原因为临床对原发性醛固酮增多症的重视程度提高，以及原发性醛固酮增多症筛查试验和确认试验在临床的广泛应用，使更多高血压患者被诊断原发性醛固酮增多症，同时也是由于体位动态试验、影像学进步及双侧肾上腺静脉取血技术方法的开展，使得 IHA 的比例上升，更多 IHA 患者被诊断时还处于临床早期和无症状期。故目前原发性醛固酮增多症中 IHA 最常见，占 65% 左右。APA 次之，占 30% 左右。

表4-1　原发性醛固酮增多症临床类型

临床亚型	比例（%）
特发性醛固酮增多症	65
肾上腺腺瘤（醛固酮瘤）	30
原发性肾上腺增生	3
醛固酮癌	1
异位醛固酮分泌性肿瘤	<1
家族性醛固酮增多症Ⅰ型（糖皮质激素可抑制性醛固酮增多症）	<1
家族性醛固酮增多症Ⅱ型（家族性醛固酮增多症、肾上腺腺瘤或两者并存）	不详

1. 肾上腺醛固酮瘤　左侧多于右侧，瘤体直径通常<2 cm，肿瘤包膜完整，多为一侧单个腺瘤，腺瘤同侧和对侧肾上腺组织多数正常，可以增生或伴结节形成，亦可以发生萎缩。腺瘤多为促肾上腺皮质激素（ACTH）反应型，少数为肾素反应型腺瘤（APRA）。

2. 特发性醛固酮增多症　病理变化为双侧肾上腺球状带增生。多数学者认为病因不在肾上腺本身，而是与醛固酮刺激因子（ASF）、垂体阿片黑素促皮质素原（POMC）的产物以及 5-羟色胺等神经递质有关，还发现醛固酮合成酶（CYP11B2）基因变异可导致醛固酮的合成异常。Takeda 等的研究显示，IHA 患者的 CYP11B2 基因编码区异常突变，而 CYP11B2 mRNA 的过度表达提示 ASF 或 CYP11B2 启动子的异常可导致高醛固酮血症，这种 CYP11B2 基因变异可能与 IHA 的发生有关。另一种看法认为发病与肾上腺球状带细胞对血管紧张素Ⅱ的敏感性增加有关，应用血管紧张素转化酶抑制剂可使醛固酮分泌

减少，改善高血压和低血钾，而对于醛固酮瘤患者，作用不明显。总之，IHA 的发病机制尚不清楚。

3. 家族性醛固酮增多症　家族性醛固酮增多症（HF）可分为两型，其中 I 型为糖皮质激素可抑制性醛固酮增多症（GRA）。又称 ACTH 依赖性醛固酮增多症。1966 年由 Sutherland 等首次报告，近年先后在美国、爱尔兰、日本、中国发现一些家族性和散发性 GRA。GRA 是一种常染色体显性遗传病，此类患者醛固酮合成酶基因的编码序列区（CYP11B2）融合有 11-β 羟化酶基因调节区（CYP11B1），此杂合基因导致醛固酮的分泌不受血管紧张素 II 的影响，而受 ACTH 的调节。GRA 特有的生化异常是 18-羟皮质醇和 18-氧皮质醇明显增多，通常是醛固酮水平的 3~4 倍，提示醛固酮分泌依赖于 ACTH。由于地塞米松可抑制 ACTH 的分泌，使嵌合基因的表达水平下降，醛固酮的生成也随之降低，因此，GRA 患者多采用小剂量地塞米松长期治疗。家族性醛固酮增多症 II 型，又称为 ACTH 非依赖性醛固酮增多症。其醛固酮分泌受血管紧张素 II 和体位影响，但不受 ACTH 影响，其醛固酮不能被地塞米松抑制，且基因学检查无融合基因的存在，病理类型可为肾上腺腺瘤或增生，抑或同时存在。

4. 原发性肾上腺皮质增生　由 Kater 于 1984 年首次报告。病理形态与 IHA 相似，可为单侧或双侧增生，多数为单侧结节性样增生，其生化特征与 APA 更相似，单侧或部分肾上腺切除术可使高血压和低血钾得到纠正。单侧肾上腺增生症（UAH）与典型原发性醛固酮增多症的各种亚型均不一致，表现为单侧肾上腺多结节样增生，增生的结节中 3β-羟类固醇脱氢酶、11β-羟化酶、18-羟化酶等均有阳性表达，而增生的球状带区则呈阴性反应。肾上腺 CT 常不能检出这种微小病变而被误诊为正常。只有通过肾上腺静脉采样（AVS）方可在术前明确诊断。目前其确切病因尚不明了，可能与下列因素有关：①神经肽 Y（NPY）调控肾上腺皮质球状带增生和醛固酮的合成。②肾上腺皮质细胞自主分泌内皮素-1（ET-1），通过自分泌或旁分泌机制刺激肾上腺皮质球状带增生和醛固酮的合成。动物实验已证实 ET-1 作为选择性的受体激动剂，可通过酪氨酸激酶介导的细胞外信号调节酶（ERK）1P2 途径，在促进球状带细胞增生中起重要作用。

5. 其他亚型　肾上腺醛固酮癌罕见，肿瘤体积大，直径多在 6 cm 以上，肿瘤除分泌醛固酮外，往往同时分泌糖皮质激素和雄激素。在细胞学上常难以确定肿瘤的恶性性质，诊断主要依据其生物学行为改变及免疫组织化学来明确。此外，某些异位醛固酮分泌性肿瘤（EAPA），可以异位合成分泌醛固酮，此种病因罕见，可见于肾内的肾上腺残余或性腺肿瘤。

三、临床表现

不论何种病因或类型的原发性醛固酮增多症，其临床表现均是由分泌过量的醛固酮所致。

1. 高血压　是最常见的首发表现，血压多为轻中度升高，也可呈难治性高血压，少数表现为恶性高血压。有极少数患者血压可完全正常，但此时，往往呈相对高血压，即与患病前相比，血压明显升高。以往认为原发性醛固酮增多症是相对良性的高血压，血管并发症的发生率比较低。但近年来报道的研究结果并非如此，原发性醛固酮增多症患者与年龄、性别、高血压病程、血压升高程度相匹配的原发性高血压者相比较，心血管事件发生率皆增高。此症患者很少出现水肿，这与钠离子的"脱逸"现象有关。常规降压治疗往往效果不佳，因而难治性高血压者应怀疑原发性醛固酮增多症的可能并做必要的筛查试验。另外，还应注意到用氢氯噻嗪等排钾利尿剂可导致低钾加重或原来血钾不低者出现低血钾。不同亚型的原发性醛固酮增多症患者，其高血压程度亦有差别，一般肾上腺醛固酮瘤患者的血压高于特发性醛固酮增多症。目前，已经逐渐将血醛固酮水平看成心血管系统疾病的一个独立危险因素。原发性醛固酮增多症患者比原发性高血压患者易出现心血管疾病，其出现卒中、心梗、房颤分别是原发性高血压患者的 4.2 倍、6.5 倍和 12.1 倍。另外，原发性醛固酮增多症患者易出现左心室肥厚、舒张功能障碍、大动脉硬化、广泛的组织纤维化及阻力动脉的重构。

2. 低血钾　为原发性醛固酮增多症的另一重要表现。研究发现，低血钾和严重钾丢失是原发性醛固酮增多症的后期表现，以往诊断时间较晚，故低血钾的发生率较高，但随诊断水平的提高，原发性醛固酮增多症的确诊时间明显提前，相当多的原发性醛固酮增多症是在高血压人群中筛选出来的，因而低血钾发生率明显降低。资料显示，原发性醛固酮增多症患者伴低血钾仅 9% 到 37%，且多见于较严重病例，大约 50% 的醛固酮瘤和仅 17% 的特醛症患者血钾水平低于 3.5 mmol/L，故低钾血症对诊断原发性醛固酮增多症的敏感性及特异性较低，对原发性醛酮增多症诊断的预测价值不大。低血钾可仅表现为疲乏无力，也可为典型的周期性瘫痪。通常先累及双下肢，导致肌无力或肌麻痹，严重者四肢均受累，甚至影响吞咽、呼吸。肌麻痹的发生与低血钾的程度及细胞内外钾离子的浓度梯度有关。因长期低血钾致细胞内外钾浓度梯度差减少，故症状可较轻；但可累及心脏，心电图表现为 U 波明显、ST-T 变化、Q-T 延长、T 和 U 波相连成驼峰状等低血钾波形，另可有期前收缩、心动过速甚至室颤等心律失常表现。长期低血钾还可使肾小管上皮细胞空泡样变性，导致肾脏浓缩功能减退，表现为多尿、尿量增多、口干、尿比重低。相对于原发性高血压，原发性醛固酮增多症患者易出现肾功能不全，这是因醛固酮对靶器官损害造成。

3. 其他　原发性醛固酮增多症患者糖代谢紊乱的发生率升高。可能机制如下：①原发性醛固酮增多症患者醛固酮分泌增多，直接作用于胰岛素受体，从而使胰岛素敏感性降低。②醛固酮通过下调其自身受体，抑制前单核细胞胰岛素受体 mRNA 的表达以及与胰岛素的结合。③醛固酮可使丝裂原活化蛋白激酶 B（Akt）失活，从而阻断胰岛素信号转导通路。④细胞内失钾可损害胰岛 B 细胞功能，致胰岛素释放减少和作用减弱，引起糖耐量受损甚或糖尿病。在原发性醛固酮增多症患者中，不仅存在糖代谢紊乱，血脂紊乱及腹型肥胖的患病率也较同年龄的正常人群升高。儿童患者由于长期缺钾等代谢紊乱。可出现生长发育迟缓。另外，原发性醛固酮增多症患者因细胞外碱中毒、游离钙减少、血镁降低等因素，易出现手足搐搦和肌肉痉挛。但症状的发生常与血钾浓度有关，低血钾明显时，不易出现手足搐搦。而一旦补钾后，由于神经肌肉兴奋性提高，易出现手足搐搦。

四、原发性醛固酮增多症的筛查与诊断流程

当高血压患者出现低血钾、高血钠、碱血症，同时血钾低于 3.5 mmol/L 时，24 小时尿钾排泄仍 >25 mmol/L，高度提示有醛固酮增多症可能。而临床上患者呈现的情况千变万化，如何筛查、确诊原发性醛固酮增多症则成为临床医师面临的重大问题。

血浆醛固酮与肾素活性比值（ARR）于 1981 年首次用于原发性醛固酮增多症的筛查，其后逐渐应用于临床，显著提高了该病的检出率。鉴于此，美国内分泌学会及日本内分泌学会分别发表了原发性醛固酮增多症病例检出、诊断、治疗的指南。指南均指出，应首先运用 ARR 来筛查原发性醛固酮增多症；若为原发性醛固酮增多症可能，则通过功能试验进行证实；一旦证实为原发性醛固酮增多症，再对其进行分型，以便更好地制定治疗方案。

（一）筛查试验

对于疑似或可能患有原发性醛固酮增多症的高血压患者，需进行原发性醛固酮增多症的筛查。1981 年 Hiramatsu 首次提出了通过检测高血压患者血浆醛固酮/肾素活性比值（PAC/PRA）来筛查原发性醛

固酮增多症的观点，这在原发性醛固酮增多症筛查技术的发展史上具有里程碑的意义，而且其有效性不久就被多项研究所证实。目前 ARR 已被证实是最佳的筛查试验。

1. 什么样的高血压患者要进入原发性醛固酮增多症筛选试验　下述情况患原发性醛固酮增多症的可能性较高：①美国高血压检出，评估及治疗联合委员会第 6 次报告（JNC Ⅵ）的 2 期（>160~179/100~109 mmHg）和 3 期（>180/110 mmHg）高血压者。②难治性高血压，即三药联合治疗未能控制血压者（收缩压>140 mmHg，舒张压>90 mmHg）。③自发性或利尿剂诱导出现低血钾的高血压患者。④发现肾上腺意外瘤的高血压者。⑤有早发高血压（<20 岁）或年轻（<40 岁）脑血管病变史的高血压患者。⑥所有原发性醛固酮增多症患者的患有高血压的一级亲属。特别强调的是，高血压患者如用一般降压药物效果不好，尤其伴自发性低血钾及周期性瘫痪，或用利尿剂等药物易发生低血钾者，应怀疑原发性醛固酮增多症的可能，须做进一步检查以确诊或排除。

2. 测定血浆醛固酮/肾素活性比值之前的要求有哪些　在测定血浆醛固酮/肾素活性比值之前，尽量纠正低钾血症，自由摄入钠盐；停用明显影响 ARR 的药物至少 4 周，如螺内酯、依普利酮、阿米洛利、氨苯蝶啶、排钾利尿剂和源于甘草的物质（如甜甘草糖、咀嚼烟草）；停用对 ARR 测定有一定影响的降压药物至少 2 周，如 β 受体阻滞剂、中枢 α_2 受体激动剂（如可乐定、α 甲基多巴）、非甾体抗炎药物、ACEI、ARB、肾素抑制剂、二氢吡啶类钙通道阻滞剂。如控制血压需要，可应用对 ARR 影响较小的药物（表 4-2）。确认服避孕药和激素替代疗法状态，含雌激素的药物可降低直接肾素浓度（DRC），如果测定的是 DRC 而不是 PRA，则会导致 ARR 假阳性。建议改用其他有效的避孕方法，停口服避孕药。尽管指南对 ARR 测定前的准备做出以上推荐，但仍缺乏级别高的循证医学证据，特别是纠正低血钾到何种水平，以及钠盐、体位和血液标本采集时间对肾素和醛固酮的影响等，这些因素分别涉及肾素和 ACTH 水平，从而对醛固酮的分泌产生影响。因此，有学者建议受试者钾钠平衡饮食后，于卧位清晨 8 时取血测定肾素和醛固酮。总之，有关 ARR 测定前的准备尚未统一，如何规范 ARR 测定条件以便提高 ARR 对患者实际情况的反映率，将需要临床医师切实考虑并为之努力。

表 4-2　诊断原发性醛酮增多症时仍可使用的降压药

药物	类别	使用剂量	建议
维拉帕米缓释剂	非二氢吡啶钙通道拮抗剂	90~120 mg，一天两次	单独使用或者和本表所列的其他药物联合作用
肼苯达嗪	血管扩张剂	10~12.5 mg，一天两次，根据需要可增加	开始用维拉帕米缓释剂阻止反射性心跳加速
盐酸哌唑嗪	α-肾上腺素阻滞剂	0.5~1 mg，一天两次或一天三次，根据需要增加	注意体位性低血压
甲磺酸多沙唑嗪	α-肾上腺素阻滞剂	1~2 mg，一日一次，根据需要可以增加	注意体位性低血压
盐酸特拉唑嗪	α-肾上腺素阻滞剂	1~2 mg，每天一次，根据需要可以增加	注意体位性低血压

　　ARR 筛查试验一般需受试者清晨起床（坐、站立或行走）至少 2 小时后，坐位休息 5~15 分钟，上午 10：00 左右采集血标本测醛固酮和肾素，尽可能 2 次或多次采血检测以增加阳性率。根据公式 ARR = 醛固酮（pmol/L）：肾素 μg/L 计算 ARR，一般认为 ARR>554 pmol/（μg·h）[20 ng/dL 或 20 ng/（mL·h）] 为不正常。

3. 原发性醛固酮增多症 ARR 切点的争论　　ARR 的诊断切点尚无一致意见，一般在 554～2 770 pmol/（μg·h）之间。造成如此现象的原因，可能与 ARR 测定方法、ARR 测定条件不一致有关，也可能在不同种群患者中 ARR 值存在不同。

选择敏感性和特异性较高的 ARR 切点对于筛查原发性醛固酮增多症至关重要。随着 ARR 切点的提高，诊断原发性醛固酮增多症的敏感性下降，特异性升高，目前 ARR 最常用的切点为 831 pmol/（μg·h）。但 ARR 的切点提高会导致假阴性增多，假阳性率降低。

此外，在肝硬化、充血性心力衰竭、1 型糖尿病和肾脏受损时，可因肾素活性降低而导致 ARR 假性升高。雌激素和糖皮质激素可增加血管紧张素原水平和肾素水平。除受上述因素影响外，标本保存、检测手段和药物因素以及温度也对肾素活性产生影响。因此，在进行肾素-血管紧张素-醛固酮系统检查前须排除这些干扰因素。

（二）原发性醛固酮增多症的确诊实验

ARR>831 pmol/（μg·h）［30 ng/dL 或 ng/（mL·h）］是筛选原发性醛固酮增多症的一个良好指标。然而，仅凭 ARR 有时仍会导致错误判断，甚至带来潜在的危害。ARR 高不等于有 PA，由于决定醛固酮生成主要是 2 个因素，即血钾与血管紧张素 II，证实试验就从这两方面进行。因此，对于 ARR 阳性患者均需根据不同情况选择静脉生理盐水试验、口服高钠负荷试验、氟氢可的松抑制试验或卡托普利试验中的任何一项，以确诊或排除原发性醛固酮增多症。此 4 项试验敏感性、特异性均不一样，各有优缺点，应根据患者依从性及实验室条件进行选择。此外，行确诊实验期间建议服用对 RAS 系统无影响或影响较小的药物。

1. 口服钠负荷试验　　口服高钠负荷试验是利用高钠饮食后大量钠进入肾远曲小管进行离子交换，使尿钾排出增多，血钾下降，血 Na^+ 和血管内容量负荷增加，在正常生理情况下肾素的释放减少，从而抑制醛固酮分泌，而原发性醛固酮增多症患者醛固酮的分泌不受抑制。患者试验前正常饮食，留 24 小时尿测尿钾、尿钠和尿醛固酮。若患者低血钾严重，建议口服补钾将血钾调整至 3.5 mmol/L 以上，再予高钠饮食（钠摄入量大于 200 mmol/d）共 3 天，第 3 天早晨到第 4 天早晨，留 24 小时尿测醛固酮。正常人及一般高血压患者，高钠饮食后血钾无明显变化，而原发性醛固酮增多症患者血钾可能降至 3.5 mmol/L 以下，血、尿醛固酮水平升高。无肾病时，尿醛固酮>272.4 pmol/24 h（12 μg/24 h）或>387.8 pmol/24 h（14 μg/24 h）可作为诊断原发性醛固酮增多症的切点。检测尿醛固酮时，采用放射免疫法诊断敏感性可能较差，而高效液相色谱法可提高试验敏感性。此试验可诱发低血钾和高血容量，故此试验不可用于未得到控制的严重肾功能减退、心力衰竭、心律失常、重度低血钾及严重高血压未得到控制患者。如患者在试验前已经是摄入高盐（12 g/d），则无必要进行此试验。按《中国居民营养与健康》调查结果，城乡居民合计每日摄入食盐量 12 g，酱油 9 g，属于高盐饮食，故进行此实验价值不大。

2. 静脉生理盐水试验　　在过夜空腹后，安静卧位下经静脉滴注 0.9%氯化钠溶液 500 mL/h，维持至 4 小时，输液前、后采静脉血测血浆肾素、醛固酮、皮质醇及血钾。试验过程中，保持卧位，并监测心率和血压。正常人及原发性高血压患者静滴生理盐水后血浆醛固酮水平被抑制到 277 pmol/L（10 ng/dL）以下，血浆肾素活性也被抑制。如果静滴生理盐水后血醛固酮<138.5 pmol/L（5 ng/dL）可排除原发性醛固酮增多症，>277 pmol/L（10 ng/dL）可以诊断原发性醛固酮增多症。介于 138.5～277 pmol/L 者不能确定，如部分特发性醛固酮增多症患者醛固酮分泌可被部分抑制，此时则为假阴性。如以醛固酮>193.9 pmol/（7 ng/dL）为切点，诊断原发性醛固酮增多症的敏感性和特异性分别为 88% 及 100%。研究者以醛固酮>138.5 pmol/（5 ng/dL）作为切点进行回顾性分析，发现该试验确诊原发性醛固酮增多症有很好的临床诊断价值。静脉生理盐水试验方便、快捷，较常用，而血容量的急剧增加，因此不能用于未控制的严重高血压、肾功能不全、充血性心力衰竭、心律失常和严重低钾血症的患者。

3. 氟氢可的松抑制试验 氟氢可的松抑制试验的机制是高剂量氟氢可的松能抑制醛固酮的分泌。ARR 阳性患者应每 6 小时口服氟氢可的松 0.1 mg，连续 4 天，同时口服氯化钾缓释片（每六小时一次；维持血钾接近 4 mmol/L），每日三餐氯化钠缓释片 30 mmol 及高盐饮食以维持尿钠排泄量 3 mmol/kg 体重以上。第 4 天晨 7 时和 10 时于坐位取血，测定血浆皮质醇、肾素和醛固酮水平，当 10 点立位醛固酮>6 ng/dL，血浆肾素活性抑制在 1 μg/（L·h）以下，且血皮质醇含量低于 7 点时水平（排除 ACTH 干扰效应）则可确诊原发性醛固酮增多症。目前，氟氢可的松抑制试验诊断原发性醛固酮增多症时血醛固酮的界值波动于 249.3~443.2 pmol/L（9~16 ng/dL）不等。

氟氢可的松抑制试验作为非侵入性的钠负荷检查，是确诊原发性醛固酮增多症最敏感的确诊试验。较少引起非肾素依赖性的醛固酮变化，试验中可能引起潜在混杂效应的低血钾及 ACTH 变化得到监控，相对于静脉生理盐水试验危险性小，而且比较方便，对于有潜在高血压危象和心功能不全的患者可以选择氟氢可的松抑制试验。因试验期间氟氢可的松可引起 QT 间期延长，对伴有心室功能减退者应严密观察受试者生命体征。

4. 卡托普利试验 卡托普利作为血管紧张素转换酶抑制剂，可使正常人和原发性高血压患者的醛固酮分泌减少。患者维持坐位或站立位至少 1 小时后，测量血压，并采静脉血以备测定醛固酮、肾素、皮质醇，口服卡托普利 25~50 mg，服药后维持坐位 1~2 小时，取血测血浆肾素、醛固酮、皮质醇。正常人血醛固酮被抑制 30%以上；原发性醛固酮增多症患者血醛固酮仍升高，肾素不受抑制；但部分特发性醛固酮增多症患者醛固酮水平可被抑制而呈假阴性。该试验操作简单、安全性高，临床应用广泛，尤其适用于老年、顽固性高血压、潜在心功能不全的患者。在试验过程中患者可能出现血压降低，因而需密切监测血压变化。有报道此实验有不少的假阴性或模棱两可的结果。

四种确诊试验，或多或少都存在一些混杂因素，会影响试验的可靠性，相比较而言，氟氢可的松抑制试验中混杂因素得到部分控制，其结果的可靠性较高。如何提高试验的特异性及敏感性？需要我们进一步探索。此外，螺内酯试验在临床实践中也有应用，值得我们去研究。

（三）分型检查

为了原发性醛固酮增多症的治疗方案选择，需对确诊患者进行分型与定位检查，从而决定是否予药物治疗或是手术切除一侧病变肾上腺。

1. CT 扫描 肾上腺高分辨力 CT 检查的特异性高，对诊断醛固酮瘤有重要价值，在患者感受、安全性、费用等方面有优势，一般认为首选 CT 检查。肾上腺 CT 征象的描述可以有：正常肾上腺、一侧腺瘤（直径>1 cm）、单侧或双侧肾上腺增粗、一侧微腺瘤（直径≤1 cm）、双侧大腺瘤或微腺瘤等。最常见的醛固酮瘤的 CT 征象为一侧较小的低密度腺瘤，通常直径<2 cm。而特醛症患者 CT 则可表现为正常、双侧增粗或双侧结节样增粗。但皮质癌则更多表现为占位病变，直径>4 cm，且边缘不规则；偶尔皮质癌也可较小，而此时若仅根据 CT 征象则易误诊。肾上腺 CT 在分型诊断中也有不足之处，例如小醛固酮瘤由于 CT 表现为正常或类似结节而被误诊为特醛症，而结节样肾上腺瘤增生又难以与醛固酮瘤鉴别，而一旦误诊会导致不必要的手术。还应注意到，40 岁以上者，单侧无功能腺瘤并非罕见，仅依靠 CT，很难与醛固酮瘤鉴别。MRI 在肾上腺影像学中并不优于 CT，且费用昂贵。MRI 对醛固酮瘤的敏感性高，而特异性略差，有时可出现假阳性结果，使双侧肾上腺增生的原发性醛固酮增多症及原发性高血压伴无功能肾上腺瘤误诊为醛固酮瘤。所以指南建议所有原发性醛固酮增多症患者初诊时行肾上腺CT检查以进行分析，同时除外肾上腺大腺瘤，大腺瘤有可能为肾上腺皮质癌。

2. 肾上腺静脉插管采血　肾上腺静脉插管采血（AVS）为鉴别原发性醛固酮增多症单侧或双侧病变的金标准。对原发性醛固酮增多症诊断明确，肾上腺CT提示：肾上腺双侧增生，其中一侧增生有优势，特别是一侧有明显结节，另一侧无明显结节；单侧结节性增生小于1 cm；多结节增生，对侧无明显增生者；建议行AVS。双侧肾上腺静脉取血测醛固酮、皮质醇。左侧醛固酮/皮质醇与右侧醛固酮/皮质醇的比值>10，确定为单侧分泌；>2，确定为优势分泌；<1.5，确定为均衡分泌；在2~1.5之间，为不均衡分泌，需定期随访。其对单侧肾上腺病变诊断敏感性及特异性分别为95%和100%，而CT分别为78%和75%。因此，AVS越来越多地应用于上述情况的鉴别，并成为各种指南推荐的首选鉴别方法。但也必须指出，AVS为以创伤性检查，且费用昂贵，因而，在确诊原发性醛固酮增多症后在需要的情况下进行此实验。

3. ^{131}I碘化胆固醇肾上腺扫描　目前已很少用于临床。胆固醇是皮质激素合成原料，因而在肾上腺皮质浓聚，尤其是腺瘤及增生组织时，可用^{131}I标记胆固醇后显示浓集部位。如一侧肾上腺放射性浓集，提示该侧有腺瘤。一般腺瘤在1 cm以上者，90%可正确定位。如两侧均有放射性浓集，提示为双侧增生，符合率为70%。据报道，140例行此检查者，其中126例腺瘤，定位正确者115例，错误及不能肯定者11例，准确率91.3%；增生14例，诊断不符者5例，准确率64.3%；该法对原发性醛固酮增多症的诊断总体符合率为89.6%。

4. 肾上腺B超　在有经验的医生操作下，此检查亦有独特价值。对直径>1.3 cm的醛固酮瘤可显示，小腺瘤难与特发性增生鉴别。

5. 体位试验　APA和IHA患者体内醛固酮分泌受到的调节机制不同，前者主要与血浆ACTH的昼夜节律相关，而后者主要与其对血管紧张素Ⅱ的敏感性增强相关，因此可以通过体位试验来鉴别APA和IHA。受试者过夜平卧后，于上午8：00卧位取血测醛固酮、皮质醇，然后站立4小时（可稍行动或短暂取坐位）后再取血测上述激素浓度。正常人8：00卧位至中午12：00，血醛固酮水平下降，与血皮质醇水平下降一致；若从8：00由卧位改为立位直至中午12：00，则血醛固酮水平上升，表明体位的作用大于ACTH作用。特醛症患者基础血浆醛固酮仅轻度升高，站立4小时后明显上升，至少超过8：00测值的33%，这是由于患者站立后血浆肾素水平升高所致。醛固酮瘤患者基础血醛固酮明显增高，多超过20 ng/dL，站立后血醛固酮不增高或反而下降。这是由于醛固酮瘤患者醛固酮大量分泌，血容量明显扩张，强烈抑制肾素-血管紧张素系统的活性，即使站立4小时也不足以兴奋肾素的释放；同时，腺瘤呈ACTH反应性，随着ACTH下降，血醛固酮亦见降低，故醛固酮不增高甚至降低提示醛固酮瘤。

6. 赛庚啶试验　赛庚啶为5-羟色胺拮抗剂，而5-羟色胺可调节醛固酮分泌。一次口服赛庚啶8 mg，并于服药前及服药后每30分钟抽血一次，历时2小时，测血浆醛固酮。原发性醛固酮增多症的腺瘤型患者醛固酮分泌呈自主性，不受血清素调控，血浆醛固酮服药前、后无明显变化；特醛症者血浆醛固酮下降0.11 mmol/L（4 ng/dL）以上，或较基础值下降30%以上；多数患者在服药后90分钟下降更明显，平均下降约50%。该试验的诊断特异性及敏感性有待评估，目前已很少开展。

7. 地塞米松试验　糖皮质激素可抑制性醛固酮增多症（GRA）患者醛固酮合成酶基因的编码序列区（CYP11B2）融合有11-β羟化酶基因调节区（CYP11B1），因地塞米松可抑制ACTH的分泌，使嵌合基因的表达水平下降，故醛固酮的生成也随之降低。患者午夜口服地塞米松 1 mg，于清晨 8：00 再次口服地塞米松 0.5 mg，立位 2 小时，取静脉血测定血醛固酮水平，如血醛固酮<5 ng/dL，对 GRA 有诊断意义，而且与 IHA 或 APA 无重叠。

五、鉴别诊断

对于高血压、低血钾的患者，鉴别诊断至关重要，误诊将导致错误的治疗。需加以鉴别的疾病有以下几类。

1. 肾上腺其他盐皮质激素分泌过多而引起的高血压与低血钾　包括：①皮质醇增多症，尤以腺癌和异位 ACTH 综合征所致者，可伴明显高血压与低血钾，但临床综合征可作鉴别。②先天性肾上腺皮质增生症中，有 11-β 羟化酶和 17-α 羟化酶缺陷者都有高血压和低血钾，前者高血压、低血钾系大量去氧皮质酮引起，于女性引起男性化，于男性引起性早熟，后者雌、雄激素与皮质醇均降低，女性性发育不全，男性呈假两性畸形。

2. 先天性 11β-羟类固醇脱氢酶缺陷　亦称表象性盐皮质激素过多综合征（AME）。先天性 11β-羟类固醇脱氢酶（11β-HSD）催化皮质醇转化为无活性的皮质素，从而调节皮质醇水平。该酶缺陷可引起明显的盐皮质激素增多症，使肾小管处的皮质醇可与盐皮质激素受体结合发挥盐皮质激素活性，从而引起盐皮质激素过多的临床表现。本病为常染色体隐性遗传性疾病，多见于儿童和青年人。临床表现近似原发性醛固酮增多症，有高血压、低血钾、碱血症。最初表现为血浆肾素活性降低，醛固酮降低，11-去氧皮质酮降低，尿 17-羟皮质类固醇及游离皮质醇轻度升高，尿中四氢皮质醇、别四氢皮质醇（皮质醇代谢物）与四氢可的松（皮质素代谢物）比值增加，但血浆皮质醇正常。用螺内酯治疗有效，用地塞米松治疗也有效。

3. Liddle 综合征　为先天性肾远曲小管重吸收钠增多引起的综合征（又称肾潴钠过多综合征），系常染色体显性遗传性疾病。此症为家族性，男女均可得病，有高血压、低血钾、碱中毒，但尿呈酸性，醛固酮排量和血浆肾素活性均降低。螺内酯不能纠正失钾，地塞米松治疗无效，氨苯蝶啶治疗有效，剂量为每次 100 mg，每日服 3 次，待血钾、血压正常，改用维持量，每次 50 mg，每日服 1~2 次。

4. Bartter 综合征　由肾小球球旁细胞增生所致，分泌大量肾素，继发醛固酮增高，引起失钾性低血钾症。由于细胞外液容量不足，对血管紧张素 Ⅱ 反应低下，患者不伴有高血压。本病有家族性，呈常染色体隐性遗传，发病机制不明，有人认为是肾小管回吸收钠和氯失常所致或前列腺素 E 及血管舒缓素分泌增高所致，治疗可给予高氯化钠饮食、补钾及吲哚美辛（消炎痛）等。

5. 肾素瘤　由肾小球球旁细胞瘤分泌大量肾素，引起高血压和低血钾，多见于青少年，高血压严重，血浆肾素活性甚高，血管造影、CT、B 超等可显示肿瘤，切除肿瘤后可治愈。

6. 药物　甘草制剂、甘珀酸（生胃酮）及避孕药等均可引起高血压和低血钾，病史有助于鉴别。

7. 原发性高血压　患者服用失钾利尿剂或伴慢性腹泻而失钾，可根据病史鉴别。此外：①高血压病的恶性型。②肾动脉狭窄所致高血压。③一侧肾萎缩，也可引起继发性肾素增高，致继发性醛固酮增多。

六、治疗策略及评价

原发性醛固酮增多症的治疗主要包括手术治疗和药物治疗。对于一侧肾上腺有醛固酮优势分泌的患者，具备手术条件且有手术意愿者，首先考虑行腹腔镜下单侧肾上腺切除术。手术前患者应当常规口服螺内酯，以控制高血压并纠正低钾血症，术后尽早测定血浆醛固酮及肾素活性，监测血压和血钾水平，适时停止补钾和安体舒通，如需要，减少降压药的用量。

对于无手术指征或不愿手术者或术后血压未完全降至正常的原发性醛固酮增多症患者则采用药物治疗。盐皮质激素受体（MR）拮抗剂是原发性醛固酮增多症治疗的首选药物，其在有效降压的同时，还有独立于降压的靶器官保护作用。使用最普遍的是螺内酯，该药最常见的不良反应是男性乳房发育、女性月经紊乱等，因此长期服药应使用小剂量，每天 25～50 mg。依普利酮是 MR 的选择性拮抗剂，起始剂量 25 mg，每日两次，其拮抗 MR 的功效是螺内酯作用的 60%，无雄激素及孕激素拮抗作用，耐受性好，因此可作为不能耐受螺内酯的原发性醛固酮增多症患者替代治疗用药，但依普利酮价格较贵，且循证证据相对较少。上述 2 种药物在慢性肾脏疾病Ⅲ级的患者中应慎用，Ⅳ级者则禁用。

除了 MR 拮抗剂外，还可以使用阿米洛利，以助于纠正血钾和降压。加用钙离子拮抗剂等降血压药物以控制血压。原发性醛固酮增多症患者的肾素被抑制，因此 β 受体阻滞剂、ACEI 和 ARB 等药物的疗效不一定理想。对于 GRA 患者，可使用小剂量的糖皮质激素治疗来控制高血压并纠正低血钾，通常成人口服地塞米松，每日 0.5～1 mg，用药后 3～4 周症状缓解。

研究显示，醛固酮瘤患者一侧肾上腺手术后，超过 30% 的患者治愈，即低血钾纠正，血压降至 140/90 mmHg 以下，不需服用降压药物；超过 70% 的患者从中受益，包括低血钾纠正，减少降压药物使用数量，血压容易控制等。特醛症手术后低血钾大多可被纠正，但高血压下降往往不满意，目前此类患者多不行手术治疗。ACTH 依赖型需长期地塞米松治疗。

由于醛固酮具有独立于血压以外的不良作用，因此，未经治疗的原发性醛固酮增多症患者与原发性高血压患者比较，发生心肌梗死、脑卒中、糖尿病的危险明显增高。本症如能及早诊治，大多患者可获良效。

（李　荔　罗迎霞）

第二节　继发性醛固酮增多症

继发性醛固酮增多症（继醛症）是由肾上腺外的原因引起肾素-血管紧张素系统兴奋，肾素分泌增加，导致醛固酮继发性的分泌增多，并引起相应的临床症状，如高血压、低血钾和水肿等。

一、病因

1. 有效循环血量下降所致肾素活性增多的继醛症

（1）各种失盐性肾病：如多种肾小球肾炎、肾小管性酸中毒等。

（2）肾病综合征。

（3）肾动脉狭窄性高血压和恶性高血压。

（4）肝硬化合并腹腔积液以及其他肝脏疾病。

（5）充血性心力衰竭。

（6）特发性水肿。

2. 肾素原发性分泌增多所致继醛症

（1）肾小球旁细胞增生（Bartter 综合征）、Gitelman 综合征。

（2）肾素瘤（球旁细胞瘤）。

（3）血管周围细胞瘤。

（4）肾母细胞瘤。

二、病理生理特点

1. 肾病综合征、失盐性肾脏疾病，由于缺钠和低蛋白血症，有效循环血量减少，球旁细胞压力下降，使肾素-血管紧张素系统激活，导致肾上腺皮质球状带分泌醛固酮增加。

2. 肾动脉狭窄时，入球小动脉压力下降，刺激球旁细胞分泌肾素。

3. 醛固酮85%在肝脏代谢分解，当患有肝硬化时，对醛固酮的清除能力下降，血浆醛固酮半衰期延长，由30分钟延长至60~90分钟。同时由于腹腔积液的存在，刺激球旁细胞肾素分泌增多，两者均可导致患者醛固酮水平明显增高。

4. 特发性水肿是由不明原因的水盐代谢紊乱所致，水肿所产生的有效循环血量下降刺激肾素分泌增多，导致醛固酮水平增高。

5. 心力衰竭可以使醛固酮的清除能力下降，且有效循环血量不足，均可兴奋肾素-血管紧张素系统，使醛固酮的分泌增加。

6. Batter综合征（BS）　系常染色体显性遗传疾病，是Batter于1969年首次报道的一组综合征，主要表现为高血浆肾素活性、高血浆醛固酮水平、低血钾、低血压或正常血压、水肿、碱中毒等。病理显示患者的肾小球旁细胞明显增多，主要是肾近曲小管或髓袢升支对氯离子的吸收发生障碍，并伴有镁、钙的吸收障碍，使钠、钾离子重吸收被抑制，引起体液和钾离子丢失，导致肾素分泌增加和继发性醛固酮增多；前列腺素产生过盛；血管壁对血管紧张素Ⅱ反应缺陷；肾源性失钠、失钾；血管活性激素失调。

目前临床上将BS分为3型。①经典型：幼年或儿童期发病，有多尿、烦渴、乏力、遗尿（夜尿增多），也有呕吐、脱水、肌无力、肌肉痉挛、手足搐搦、生长发育障碍。不治疗者可出现身材矮小。尿钙正常或增高，肾脏无钙质沉着。②新生儿型：多发病于新生儿，也可在出生前被诊断。胎儿羊水过多，胎儿生长受限，大多婴儿为早产。出生后几周可有发热、脱水，严重时可危及生命。部分患儿伴有面部畸形、生长发育障碍、肌无力、癫痫、低血压、多饮、多尿。儿童早期被诊断前通常有严重的电解质紊乱和相应的症状。常因高尿钙，早期即有肾脏钙质沉着。③变异型：即Gitelman综合征（GS）。发病年龄较晚，多在青春期后或成年起病，症状轻。有肌无力、肌肉麻木、心悸、手足搐搦。生长发育不受影响。部分患者无症状，可有多饮、多尿症状，但不明显。部分患者有软骨钙质沉积，表现为受累关节肿胀疼痛。是BS的一个亚型，但目前也有人认为GS是一个独立的疾病。

7. Gitelman综合征（GS）　Gitelman等报道了3例不同于BS的生化特点的一种疾病，除了有低血钾性代谢性碱中毒外，还伴有低血镁、低尿钙、高尿镁。血总钙和游离钙正常。尿钙肌酐比（尿钙/尿肌酐）≤0.12，而BS患者尿钙肌酐比>0.12。GS患者100%有低血镁，尿镁增多，绝大多数 PGE_2GE_2 为正常。

8. 肾素瘤　肿瘤起源于肾小球旁细胞，也称血管周细胞瘤。肿瘤分泌大量肾素，可引起高血压和低血钾。本病的特点：①患者年龄轻，但高血压严重。②有醛固酮增多症的表现，有低血钾。③肾素活性明显增加，尤其是肿瘤一侧肾静脉血中。④血管造影可显示肿瘤。

9. 药源性醛固酮增多症　甘草内含有甘草次酸，具有潴钠排钾作用。服用大量甘草者，可并发高血压、低血钾，血浆肾素低，醛固酮的分泌受抑制。

三、临床表现

继发性醛固酮症由多种疾病引起，各有其本身疾病的临床表现，下述为本症相关的表现。

1. 水肿　原有疾病无水肿，出现继醛症时一般不引起水肿，因为有钠代谢"脱逸"现象。原有疾病有水肿（如肝硬化），发生继醛症可使浮肿和钠潴留加重，因为这些患者钠代谢不出现"脱逸"现象。

2. 高血压　因各种原因引起肾缺血，导致肾素-血管紧张素-醛固酮增加，高血压发生。分泌肾素的肿瘤患者，血压高为主要的临床表现。而肾小球旁细胞增生的患者，血压不高为其特征。其他继醛症患者血压变化不恒定。

3. 低血钾　继醛症的患者往往都有低血钾。

四、实验室检查与特殊检查

1. 血清钾为 1.0~3.0 mmol/L，血浆肾素活性多数明显增高，在 27.4~45.0 ng／（dL·h）［正常值 1.02~1.75 ng／（dL·h）］；血浆醛固酮明显增高。

2. 24 小时尿醛固酮增高。

3. 肾上腺动脉造影，目的是了解有否肿瘤压迫情况。

4. B 型超声波探查对肾上腺增生或肿瘤有价值。

5. 肾上腺 CT 扫描，磁共振检查是目前较先进的方法，以了解肿瘤的部位及大小。

6. 肾穿刺，了解细胞形态，能确定诊断。

五、治疗

1. 手术治疗　手术切除肾素分泌瘤后，可使血浆高肾素活性、高醛固酮症、高血压和低血钾性碱中毒所致的临床症状恢复正常。

2. 药物治疗

（1）维持电解质的稳定：低钾的患者补充钾盐是简单易行的方法，口服或静脉输注或肛内注入。手足搐搦或肌肉痉挛者可给予补钙、补镁。

（2）抗醛固酮药物：螺内酯剂量根据病情调整，一般每天用量 60~200 mg。螺内酯可以拮抗醛固酮作用，在远曲小管和集合管竞争抑制醛固酮受体，增加水和 Na^+、Cl^- 的排泄，从而减少 K^+、H^+ 的排出。

（3）血管紧张素转换酶抑制药：ACEI 应用较广，它可有效抑制肾素-血管紧张素-醛固酮系统，阻断 AT Ⅰ 向 AT Ⅱ 转化，有效抑制血管收缩，减少醛固酮分泌，帮助预防 K^+ 丢失。同时还可降低蛋白尿、降低高血压等作用。

（4）非甾体消炎药：吲哚美辛应用较广，它可抑制 PG 的排泄，并有效抑制 PG 刺激的肾素增高，保持血压对血管紧张素的反应性。另外，还有改善患儿生长发育的作用。GS 患者因 PGE_2GE_2 为正常，故吲哚美辛 GS 无效。

六、预后

BS 和 GS 两者均不可治愈，多数患者预后较好，可正常生活，但需长期服药。

（孟祥华）

第三节 嗜铬细胞瘤

嗜铬细胞瘤是一种通常发源于肾上腺嗜铬细胞的肿瘤，可引起儿茶酚胺过度产生。因用含铬盐的固定液固定标本时，胞质内呈现出黄褐色的嗜铬颗粒而命名。肾上腺外交感及副交感神经节的肿瘤为肾上腺外副神经节瘤。典型嗜铬细胞瘤临床上引起高血压伴有"头痛、心悸、出汗"三联症，诊断不难。但嗜铬细胞瘤临床表现错综复杂，存在许多不典型的表现，如腹痛、呕吐、气促、心力衰竭、低血压甚至猝死，若不及时诊断，贻误治疗，可造成严重的心、脑、肾血管损害，治疗棘手，预后差，最终多可致残、致死，造成巨大的社会及经济负担。本病确切的发病率尚不清楚，估计约占高血压患者的 1%。随着诊断水平及对该病认识的不断提高，其患病率也逐渐提高。据尸检资料，发病率为 0.3%～0.95%，而生前误（漏）诊高达 75%，亟应予以重视。嗜铬细胞瘤可发生于任何年龄，常见于 40～50 岁，女性略多于男性，但在儿童，男孩占 2/3。

嗜铬细胞瘤是内分泌性高血压的重要原因，在众多高血压人群中占有相当的比例，而且，嗜铬细胞瘤是可治愈的继发性高血压病因之一，但常常被忽视。因此，临床诊断的关键在于要考虑到其可能性，早期发现、正确诊断、及时治疗嗜铬细胞瘤患者具有重要的临床意义。

一、概述

（一）概念及分类

1. 历史回顾　1886 年，Felix Frankel 首次报道了 1 例嗜铬细胞瘤病例。该患者是一名叫 Minna Roll 的 18 岁女性。1883 年冬发病，表现为 3 次突发的心悸、焦虑、眩晕、头痛、恶心、便秘和乏力。1884 年 12 月 11 日收入 Freiburg 医院，10 天后去世。入院时，其营养不良、面色苍白，伴有心搏加速及脉搏有力，上腹部搏动感，光敏及瞳孔扩大。尿检发现蛋白尿、管型及血尿。视网膜镜检查发现视盘水肿、黄白色浸润、多发出血及黄斑水肿。在住院期间，患者出现阵发性心搏加速（达到 180 次/分钟）、出汗、头痛、呕吐、视力下降、心律失常、鼻出血、焦虑，最后严重的胸痛。两位病理学医师对尸检结果进行了研究，显示该患者存在长期高血压的表现，包括多发脏器出血，甲状腺肿，左侧肾上腺拳头大小的肿块及右侧肾上腺结节。当时诊断为肾上腺肉瘤及血管肉瘤。2006 年考虑患者发病年龄轻，双侧肾上腺病变，Neumann 医师怀疑其遗传性嗜铬细胞瘤的可能。通过现代分子生物学技术进行基因检测，发现该患者的四位健在亲属均存在 RET 基因突变，这提示该患者及其家系患有 2 型多发性内分泌腺瘤病。1912 年，德国病理学家 Ludwig Pick 首次提出"嗜铬"的概念，并沿用至今。

2. 嗜铬细胞瘤和副神经节瘤　根据世界卫生组织（WHO）肿瘤分类的定义，嗜铬细胞瘤是指起源于肾上腺髓质的嗜铬细胞的肿瘤；是肾上腺内交感副神经节瘤。而副神经节瘤或肾上腺外嗜铬细胞瘤是指起源于交感和副交感神经节的嗜铬细胞的肿瘤，主要位于 3 个部位：①Zuckerkandl 体，即肠系膜下动脉根部的一个交感神经节。②交感神经丛，主要见于膀胱、肾脏及心脏。③中纵隔的交感神经节。根据其定义的差异，强调了两者重要的不同之处，肾上腺嗜铬细胞瘤恶性程度低，常见于特定的遗传性综合征等。与肾上腺及肾上腺外交感神经节起源的肿瘤不同，副交感组织来源的肿瘤极少分泌儿茶酚胺。

（二）分类

以往观点认为，嗜铬细胞瘤是"10%的肿瘤"。根据肿瘤的血压变化，10%为血压正常；根据肿瘤的部位，10%为双侧性，10%为肾上腺外肿瘤（其中10%为腹腔外）；根据肿瘤的良恶性，10%为恶性；据肿瘤的遗传性，10%为遗传性。然而，近期的临床及基础研究对上述观点提出了挑战。

首先，随着腹部B超、CT及MRI等影像学技术的广泛应用，肾上腺意外瘤患者越来越多，他们中有部分为血压正常的嗜铬细胞瘤患者。其次，虽然良恶性肿瘤的鉴别诊断仍是一难题，但肾上腺外肿瘤或带有SDHB基因突变患者中，其恶性比例远远超过10%。最后，超过20%的患者存在导致嗜铬细胞瘤或副神经节瘤的基因突变。对散发性嗜铬细胞瘤患者进行RET、VHL、SDHD或SDHB基因筛查是有益的，尤其是对诊断年龄低于50岁、双侧、多发、恶性和（或）肾上腺外副神经节瘤患者。

（三）流行病学

由于嗜铬细胞瘤是一种少见的内分泌肿瘤，加之其临床表现可多种多样，不易发现，而确诊依赖手术病理，因此，普遍人群流行病学方面资料较少。

根据美国Mayo临床中心资料，嗜铬细胞瘤的年发病率为（3~8）/100万。嗜铬细胞瘤可发生于任何年龄，但最多见于40~50岁，女性略多于男性。但在儿童人群中，男孩占2/3。

有国外学者研究发现嗜铬细胞瘤在高血压人群中的患病率约为1.9%。中国目前有约2亿高血压患者，如按此患病率计算，则应发现将近400万嗜铬细胞瘤患者。因此，进一步阐述嗜铬细胞瘤可能出现的症状及简便的实验室检测手段对临床医生有很高的指导意义。

（四）分子病因学

1947年，Calkins和Ho Ward首先注意到家族遗传倾向的嗜铬细胞瘤，1965年Williams报告17例嗜铬细胞瘤中，6例有家族史，说明有遗传性嗜铬细胞瘤的存在。研究表明，嗜铬细胞瘤可以伴随其他肿瘤出现在原癌基因RET突变导致的多发性内分泌腺瘤综合征Ⅱ型（MEN2）中；VHL基因突变导致的von Hippel-Lindau（VHL）病中；SDHB、SDHC和SDHD基因（SDHB1p35~p36.1，SDHC1q21，SDHD11q23）突变导致的遗传性副神经节瘤综合征4、3和1型以及较为少见的NF1基因突变导致的神经纤维瘤病（NF1）中。有报道，在散发嗜铬细胞瘤中有超过20%的患者存在VHL、RET、SDHD或SDHB基因突变，这提示对散发性嗜铬细胞瘤患者进行基因筛查十分必要。

1. 多发性内分泌腺瘤病2型（MEN2）　MEN是一种常染色体显性遗传综合征，可以分为MEN1和MEN2两类。MEN1主要表现为原发性甲状旁腺功能亢进、胰岛细胞肿瘤及垂体肿瘤，一般无嗜铬细胞瘤。MEN2分为MEN2A及MEN2B两类。M2A主要表现为甲状腺髓样癌、嗜铬细胞瘤和甲状旁腺功能亢进症。MEN2B主要表现为甲状腺髓样癌、黏膜神经节细胞瘤和嗜铬细胞瘤。在MEN患者中，嗜铬细胞瘤的平均诊断年龄在30~40岁，几乎所有原发肿瘤位于肾上腺，恶性嗜铬细胞瘤<5%。在诊断时，约30%为双侧病变，而50%单侧病变患者在10年内发生对侧肾上腺嗜铬细胞瘤。原癌基因RET的突变导致MEN2的发生。RET基因位于10号染色体长臂11位点。RET编码跨膜受体酪氨酸激酶，激活多条细胞内信号通路，包括RAS/ERK，磷脂酰肌醇（-3）激酶PI3K/AKT，以及磷脂酶C通路。有研究发现，我国MEN2患者的RET基因突变局限在634和918密码子。高达50%MEN2患者发生嗜铬细胞瘤，以分泌肾上腺素为主，表现为阵发性心悸、紧张、头痛及焦虑。虽然MEN2的主要特点是几乎100%的

病例均表现出甲状腺髓样癌，但是嗜铬细胞瘤仍然可以作为 MEN2 的首发症状。

2. von Hipple-Lindeau 病（VHL 病） VHL 病是一种常染色体显性遗传肿瘤综合征，发病率为（2~3）/100 万人。其特点是发生在实质以及神经脊起源器官的高度血管化肿瘤。例如，肾脏、睾丸、胰腺囊肿、肾细胞癌、胰岛细胞肿瘤、中枢神经系统成血管细胞瘤、内淋巴管肿瘤以及肾上腺肿瘤。VHL 病以嗜铬细胞瘤的有无分为 2 型。1 型不发生嗜铬细胞瘤。2 型表现出嗜铬细胞瘤，占 10%~34%，2 型又分为 A、B、C 3 个亚型。2A 中肾癌的发生率低，而 2B 中较高，2C 仅表现为嗜铬细胞瘤。VHL 基因为抑癌基因，位于 3 号染色体短臂 25 位点。VHL 基因产物（pVHL）共有 2 种，pVHL30（213 个氨基酸）和 pVHL19（160 个氨基酸）。VHL 蛋白是一个小分子蛋白，但在多个系统中发挥不同组织特异性作用，包括血管生成、细胞外基质的形成、微管稳定及细胞周期调控。VHL 蛋白的最主要功能是下调低氧诱导因子（hypoxiainducible factor-1，2 即 HIF1 和 HIF2）的转录因子的活性，以此调节血管生成。

3. 神经纤维瘤病 1 型（NF1） NF1 是一种常染色体显性遗传疾病，临床表现为神经纤维瘤、咖啡牛奶斑、虹膜错构瘤及腹股沟和腋下雀斑状色素沉着。NF1 中嗜铬细胞瘤较为少见，发生率为 0.1%~5.7%。在伴发高血压的 NF1 患者中，嗜铬细胞瘤的发生率高达 20%~50%。NF1 相关嗜铬细胞瘤中，84.2% 为肾上腺性，6% 为肾上腺外，16% 表现为多发性肿瘤。嗜铬细胞瘤以分泌去甲肾上腺素为主。NF1 基因为抑癌基因，位于 17 号染色体长臂 11 位点，长约 350 kb，共有 51 个外显子。NF1 基因编码蛋白为神经纤维瘤蛋白，具有 GTP 酶活性蛋白，与 GAP 同源。通常主要起 ras 负调节作用。通过增加 GTP 向 GDP 转化，使 p21ras 活性下降。NF1 蛋白功能丢失使 p21ras 持续激活，最终通过 MAPK 通路导致细胞过渡增殖，引起肿瘤的发生。由于 NF1 基因大小及其外显子的特点，NF1 的诊断主要通过临床诊断。一般不在散发性嗜铬细胞瘤患者中进行 NF1 基因筛查。

4. 副神经节瘤综合征（PGL 综合征） 副神经节瘤的发病率为（1~2）/10 万人，其中遗传性比例占 10%~50%。根据致病基因，副神经节瘤综合征可以分为 4 型，PGL1~4 型。PGL2 的致病基因尚未确定，其余 3 型 PGL 的致病基因均是线粒体复合物Ⅱ的亚单位，分别为 SDHD、SDHC 和 SDHB。线粒体复合物Ⅱ在线粒体电子转运、三羧酸循环和有氧呼吸链中起重要作用。

PGL1 型是一种常染色体显性遗传综合征，主要表现为多发性头颈部副交感副神经节瘤和良性副神经节瘤。在德国、波兰人群中，34 例 SDHD 突变相关的神经节瘤中，74% 为多发性副神经节瘤；53% 为肾上腺嗜铬细胞瘤；79% 为头颈部副交感副神经节瘤。SDHD 突变携带者的肿瘤平均诊断年龄为 30.6 岁，另一研究显示到 40 岁，约 69% SDHD 突变携带者被确诊为头颈部副交感副神经节瘤；到 60 岁，约 35% 被确诊为交感副神经节瘤。在 PGL1 型中，肾上腺外和多发性肿瘤的比例较高，达 36%。嗜铬细胞瘤 PGL1 型是由 SDHD 基因失活引起线粒体复合物Ⅱ结构紊乱所导致的。SDHD 是颈动脉体内氧感应细胞中的重要组成部分。SDHD 基因功能丢失与长期缺氧相似，最终导致细胞增殖。SDHD 基因失活还与血管生成因子如 VEGF 的高表达有关。

PGL3 型主要表现为头颈部副交感神经节瘤。SDHC 基因突变的患者较为少见。一般来说，SDHC 突变所致的副神经节瘤与良性散发性副神经节瘤相似。然而，有报道 1 例位于颈动脉分叉处的恶性分泌儿茶酚胺的副神经节瘤。以往认为 SDHC 突变只与头颈部副交感副神经节瘤相关，近年来有肾上腺及肾上腺外副神经节瘤的报道。

PGL4 型是一种常染色体显性遗传综合征，主要表现为肾上腺外副神经节瘤。SDHB 突变导致 PGL4 型中恶性的比例较高，可达 34%~70%。约 1/3 患者在初次诊断时存在转移病灶，恶性副神经节瘤患者的 5 年生存率为 34%～60%，且 SDHB 突变是一个独立的预测因子。SDHB 基因突变使线粒体复合物 Ⅱ 结构失去稳定性，并可能激活低氧/血管生成途径，导致肿瘤生成，与恶行肿瘤、转移和局部复发有关。

5. 散发性嗜铬细胞瘤的分子生物学研究　绝大多数嗜铬细胞瘤和副神经节瘤以散发性存在，表现为成人发病，多为单侧的单一肿瘤，没有遗传性肿瘤综合征的表现或家族史。近年来，对散发性嗜铬细胞瘤患者进行的基因筛查中，同样发现了基因突变的存在。Neumann 等报道，在 271 例散发性嗜铬细胞瘤中，有高达 24%患者具有 RET、VHL、SDHD 或 SDHB 基因突变，其比例分别为 5%、11%、4%和4%。其他不同国家的研究也在散发嗜铬细胞瘤中发现以上 4 个基因的突变。同时，Birke 等也报道，在27 例没有 RET、VHL、SDHD、SDHB 基因突变的散发性嗜铬细胞瘤患者中，有 1 例存在 NF1 基因突变（4%）。严密的临床观察和随访证实了该患者具有典型 NF1 表现。因此，在没有发现 VHL、RET、SDHD 或 SDHB 基因突变的双侧肾上腺嗜铬细胞瘤患者中，应该进行更加仔细的体检以发现能够提示NF1 的体征。在这些具有基因突变的患者中，具有发病年龄早的特点。在 10 岁以下发病者中，70%具有种系突变，而这一比例在 60 岁以上发病者中降至 0%。在 18 岁以下发病者中，42%具有 VHL 基因突变。77%的 VHL 基因突变为 20 岁以下发病。相对而言，具有 SDHB 或 SDHD 基因突变患者中，39%在30 岁以后发病。而且在随访过程中，13 名 RET 基因突变者中，有 12 人出现了甲状腺髓样癌。30 名VHL 基因突变者中 10 人出现了典型的 VHL 病表现。同时，对其家属的随访中也发现了较高比例（46%和 40%）的阳性家族史。我国学者研究发现，在散发性嗜铬细胞瘤患者中，15.3%患者存在基因改变，其中，RET 基因 4.0%，SDHB 基因 5.1%，SDHC 和 SDHB 基因均为 0.6%，VHL 基因 4.0%。SDHB 突变患者中恶性肿瘤比例较高，而 VHL 和 RET 突变患者中，双侧病变者较多。

那么哪些嗜铬细胞瘤患者需要进行基因筛查呢？首先，所有具有阳性家族史或临床症状提示遗传性嗜铬细胞瘤或副神经节瘤综合征的患者都应该进行基因筛查。其次，双侧或多发性肾上腺嗜铬细胞瘤患者。肾上腺内多发病灶提示 RET 或 VHL 基因突变。如果这两个基因为阴性，则应该进行 SDHD 或SDHB 基因检查。再次，交感副神经节瘤患者，尤其是多发肿瘤患者。最后，对于发病年龄<20 岁的患者应进行基因筛查。通过对散发性患者进行基因筛查，如果有基因突变发现，则应对其父母及兄弟姐妹进行筛查。若其家属具有相同的基因突变，则应对其所有家属进行基因筛查。若家属中没有突变，则提示患者的突变为一新的突变，应该对其子女进行筛查。我国研究认为，40 岁以下患者的基因突变比例明显高于年长者，故均应进行基因筛查。

（五）发病机制

肾上腺髓质起源于神经嵴的外胚层，细胞向两侧移行，分化成交感神经细胞和嗜铬细胞。交感神经细胞形成脊柱旁和主动脉前的交感神经节，节后交感神经元由此逐渐生长发育。嗜铬细胞则向发育中的肾上腺皮质移行并进入皮质内，形成肾上腺髓质。另一部分与交感神经系统的发生密切相关的外胚层细胞形成了肾上腺外的嗜铬细胞群或嗜铬体。肾上腺外嗜铬细胞大部分位于腹主动脉前交感神经丛或脊柱旁交感神经链处。在胚胎期，嗜铬细胞呈多处分布；到成年期，保留的一般只有肾上腺髓质的嗜铬细胞。

肾上腺髓质由皮质所包围，总重量约为 1.0 g，占双侧肾上腺体积的 10%左右。髓质几乎全部为排列成索的髓质细胞组成，细胞索间含神经、结缔组织和血管。髓质细胞呈多边形，如用含铬盐的固定液固定标本，胞浆内呈现出黄褐色的嗜铬颗粒，因而髓质细胞又称为嗜铬细胞。电镜下，髓质细胞最显著的特征是胞浆内含有许多被电子密度较高的质膜所包被的分泌颗粒，直径为 1～300 nm，与交感神经末梢所含的颗粒类似。根据颗粒内所含物质的差别，髓质细胞被分为两类。一类为 E 细胞，颗粒内含肾上腺素（E）。在人类，肾上腺髓质储备的 85% 左右是 E。另一类为 NE 细胞，颗粒内含去甲肾上腺素（NE）。

交感嗜铬系统产生的重要生物活性物质统称为儿茶酚胺，包括多巴胺、去甲肾上腺素和肾上腺素。E 主要由肾上腺髓质产生，在中枢或交感神经节含量较小。NE 分布广，主要在周围交感神经和中枢神经系统，少量在肾上腺髓质和肾上腺外嗜铬细胞。DA 在脑组织特别是基底节和正中隆突的浓度高，也存在于中枢神经系统以外的交感神经节、神经元、颈动脉体和一些肠嗜铬细胞中，DA 在周围神经含量少。肾上腺髓质分泌的肾上腺素多于去甲肾上腺素和多巴胺，因绝大多数嗜铬细胞瘤具有酪氨酸转化为儿茶酚胺的多种催化酶，合成并分泌过多的去甲肾上腺素和肾上腺素，但大多以去甲肾上腺素为主。部分患者只分泌去甲肾上腺素。少数患者只分泌肾上腺素。极少数患者分泌多巴胺、多巴，甚至血清素。还有少数患者同时释放多巴胺 β 羟化酶、嗜铬素粒 A（chromogranin A）。还有报道某些嗜铬细胞瘤释放血管活性肠肽（VIP）、鸦片类肽（如脑啡肽、β 内啡肽）、α-MSH 及 ACTH。不同生物活性物质产生相应的症状，致使嗜铬细胞瘤可有多种多样的表现。交感神经节后纤维只分泌去甲肾上腺素和多巴胺。脑及其他交感系统的嗜铬细胞也分泌一定量的儿茶酚胺。

肾上腺嗜铬细胞瘤绝大多数为单个腺瘤，右侧多于左侧，肿瘤的大小相差悬殊。据文献报道，小则仅镜下可见，大则可达 4 kg。然而 70% 肿瘤 <70 g，平均直径 5 cm。

二、临床表现

嗜铬细胞瘤由于持续及（或）脉冲式释放大量儿茶酚胺，少数患者同时或只分泌其他胺类或生物活性物质，作用在不同的肾上腺能受体，使嗜铬细胞瘤的表现复杂多变，但绝大多数患者呈以下表现。

1. 高血压症群 临床上主要有以下两型。

（1）阵发性高血压：约占 1/3。此型症状突出，易于被认识。发作时血压突然上升，发作时或发作后常伴有"头痛、出汗、心悸"三联征，约 90% 患者出现典型三联征中的两项或以上。头痛一般突然发作，为搏动性双侧性头痛，一般 1 小时内消失。其他常见的表现有紧张或焦虑，面色苍白，恐惧感或濒死感，甲状腺功能亢进症样震颤，恶心、呕吐、便秘、虚弱或衰竭，胸痛或腹痛，呼吸困难、潮热、头晕、视物模糊、瞳孔散大、感觉异常等。部分患者可有一过性四肢厥冷，心电图示一过性心律失常、心肌损害或缺血。少数患者可发生急性肺水肿，甚至可因凶险的心律失常和（或）急性心肌梗死而猝死。阵发性高血压型患者发作的频率和时间因人而异，可数周至数月 1 次，每次历数十秒至数十分钟，且有发作渐趋频繁及发作时间越来越长的倾向。虽然发作频率与时间不同，但同一患者每次发作的症状和顺序基本相似。必须警惕的是，极少数阵发性发作患者可因血管强烈收缩而使血压假性下降甚至测不出，致使误诊为休克，静脉强烈收缩可致手臂静脉不能察见。

以下情况的高血压尤应考虑本病的诊断：①血压波动幅度大，尤其是阵发性高血压与低血压交替出现（可能由于血压极度升高后反射性兴奋迷走中枢；或者嗜铬细胞瘤释放多巴胺，消除去甲肾上腺素的升压作用；或者以结合型多巴胺为主，后者与血压呈反相关）。②伴抽搐，或直立性低血压，或原因不明的休克：个别嗜铬细胞瘤瘤体出血坏死，常表现为剧烈腹痛，血压急剧升高，继而因儿茶酚胺突然释放减少而发生难治性休克，此类患者多诱发于用抗凝药后。③未经治疗的高血压患者出现直立性低血压，尤其伴心动过缓（可能因立位儿茶酚胺大量释放，抑制交感神经反射，或过量儿茶酚胺使肾上腺素能受体敏感性降低，或血浆容量减少，或去甲肾上腺素代谢产物的假性神经递质作用，或肿瘤生成的扩血管物质）。④发作时伴一过性高血糖，白细胞计数及中性粒细胞增高以及发热等高代谢状态。⑤急进性高血压，伴视力及心功能减退。⑥短期内高血压频频发作，迅速恶化，并常并发心、脑、肾器官损害及昏迷甚至死亡，称急性嗜铬细胞瘤儿茶酚胺危象。多需急症手术抢救。⑦按摩或挤压腹部，特殊姿势，腹压增高（如用力排便、分娩或性交），运动，精神刺激，某些药物（如拟交感神经药、组胺、单胺氧化酶抑制药，胰高糖素、酪胺、吗啡、纳洛酮、箭毒类、甲氧氯普胺、三环类抗抑郁药、某些降压药、酚噻嗪等），以上情况诱发的严重阵发性高血压。⑧手术、创伤、插管、麻醉、分娩、血管造影时血压骤升或出现休克。⑨对一般降压药（如 β 肾上腺素能阻滞药、肼屈嗪等）效果不佳，特别是出现反常性血压升高。

（2）持续性高血压：约占半数，且是儿童嗜铬细胞瘤高血压的最常见表现。症状较轻，酷似原发性高血压，因而易被忽略。此型患者可一开始呈持续性，也可由阵发性发展至持续性。但多数患者由于血循环中儿茶酚胺浓度的变化而使血压有较大的波动，若血压波动大；或阵发性加剧；或出现直立性低血压；拟诊"原发性高血压"，而眼底检查有 Ⅲ 或 Ⅳ 级视网膜病变；或出现上述 9 项中任一特征；儿童高血压；有嗜铬细胞瘤家族史者，均应考虑为本病。由于长期儿茶酚胺作用，嗜铬细胞瘤患者可出现扩张性心肌病，肿瘤切除后可恢复。有报道嗜铬细胞瘤合并心肌炎，病理表现为炎症细胞浸润，尤其是血管旁以及收缩带坏死。心电图异常可有左室肥厚、窦性心动过速、T 波倒置等。

目前，随着影像学检查的普及，越来越多的肾上腺意外瘤被诊断。不论其有无症状或体征，均应该对这些意外瘤患者进行嗜铬细胞瘤检查。这些患者无典型嗜铬细胞瘤的临床表现，血压多正常，占嗜铬细胞瘤患者 1/5 以下，应引起重视。

2. 高代谢率状态　更易见之于同时分泌去甲肾上腺素和肾上腺素或单分泌肾上腺素的嗜铬细胞瘤。可表现为以下症群。

（1）阵发性高血压发作时，由于产热多于散热，可有发热，体温升高多在 1~2℃，偶有高热，患者多不伴寒战，部分患者因多汗而体温上升不明显。

（2）由于肝糖原分解加速及胰岛素分泌抑制，可有高血糖，糖尿及葡萄糖耐量异常等表现。

（3）基础代谢率增高，但甲状腺激素水平正常。

（4）由于长期肌糖原分解，乳酸生成增多，并在肝脏中转化为肝糖原，致使肌肉消耗、肌无力、疲乏软弱。

（5）由于脂肪分解加速，游离脂肪酸增高，胆固醇也可增高，脂肪组织减少，体重减轻。脂质代谢紊乱还可诱发动脉硬化。

三、诊断与鉴别诊断

（一）诊断

嗜铬细胞瘤临床诊断的关键在于要考虑到其可能性。尤其对阵发性或持续性高血压而无肾脏疾病及其他病因的年轻或中年患者，特别是血压波动性大、显著高血压，而对一般降压无效或呈反常性反应以及伴有交感神经过度兴奋或肾上腺素分泌过多的表现者，应高度警惕。诊断有以下 3 个方面。

1. 生化检验　生化诊断的确立依赖于过量儿茶酚胺分泌的证据。目前最常用的方法是检查尿儿茶酚胺，同样亦推荐检查尿儿茶酚胺代谢产物或血浆儿茶酚胺。儿茶酚胺在嗜铬细胞内代谢为间羟肾上腺素类似物（MNs），其与儿茶酚胺的释放无关。因此，血浆或尿液中 MNs 的诊断敏感性优于儿茶酚胺，特别是对儿茶酚胺水平正常的患者可减少假阴性的结果。基于多方面考虑，嗜铬细胞瘤的初步检查应包括血和（或）尿MNs，两者间无明显优劣。

（1）尿儿茶酚胺测定：反映儿茶酚胺的释放量，用荧光计测定。正常尿排量以去甲肾上腺素计<885 nmol/24 h（150 μg/24 h），以肾上腺素计<273 nmol/24 h（50 μg/24 h），以多巴胺计<2 500 nmol/24 h（440 μg/24 h）。非嗜铬细胞瘤的高血压患者大多正常或仅轻度增高。嗜铬细胞瘤持续性高血压型及阵发性高血压发作期常成倍增高，超过正常值2倍以上有诊断意义。尿儿茶酚胺反映整个留尿期的儿茶酚胺释放量，因此，阵发性高血压型非发作期可以正常。进行尿儿茶酚胺测定时，不宜进食有荧光反应的物质，包括香蕉、咖啡、巧克力、香草类食品、四环素、氯丙嗪、奎宁、水杨酸、B族维生素等；还应避免一些药物的干扰，如拟交感神经药、L-多巴、甲基多巴、吗啡，骤停可乐定、拉贝洛尔等；此外，过度刺激、精神紧张、肝功能不全、颅内压增高、癌肿转移等，均可造成假阳性，大剂量芬氟拉明可造成假阴性。服降压药者，宜停药1周以上再行测定。尿儿茶酚胺对嗜铬细胞瘤的诊断敏感性为70%～80%，特异性为80%～90%。

（2）尿香草扁桃酸（VMA）测定：VMA是儿茶酚胺的最终代谢产物，包括肿瘤内进行代谢的儿茶酚胺，用分光光度计测定。正常尿排量为15～35 μmol/24 h（3～7 mg/24 h）。本病患者常显著增高，但VMA受很多因素干扰，有较高的假阳性与假阴性。上述可致尿儿茶酚胺假阳性的药物太多也可造成VMA的假阳性，大量芬氟拉明及乙醇可使之呈假阴性。单胺氧化酶抑制药可使儿茶酚胺及3-甲氧去甲肾上腺素增高，而VMA降低。尿VMA对诊断嗜铬细胞瘤的敏感性为63%，而特异性相对较好为94%。

（3）血浆儿茶酚胺测定：血浆儿茶酚胺反映瞬间的血浆浓度，对于嗜铬细胞瘤阵发性发作时及激发试验血压升高时，有很高的诊断价值。但紧张情绪、各种应激状态、α_2肾上腺素能阻滞药甲基多巴、降低儿茶酚胺清除的药物（如利舍平、胍乙啶）以及扩血管药物等也可使之增高。临床上多用放射酶法测定总儿茶酚胺，敏感性高。高效液相色谱法可区分肾上腺素及去甲肾上腺素，然而敏感性不够高。正常基础值为100～500 pg/mL，500～1 500 pg/mL为可疑诊断，>2 000 pg/mL或基础状态偏高而发作时明显增高，有高度诊断意义。应当指出，血浆儿茶酚胺水平与嗜铬细胞瘤的高血压程度未必平行，个别患者多次测定仅在正常范围的高限或轻度增高，对此类可疑患者宜作可乐定抑制试验。此法有以下缺点：费用昂贵；非发作期不一定升高；家族性多发性内分泌腺瘤病的嗜铬细胞瘤未必增高，需测尿及（或）血的肾上腺素；非嗜铬细胞瘤的发作性高血压血浆儿茶酚胺也可轻度增高。

（4）血浆甲氧基肾上腺素（MN）和甲氧基去甲肾上腺素（NMN）测定：血浆MN和NMN是儿茶酚胺激素的中间代谢产物，与其他儿茶酚胺激素相比较，半衰期更长。MNs具有更大的诊断价值这是因为：①循环中的游离MNs主要来源于肿瘤细胞内的儿茶酚胺激素。②MNs的浓度与长期儿茶酚胺激素水平升高有关，短期的儿茶酚胺激素分泌变化对其影响较小。③常用的降压药物中仅血管紧张素转化酶抑制药和利尿药会导致少部分患者的MNs水平轻度升高，且不影响诊断。血MNs测定排除了24小时尿标本留取正确与否的干扰和尿肌酐排泄率的影响，更为客观和准确。在进行MNs检测的采血过程中，患者应处于平卧状态，以免出现假阳性结果。在嗜铬细胞瘤的诊断中，若MNs水平高于正常参考值4倍以上，那么几乎100%的患者能明确诊断。MNs对诊断嗜铬细胞瘤的敏感性可达98%，特异性也可达90%。

2. 药理学试验

（1）激发试验：适用于本病阵发性高血压型的间歇期以及MEN2的家族成员中筛选有无潜在的嗜铬细胞瘤。但激发试验有一定的危险性，需慎重选择，血压>170/100 mmHg不宜采用本试验，且各种方法均有不同程度的假阳性与假阴性。试验前，降压药至少停用 1 周，镇静药至少停用 24 小时。监测激发前后的血浆儿茶酚胺，可提高其诊断价值。但考虑激发试验的操作烦琐且风险较大，目前已较少应用。

组胺激发试验：取磷酸组胺 0.07~0.14 mg（含组胺基质 0.025~0.05 mg），加生理盐水 0.5 mL 稀释，静脉注射，以后每分钟测血压 1 次，共 15 分钟。正常人可出现头面部潮红、头痛、血压轻度下降。嗜铬细胞瘤患者可于注射后 2 分钟内血压急增，收缩压升高>60 mmHg，舒张压升高>40 mmHg，并持续 5 分钟以上，且血压升高超过预先冰水（4℃）冷加压试验峰值 20/15 mmHg 以上，即为阳性反应。为防止可能引起的极度高血压，应事先抽取苄胺唑啉 5 mg，以便立即静脉注射解救之。

酪胺激发试验：酪胺可促使储存的儿茶酚胺释放，使血压升高。取酪胺 1 mg 静脉注射，收缩压升高>20 mmHg，提示嗜铬细胞瘤。

胰高糖素试验：胰高糖素可促使肿瘤释放儿茶酚胺。给患者静脉注射胰高糖素 1 mg，于注射后 1~3 分钟内血压升高，较预先进行的冷加压试验的血压峰值高 20/15 mmHg 以上；血浆儿茶酚胺升高 3 倍以上或>2 000 pg/mL，提示本病。该试验特异性较高，但文献中曾报道偶有结果强阳性而未查到嗜铬细胞瘤，可能因此类患者结合型儿茶酚胺减少，游离儿茶酚胺增高所致。此外，恶性高血压也可能呈假阳性。

（2）消解试验：适用于持续性高血压型及阵发性高血压发作时。

1）苄胺唑啉试验：苄胺唑啉为肾上腺素能 α 受体阻滞药。给患者静脉注射苄胺唑啉 5 mg，以后每分钟测血压 1 次，共测 15~20 分钟。若于注射后 2 分钟内血压迅速下降，超过 35/25 mmHg，且持续3~5 分钟为阳性。正常人及原发性高血压患者收缩压下降一般不超过 30 mmHg。试验前应停用镇静药至少24 小时，交感神经抑制药或利舍平等降压药至少停用 1 周，以防止假阳性。肾小动脉硬化及氮质血症也可致假阳性。

2）可乐定抑制试验：可乐定系肾上腺素能 α 受体兴奋药，可抑制神经源性高血压引起的去甲肾上腺素释放，故可使假性嗜铬细胞瘤患者升高的儿茶酚胺下降，对嗜铬细胞瘤患者则不是此效果。给患者口服可乐定 0.3 mg 后 2~3 小时，非嗜铬细胞瘤高血压患者的血浆儿茶酚胺降至 500 pg/mL 以下，或较用药前降低 50% 以上，而绝大多数嗜铬细胞瘤患者血浆儿茶酚胺仍>500 pg/mL。本试验假阳性及假阴性较少，但也可使非嗜铬细胞瘤患者发生低血压，尤其是体液容量不足和接受降压药治疗的患者；此外，β 阻滞药可干扰儿茶酚胺清除而出现假阳性，所以试验前应停用 β 阻滞药及其他降压药。可乐定也可使嗜铬细胞瘤患者的血压下降，提示交感神经有助于嗜铬细胞瘤高血压的发生。

3. 定位诊断 当临床表现及生化检测均高度提示嗜铬细胞瘤的诊断时，应进一步行定位诊断。但当患者有相关遗传性疾病的病史时，即使生化检测不十分支持本征时，仍应进行影像学检查。约 98% 嗜铬细胞瘤位于腹腔内，85%~90% 位于肾上腺髓质，其中绝大多数为单个腺瘤，其他依次位于后纵隔、颈、椎体旁、颅底、主动脉旁体、泌尿生殖道、脑及中耳等部位。本病的定位检查方法很多，多以 B 型超声波检查、CT 或 MRI 扫描、碘（^{131}I）–间碘苄胍（^{131}I–MIBG）以及正电子发射体层摄影术（PET）取代传统的旧方法。

（1）B 型超声波检查：B 型超声波检查方便、安全、费用低、检出率高，应作为临床首选。

（2）CT 及 MRI 扫描：除了儿童、孕妇或对造影剂过敏者，CT 及 MRI 检查均可作为首选的定位诊断方法。国外报告准确率达 90%。CT 平扫以低等密度为主，增强扫描明显强化，因嗜铬细胞瘤血供丰富，间质主要为血窦。较大肿瘤由于中心缺血坏死而呈低密度液化囊变区，少数可有出血及钙化。CT

能明确肿瘤的大小、位置，肿瘤与周围血管、脏器间的毗邻关系，还能提示肿瘤是否侵犯周围组织、血管，CT的大范围薄层扫描及三维重建较常规CT的横断面图像显示更直观、清晰，有明显的优势。但当瘤体很小及消瘦的患者CT扫描可呈阴性，对颈部肿瘤的诊断价值也有限。肾上腺外的病灶若<2 cm难以与淋巴结鉴别，且CT扫描发现肿瘤未必一定是嗜铬细胞瘤，必须结合临床。磁共振图像可基于强度的不同而区别肾上腺皮质腺瘤和肾上腺髓质的肿瘤，是检查肾上腺皮质或髓质肿瘤的灵敏可靠的手段。

（4）间碘苄胍（MIBG）闪烁扫描：MIBG结构与去甲肾上腺素相似，用核素标记后能被嗜铬细胞摄取，所以能区分嗜铬细胞瘤及其他占位性病灶，明确多发病灶及转移病灶。[131]I-MIBG特异而灵敏，准确率在90%以上，而且安全，可重复检查。但有4%~10%的假阴性，多见于恶性或无功能的嗜铬细胞瘤，可能是对MIBG不储集或不摄取所致；骨转移嗜铬细胞瘤往往不易显影，而软组织转移易显原影；此外，诸如利舍平、三环类抗抑郁药等影响去甲肾上腺素摄取的药物，也可引起假阴性，故试验前应停用此类药物；[131]I-MIBG通过膀胱排泄，故膀胱区域的嗜铬细胞瘤也不易显像。试验需连服数日复方碘溶液，每天40 mg或试验前1天开始服碘化钾饱和液120 mg，以封闭甲状腺的吸碘量。对于生化检查显示血MNs水平升高，且肿瘤直径<5 cm者，因这类肿瘤通常为良性且位于肾上腺，可暂不进行核素检查。

（5）正电子发射体层摄影术（PET）及奥曲肽扫描：使用6-^{18}F-L-多巴、[18]F-二羟基苯丙氨酸、[11]C-甲基羟辛弗、[11]C-肾上腺素等核素标记的PET检查是可行的检查方法。奥曲肽及[18]F-脱氧葡萄糖标记的PET检查不作为首选的定位诊断方法，但可用于MIBG不能明确诊断的患者。

（二）鉴别诊断

嗜铬细胞瘤应与各种病因引起的高血压病相鉴别，包括急进型高血压、肾源性高血压、肾动脉狭窄及闭塞、原发性醛固酮增多症、更年期高血压等。此外，尚须与甲状腺功能亢进症及糖尿病相鉴别。

嗜铬细胞瘤还应与以下少见情况相鉴别。

1. 滥用药物 如苯丙胺（有α和β肾上腺素能受体活性）可能引起高血压、心动过速和出汗等拟交感神经症状，儿茶酚胺可偏高。此外，滥用拟交感神经药、单胺氧化酶抑制药、可卡因、苯环利定、麦角二乙胺以及骤停可乐定等，也可能引起类似的症状。但可乐定试验阴性，病史和影像检查未发现异常可资鉴别。

2. 肾上腺素能亢进综合征 本病虽很少见，但可释放较大量的儿茶酚胺，因而出现酷似嗜铬细胞瘤的症状。出现严重血压波动和心动过速。但本病可乐定试验阴性，即口服可乐定后血浆儿茶酚胺较基础值降低50%以上；血脑脊液的去甲肾上腺素水平相等；解剖定位检查未发现异常。

3. 肾上腺髓质增生症 本病甚为少见，是否为一独立疾病仍有争议。患者的临床表现与生化检验酷似嗜铬细胞瘤，而定位诊断的各项检查无肿瘤可见，唯[131]I-MIBG闪烁扫描有助于诊断。确诊有赖于术后病理检查。

4. 神经母细胞瘤 起源于未成熟的交感神经母细胞或嗜铬母细胞的恶性肿瘤。好发于儿童及青少年，尤多见于婴幼儿。肿瘤多位于肾上腺，次之为上腹部交感神经节，再次为后纵隔等部位的交感神经节或内脏神经。可为多发性或双侧性，易经淋巴或血路转移。临床上常有全身消耗症状；肿瘤及转移病灶浸润压迫破坏的症状，如腹块、脊髓压迫症、疼痛等；多数患者无高血压，少数患者有儿茶酚胺过多引起的嗜铬细胞瘤样综合征。文献中曾有报道，90%的患儿有高血压，并可伴休克、心力衰竭、体重明显下降或严重头痛。实验室检查仅部分患者测得儿茶酚胺，尤其是VMA增高；多数患者瘤细胞产生的儿茶酚胺迅速在瘤体内经代谢转变为无生物活性的 3-甲氧-4-羟苯乙醇（MHPG）；此外，儿茶酚胺的前体多巴、多巴胺及其代谢产物高香草酸（HVA）常增高，并具有诊断特异性。本病除极少数可自发缓解转变为神经节细胞瘤外，绝大多数预后严重，需手术切除，继以放疗或加化疗。

四、分类

1. 无症状的嗜铬细胞瘤　嗜铬细胞瘤儿茶酚胺的释放量与瘤体大小未必成正比，巨大肿瘤的儿茶酚胺可于瘤体内降能，致释放量很小而症状轻微或缺如；也有瘤体内缺少儿茶酚胺代谢的酶系致使肾上腺素、去甲肾上腺素、HVA、VMA 减少；少数患者血儿茶酚胺很高，而血压不成比例地增高，或不高，可能与受体"降调节"有关；更有罕见的无分泌功能的肿瘤；或除儿茶酚胺增多外，兼有降压作用的多巴胺增多。无症状的嗜铬细胞瘤并无典型高血压及代谢率增高的症状，而是因局部症状、CT 扫描或超声波检查，甚至在尸体解剖时发现。

2. 以不寻常的症状为表现的嗜铬细胞瘤　嗜铬细胞瘤病变部位不同，分泌生物活性物质的种类不定，释放量和时间多变，病程长短不一，因而少数患者无稳定的典型症状，可以某些少见的症状或并发症为首发或突出表现。见诸文献的有以下几类：

（1）以心、脑或外周血管的症状为突出表现：如一过性脑缺血或卒中、恶性高血压、癫痫大发作、急性充血性心力衰竭、急性心肌梗死、休克、夹层动脉瘤、脑病、雷诺现象或网状青斑等。

（2）以严重代谢紊乱为突出表现：如糖尿病、甲状腺功能亢进症、高钙血症（因分泌甲状旁腺激素样物质）、厌食消瘦（多见于持续性高血压型的嗜铬细胞瘤）。

（3）以消化道症状为突出表现：如缺血性小肠结肠类和（或）巨结肠、顽固便秘（多见于持续释放儿茶酚胺的患者）、胆石症（约 30% 的阵发性高血压型及 10% 的持续性高血压型患者有胆石症，机制尚未阐明）。

（4）异位激素综合征：多见于恶性嗜铬细胞瘤，可分泌以下一种或几种生物活性物质而引起相应的症状。①分泌血管活性肠肽、血清素或前列腺素：常引起腹泻，典型者严重水泻、低血钾。患者常伴甲状腺髓样癌。②分泌降钙素：多见于散发性多发性内分泌腺瘤病。血降钙素增高，摘除肿瘤后血钙增高。③分泌神经肽、胺类（如多巴胺）：可引起潮热、腹泻等症状。④分泌 ACTH：引起皮质醇增多症。⑤分泌甲状旁腺激素或甲状旁腺激素样物质：引起高血钙。⑥分泌促红素：引起红细胞增多症，个别患者兼有白细胞和（或）血小板增多。

3. 恶性嗜铬细胞瘤　组织学上与良性肿瘤很难区分，故发生率报告不一，占 6%～10%。其特点常侵犯肾上腺外的嗜铬组织，据文献统计，肾上腺外和肾上腺内恶性嗜铬细胞瘤的发生率分别为 30%～40% 及 2.4%～11%，即前者比后者高 3～15 倍。膀胱嗜铬细胞瘤恶性尤为多见。临床上多呈持续性高血压，也可无高血压；常有消耗症状；有转移病灶，顺序为骨骼（尤多为脊椎）、肝、淋巴结、肺、颅脑等部位。生化检查，后期除产生肾上腺素和去甲肾上腺素外，常有相当量的多巴胺及其前体，但应当指出，出现多巴胺或其前体，并不能据此确诊为恶性肿瘤。

4. 儿童嗜铬细胞瘤　大多为常染色体显性遗传性疾病，男孩占 2/3。肿瘤常为多发性（35%），常侵犯双侧肾上腺（24%）及肾上腺外（30%）的嗜铬组织。患者症状明显，多为持续性高血压伴阵发性高血压危象，并常有视觉异常、恶心、呕吐、体重减轻、烦渴、多尿、惊厥、皮肤杂色斑等症状。少数有肾动脉狭窄，尿路梗阻性病变，两手水肿、发红、青紫。生化检验有诊断意义。定位明确后宜及早手术，但手术死亡率较高。约 40% 儿童嗜铬细胞瘤患者存在基因突变，应对其进行基因突变检查，为今后治疗及随访提供一定参考。恶性肿瘤的发生风险与突变的基因有关。

5. 家族性嗜铬细胞瘤和（或）增生 系常染色体显性遗传性疾病，一般为 MEN2 的一部分。好发于儿童，表现多种多样，常合并甲状腺髓样癌和（或）C 细胞增生、甲状旁腺瘤和（或）增生、神经节细胞瘤病、黏膜神经病、神经纤维瘤、神经多发性血管母细胞瘤、马方样综合征。尤其与甲状腺髓样癌和（或）C 细胞增生在遗传学及临床上关系最为密切，后者常分泌血清素、前列腺素、血管活性肠肽、ACTH 及其相关肽。嗜铬细胞病变多在肾上腺内，为双侧增生或多中心肿瘤。早期症状隐匿，常无血压增高。后期多呈持续性或阵发性高血压，少数人无高血压，个别低血压或血压突然降低，为恶性嗜铬细胞瘤。还可有其他激素尤其是甲状腺髓样癌分泌多种激素引起的相关症状。不同家族的表现不一，但同一家族的患者表现恒定。生化检查血和尿儿茶酚胺及其代谢产物和胰高糖素激发试验大多正常，因此，应强调反复全面的生化检查及放射学检查，尤其应反复测定血及尿的肾上腺素，因为肿瘤大多在肾上腺内分泌肾上腺素，而测血浆或尿总儿茶酚胺无助于诊断。定位诊断的影像检查有 5%~10% 的假阳性或假阴性，必须结合临床与生化检验，尤其有赖于外科医生探查时触摸的技巧，决定肾上腺是否摘除。术后宜对患者本人及家族成员进行长期随访。

6. 妊娠期的嗜铬细胞瘤 有以下几种类型：①原有隐匿性嗜铬细胞瘤，于妊娠期发作，如未发生死亡，产后大多缓解，再次妊娠，则再度发作。②妊娠嗜铬细胞瘤病情加重，此因腹压增高，孕期的内分泌变化以及妊娠与分娩的各种应激因素所致。③妊娠使病情缓解，此类情况罕见，原因尚不清楚。④妊娠后期胎儿发生神经母细胞瘤，并释放过多儿茶酚胺，使孕妇出现发作性大汗、苍白、手足麻木、高血压、头痛、心悸等症状，产后症状消失。临床上凡妊娠期出现原因不明的高血压尤其是恶性高血压；妊娠期、分娩或麻醉时突然发生高血压危象或休克；或高血压与低血压交替出现，均应想到嗜铬细胞瘤，甚易误诊为妊娠毒血症、先兆子痫或子痫。休克者易误为子宫破裂，必须高度警惕，及时作相应的生化检查。妊娠期嗜铬细胞瘤母子死亡率均在 30%~40% 或以上，要谨慎处理，妊娠前半期争取手术切除，后半期用药物控制病情，等待足月分娩，必要时剖宫产，同时探查腹腔，切除肿瘤。术前、术中及术后必须严密监护，合用 α 及 β 阻滞药不宜过大，使血压过低，对胎儿有害。

五、治疗

1. **内科治疗** 适宜于控制症状、术前准备、手术不耐、不能摘除及恶性嗜铬细胞瘤术后复发者。

（1）酚苄明：为 α_1 及 α_2 受体阻滞药，半衰期长，初始剂量 10 mg，2 次/天，以后根据治疗反应逐渐加量，一般每日 30~40 mg 分次口服，即可获得满意控制。不良反应有直立性低血压、鼻塞、瞳孔缩小、恶心、流涎以及因 α 受体阻滞后 β 受体活性增强而出现心动过速。

（2）哌唑嗪、特拉唑嗪、多沙唑嗪：均为选择性 α_1 受体阻滞药，可避免全部 α 受体阻滞引起的上述不良反应。对嗜铬细胞瘤非常敏感，所以也有人以此作为诊断本病的药理试验。可做术前预防用药，但该类药半衰期短，难以维持稳定的血浓度，不一定能预防手术等应激情况下突然增高的血压。

（3）α-甲基-L-酪氨酸：为酪氨酸羟化酶抑制药，能竞争性抑制酪氨酸羟化酶，对儿茶酚胺的生物合成有限速作用。用药后 3 天左右作用最大，可明显减少但不完全耗竭儿茶酚胺储备。通常用于控制高血压，特别是在肿瘤有广泛转移者，或在术前用于肿瘤生化功能活跃的患者。与其他肾上腺素受体阻滞药联合使用效果更好。α-甲基-L-酪氨酸易通过血-脑屏障，引起镇静、嗜睡、抑郁、焦虑和溢乳，偶可引发锥体外系体征。和 α 受体阻滞药联用可增加麻醉和手术期间血压的稳定性，减少术中失血量。初始治疗剂量为每 8~12 小时口服 250 mg，以后每 2~3 天增加 250~500 mg，或根据需要增加，直至总量达到 1.5~2.0 g/d。

（4）钙离子通道阻断药：因为儿茶酚胺释放有赖于 Ca^{2+} 流入瘤细胞，该药通过阻断 NE 介导的钙流入血管平滑肌而控制高血压和心动过速，但不如 α 受体阻滞药有效。钙通道阻滞药在患者血压正常时不引起低血压或直立性低血压，并可预防儿茶酚胺引起的冠状动脉痉挛。推荐剂量为氨氯地平 10~20 mg/d；尼卡地平 60~90 mg/d；硝苯地平 30~90 mg/d；维拉帕米 180~540 mg/d。

（5）β 受体阻滞药：适合于有心动过速和心律失常者。用此类药物前必须先用 α 受体阻滞药使血压下降，然后用小剂量 β 受体阻滞药，若单独使用 β 受体阻滞药可引起 α 肾上腺素能兴奋致血压升高，并有诱发心力衰竭和肺水肿的危险。可使用有心脏选择性的 β_1 受体阻滞药，如阿替洛尔 12.5~25 mg，2~3 次/天；美托洛尔 25~50 mg，3~4 次/天；也可用非选择性 β 受体阻滞药普萘洛尔 20~80 mg，1~3 次/天。

（6）拉贝洛尔：兼有阻滞 α 和 β 受体的作用，可口服或静脉注射。但其口服时 α 和 β 受体阻滞活性的比例为 1：7，故可导致反常的血压升高甚至高血压危象发作；而两者的活性比至少应为 4：1 才可达到足够的抗高血压作用。所以，不应将此药作为首选治疗。此外，拉贝洛尔明显减少 ^{131}I-间碘苄胍（MBG）的摄取，故在 ^{131}I-MIBG 扫描前 2 周应停药。

（7）血管紧张素转化酶抑制药：少数患者对卡托普利有效，可能与血管紧张素介导交感神经末梢儿茶酚胺的释放有关。此类药物尤适用于嗜铬细胞瘤并发左心功能不全者，可单用或与 α 受体阻滞药交替使用。

2. 发作期的处理

（1）即刻吸入亚硝酸异戊酯。

（2）吸氧。

（3）即刻静脉注射速效的 α 受体阻滞药苄胺唑啉 1~5 mg，静脉推注，继以苄胺唑啉 20~40 mg 于 5% 葡萄糖 500 mL 中持续滴注，若 1~2 分钟无效者可根据血压反复推注苄胺唑啉 1~5 mg，直至血压下降，危象控制。由于苄胺唑啉作用短暂（不超过 30 分钟），所以有人主张滴注硝普钠，一般用量取硝普钠 100 mg 于 5% 葡萄糖水 250~500 mL 中，持续滴注，以维持降压，但有肾功能损害者要警惕氰化物中毒及精神病。

（4）心律失常者按其性质选用适当药物，最多为心动过速及频发期前收缩，可在用 α 阻滞药的基础上给以 β 阻滞药，严重者常用普萘洛尔 1~5 mg 缓慢推注（每分钟推注 0.5~1 mg）。血压波动大者，为防止非选择性 β 阻滞药促进内源性儿茶酚胺释放，可改用心脏选择性 β 阻滞药，如阿替洛尔或美托洛尔。若系室性心律失常而用 β 阻滞药无效，可加用或改用利多卡因 50~100 mg，静脉滴注，继以 1~4 mg/min 的速率维持滴注。

（5）低血压及休克的治疗须分析情况选用适当措施：大多血管过度收缩及血容量不足，因此，一般采用滴注苄胺唑啉并补充复方乳酸钠（林格液）以扩容，必要时可输血。

（6）频频发作的急性嗜铬细胞瘤，在迅速控制症状后，争取急症手术摘除肿瘤。

（7）严密观察有否急性心力衰竭、高血压脑病、脑血管意外及肺部感染等并发症，及时对症处理。

3. 手术治疗　嗜铬细胞瘤的根本治疗在于肯定诊断后及早手术。大多数患者可通过手术治疗获得痊愈。

（1）术前准备：嗜铬细胞瘤患者术前治疗的主要目的是使血压、心率和其他器官功能恢复正常；纠正血容量不足；防止患者出现手术诱发的儿茶酚胺阵发性大量释放及其对心血管系统的影响。目前对何时开始用肾上腺素阻滞药做术前准备尚无一致意见，但大多数医疗中心于术前 7~14 天开始，以便有充分时间使血压和心率恢复正常并扩充血容量。术前准备的目标为坐位时血压 130/80 mmHg 或更低，立位时收缩压约 100 mmHg（不低于 80/45 mmHg）；坐位时心率 60~70 次/分钟，立位时心率 70~80 次/分钟。血压目标值有的较低有的较高，决定于各单位的经验。

血压正常的患者（在有些报道中可占到 30%~40%，所谓低危患者）手术中常出现高血压。因此，血压正常的嗜铬细胞瘤患者术前也应使用 α 受体阻滞药或钙通道阻滞药。但来源于副交感神经的头颈部副神经节瘤因不产生儿茶酚胺，或极罕见的只分泌多巴胺的肿瘤患者，可能不需要控制血压和心率。

（2）麻醉：先用哌替啶（但忌用吗啡，因可促使儿茶酚胺释放）及短效巴比妥类药物做术前准备。麻醉诱导前先以苄胺唑啉 5 mg，静脉滴注，以防插管时诱发血压升高。诱导剂宜用硫喷妥钠及琥珀酸胆碱。常采用硬膜外麻醉，乙醚麻醉宜慎用，环丙烷及三氯乙烯忌用。麻醉剂有人推荐用氧化氮或芬太尼，但有人发现芬太尼也可能促使肿瘤释放儿茶酚胺而引起危象，故仍宜谨慎。有人主张用氟烷，尽管不直接促进儿茶酚胺释放，但可使心脏增加对心律失常的敏感性，然异氟烷（isoflurane）对心肌节律的稳定性较好。卤代烃类如甲氧氟烷也是一类较安全的麻醉剂。

（3）手术：手术时宜做中心静脉压、动脉血压及心电图监护。插管及手术时必须备用苯胺唑啉和（或）硝普钠以控制高血压危象，用普萘洛尔和（或）利多卡因以控制心律失常。

手术宜取腹正中切口，便于探查及按摩腹部各区域。若按摩后发生血压增高，则提示该部位有肿瘤，切除肿瘤后血压应立即下降。良性腺瘤摘除后可获根治，恶性肿瘤尽可能争取手术切除。双侧增生应切除一侧肾上腺，另一侧做次全切除。多发性内分泌腺瘤病，尽管少数病例为一侧肾上腺肿瘤或增生，但一般仍宜切除双侧肾上腺。

术前及术中纠正血容量不足是预防术后低血压的关键。术中及术后如血压骤降一般不用血管加压剂，而宜补充血容量，常以输血及（或）复方乳酸钠（林格液），使收缩压升至 80~100 mmHg，一般情况良好，尿量正常。个别患者术后可发生低血糖昏迷，可能由于胰岛素释放增多，尤见于接受 β 受体阻滞药的患者，为此，术后宜持续 24 小时滴注葡萄糖水。

（4）手术疗效的评估：有效者大多于术后 1 个月内高血压及代谢紊乱等症状完全消失，仅少数患者可因持久高血压引起心血管并发症而不能完全恢复。

4. 恶性嗜铬细胞瘤的非手术治疗　目前尚无有效治疗方法，恶性患者 5 年生存率不足 50%。化疗和动脉栓塞治疗等方法可以控制患者血压、缓解肿瘤负荷、延长生存期。

（1）化疗：始终是恶性嗜铬细胞瘤的一线治疗方法。早在 20 世纪 70 年代，人们就尝试使用链脲霉素来治疗非手术的嗜铬细胞瘤患者，但仅在少数几例患者中取得了一定的疗效。常用的化疗方案为环磷酰胺、长春新碱、达卡巴嗪（CVD）联合化疗方案，其具体用药方案为第 1 天：环磷酰胺（Cyclophosphamide）750 mg/m²、长春新碱（Vincristine）1.4 mg/m² 以及达卡巴嗪（Dacarbazine）600 mg/m²，第 2 天重复达卡巴嗪 600 mg/m²；以静脉推注方式给药，21 天为 1 个周期，根据患者情况调整用药周期。一项 Ⅱ 期临床研究报道了口服化疗药物替莫唑胺（temozolomide）和血管生成抑制药沙利度胺（thalidomide）治疗 29 例神经内分泌肿瘤患者的情况，其平均替莫唑胺剂量为 150 mg/d，沙利度胺为 100 mg/d。其中 3 例恶性嗜铬细胞瘤患者中，有 1 例患者的肿瘤体积缩小 25% 以上。

所以，对于某些恶性嗜铬细胞瘤转移的患者，CVD 的联合化疗方案是一种可行性强的治疗方法，且短期疗效肯定，不良反应轻。

（2）靶向药物治疗：随着对肿瘤旁路途径理解的深入，用于恶性嗜铬细胞瘤的靶向治疗药物亦处于研究之中，其中热休克蛋白 90（HSP90）提供了一类具有前景的新靶向治疗药物。热休克蛋白（HSP）是生物体中普遍存在的高度保守的蛋白质，起分子伴侣作用，维持蛋白的折叠和构造。这些蛋白调节细胞信号传导通路，引起细胞增生、细胞周期延长和细胞凋亡，在疾病的恶性表型如浸润、血管生成和转移等的发生中起重要作用。Casten 等研究了 28 例良性和 9 例恶性嗜铬细胞瘤患者肿瘤组织中 HSP90、端粒末端转移酶（hTERT）的表达，并发现 hTERT 与恶性生物学行为密切相关。在所有恶性嗜铬细胞瘤中，hTERT、HSP90 表达均为阳性，那么推测通过抑制这一蛋白就能够起到一定的抗肿瘤作用。17-烯丙胺基-17-脱甲基格尔德霉素（17-AAG）是 HSP90 蛋白抑制药，亦是第一个进入临床试验的 HSP90 抑制药，初步研究结果对恶性肿瘤的治疗具有很高的价值。它具有抑制肿瘤血管生成活性作用，可对内皮细胞产生直接作用。17-AAG 的治疗方案为，在第 1、8、15 天，给予 17-AAG 静脉滴注，维持 1~2 小时，每个疗程 28 天，共 3 个疗程。在 3 个疗程后评估治疗反应。

（3）经导管动脉栓塞术（TAE）：TAE 已广泛应用于肝癌的介入治疗。对于肝脏转移的恶性嗜铬细胞瘤患者，同样可以选择 TAE 治疗。但由于肝脏转移的恶性嗜铬细胞瘤发生率低，目前尚缺乏大宗病例报道。多数学者认为对于无法手术的肝脏转移性嗜铬细胞瘤，若 ^{131}I-MIBG 摄取率低或化疗无效的患者，TAE 治疗是有效的治疗方法。

（朱海伟）

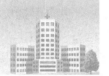

第五章 生殖内分泌疾病

第一节 多囊卵巢综合征

多囊卵巢综合征（PCOS）是青春期少女和育龄期妇女最常见的妇科内分泌疾病之一，据估计其在育龄期妇女中的发生率为 5%～10%。1935 年 Stein 和 Leventhal 首次描述了多囊卵巢综合征，因此它又被称为 Stein-Leventhal 综合征。PCOS 在临床上主要表现为功能性高雄激素血症和不排卵，继发于胰岛素抵抗的高胰岛素血症也是它的特征性表现之一。

1970 年以来，已对 PCOS 做了大量的研究工作，可是其发病机制迄今仍不清楚。20 世纪 70 年代发现许多 PCOS 患者的血清黄体生成素（LH）/促卵泡激素（FSH）比值偏高，因此当时认为促性腺激素分泌紊乱是 PCOS 发病的主要原因。从 20 世纪 80～90 年代迄今对 PCOS 发病机制的研究主要集中在雄激素分泌过多和胰岛素抵抗方面。PCOS 的发病机制非常复杂，下丘脑-垂体-卵巢轴（H-P-O 轴）紊乱、胰岛素抵抗、肾上腺皮质功能异常，一些生长因子和遗传因素都牵涉其中。

PCOS 不但影响生殖健康，而且还引起糖尿病、高血压、子宫内膜癌等远期并发症，对健康的危害很大。但是由于 PCOS 的发病机制尚不清楚，因此现在的治疗往往都达不到根治的目的。

一、病理生理

关于 PCOS 发病的病理生理机制，人们做了许多研究，提出了一些假说，如促性腺激素分泌失调、性激素分泌失调、胰岛素抵抗和遗传因素等，脂肪细胞分泌的一些激素也可能与 PCOS 的发生有关。

（一）促性腺激素分泌失调和性激素分泌失调

卵巢合成雄激素受促性腺激素调节，LH 刺激卵泡膜细胞分泌雄激素。20 世纪 70 年代发现 PCOS 患者体内的 LH 水平异常升高，FSH 水平相对偏低，当时认为 PCOS 患者体内过多的雄激素是促性腺激素分泌紊乱的结果。

PCOS 患者体内过多的雄激素在周围组织的芳香化酶作用下转化成雌酮。与排卵正常的妇女相比，PCOS 患者体内的雌酮/雌二醇比值偏高。雌激素对促性腺激素的分泌有反馈调节作用，过去认为雌酮/雌二醇的比值不同，反馈作用也有差异。当雌酮/雌二醇比值偏高时可引起 LH 分泌增加，从而加重 PCOS 的促性腺激素分泌紊乱。

过去认为在 PCOS 患者体内，促性腺激素分泌失调和性激素分泌失调相互影响形成恶性循环是 PCOS 发病的关键，因此当时把 LH/FSH 比值作为 PCOS 的诊断标准之一。目前认为，促性腺激素分泌失调和性激素分泌失调很可能只是 PCOS 的临床表现,因此新的 PCOS 诊断标准没有考虑 LH/FSH 比值。

(二) 胰岛素抵抗

胰岛素抵抗指机体对胰岛素不敏感,在正常人群中的发生率为 10%～25%,在 PCOS 妇女中的发生率为 50% 以上。在胰岛素抵抗时,机体为代偿糖代谢紊乱会分泌大量的胰岛素,从而导致高胰岛素血症。PCOS 患者往往同时存在高胰岛素血症和高雄激素血症,认为两者之间存在因果关系。

1. 在 PCOS 中高胰岛素血症引起高雄激素血症 由于人们观察到有胰岛素抵抗和高胰岛素血症的妇女常常有男性化表现,因此考虑胰岛素可能影响雄激素代谢。第一次提出有胰岛素抵抗的 PCOS 者体内过多的睾酮是高胰岛素血症直接作用于卵巢的结果。以后又有许多临床观察结果支持这一假说,部分或全部切除卵巢或用长效促性腺激素释放激素类似物 (GnRHa) 抑制卵巢雄激素合成后,胰岛素抵抗依然存在,高胰岛素血症没有得到改善。黑棘皮症患者在青春期就存在胰岛素抵抗和高胰岛素血症,可是在若干年后才观察到血雄激素水平升高。因此,如果说高胰岛素血症与高雄激素血症之间存在因果关系,很可能是高胰岛素血症引起高雄激素血症。

许多实验证实胰岛素对血雄激素水平具有一定的调节作用。这些实验一般采用高胰岛素-正常血糖钳夹技术或口服葡萄糖方法,使胰岛素水平在短期内迅速提高,结果发现无论是胰岛素水平正常的妇女还是高胰岛素血症患者的血雄激素水平都有不同程度的升高。研究者也发现高胰岛素血症患者体内的雄激素水平明显高于胰岛素水平正常的妇女,尽管她们体内的 LH 水平及 LH/FSH 差别无统计学意义,这提示胰岛素能刺激卵巢合成更多的睾酮,胰岛素水平升高可能会引起高雄激素血症。为研究慢性高胰岛素血症对雄激素合成的影响,一些实验用二甲双胍改善胰岛素抵抗降低胰岛素水平,结果发现睾酮水平也相应降低。口服二甲双胍并不影响血 LH 的脉冲频率和振幅、LH/FSH 值、LH 对促黄体素释放激素 (LHRH) 的反应和体内性类固醇激素合成。这些研究的结果从反面进一步证实,胰岛素能增加卵巢雄激素的合成。

2. 高胰岛素血症引起高雄激素血症的机制 胰岛素增强细胞色素 P450C17α 的活性,从而刺激卵巢雄激素的合成。细胞色素 P450C17α 是一种双功能酶,同时有 17α-羟化酶和 C17,20 裂解酶活性,是性类固醇激素合成的关键酶。在许多 PCOS 者的卵巢内,细胞色素 P450C17α 的活性显著增强。二甲双胍能抑制肝糖原的合成,提高周围组织对胰岛素的敏感性,从而减少胰岛素的分泌,降低胰岛素水平。伴有高胰岛素血症的 PCOS 者口服二甲双胍 4～8 周后,血胰岛素水平降低,细胞色素 P450C17α 的活性也显著降低,睾酮的合成也受到抑制。用控制饮食的方法改善肥胖型 PCOS 者的胰岛素抵抗做类似实验能得到同样的结果。这表明 PCOS 者卵巢中细胞色素 P450Cl7a 活性增强可能是高胰岛素直接刺激的结果。

高胰岛素增强胰岛素样生长因子-1 (IGF-1) 的生物活性。IGF-1 是一种能促进合成代谢的多肽,其结构类似于胰岛素。IGF-1 的作用是由 IGF-1 受体介导的,该受体在结构和功能上类似于胰岛素受体,与胰岛素也有一定的亲和力。另外体内还存在胰岛素和 IGF-1 的杂交受体,其两条链中一条来自胰岛素受体,另一条来自 IGF-1 受体,同胰岛素和 IGF-1 均有较高的亲和力。体内大多数 IGF-1 与 IGF 结合球蛋白 (IGFBP) 结合,只有少部分是游离的。体内共有 6 种 IGFBP,其中 IGFBP-1 是由肝脏合成的,在调节 IGF-1 活性方面最重要。

IGF-1 能直接刺激卵泡膜细胞合成雄激素,也能协同 LH 的促雄激素合成作用。许多研究证明胰岛素能通过影响 IGF-1 系统促进卵巢雄激素的生物合成，这可能是高胰岛素诱发高雄激素的机制之一。体内升高的胰岛素则竞争性地结合于 IGF-1 受体或杂交受体，发挥类似 IGF-1 的生物学效应，从而促进卵巢雄激素的合成。

更多的研究表明胰岛素主要通过影响 IGFBP-1 的合成来促进卵巢雄激素的合成，胰岛素能抑制肝脏 IGFBP-1 的合成，提高卵巢组织 IGF-1 的生物活性，促进雄激素的合成。PCOS 者血胰岛素水平升高时，血 IGFBP-1 浓度明显降低。PCOS 者胰岛素抵抗得到改善，胰岛素水平降低后，血 IGFBP-1 会相应升高。

LH 主要作用于已分化的卵泡膜细胞，促进其合成雄激素。LH 是促进雄激素合成最重要的因子，它能增强细胞色素 P450C17α 的活性，促进雄激素的生物合成。体外实验发现胰岛素能协同 LH 促进卵巢雄激素的合成，这可能是高胰岛素血症引起高雄激素血症的又一机制。另外有学者认为胰岛素可能在垂体水平调节 LH 的分泌，从而增强卵巢雄激素的合成。

研究还表明，高胰岛素对雄激素代谢的调控不仅与直接参与卵巢雄激素的合成有关，而且还可能与影响性激素结合球蛋白（SHBG）合成有关。SHBG 是由肝脏合成的，与睾酮有很高的亲和力，而与其他性类固醇激素的亲和力则较低。体内大多数睾酮都与 SHBG 结合，只有小部分是游离的。被组织直接利用的只是游离的睾酮，而不是与 SHBG 结合的部分。因此，SHBG 能调节雄激素的生物利用度。

胰岛素能抑制肝细胞 SHBG 的生物合成，SHBG 降低能增加游离睾酮浓度，诱发高雄激素血症。青春期性成熟过程中常伴有胰岛素抵抗和高胰岛素血症，此时女孩体内 SHBG 水平偏低。生育年龄妇女中也发现血胰岛素水平与 SHBG 水平呈负相关，高胰岛素血症患者的血 SHBG 水平显著低于胰岛素正常的妇女。当高胰岛素血症患者的胰岛素抵抗改善后，胰岛素水平下降，SHBG 水平也明显升高。在离体培养的肝细胞中发现，胰岛素能直接抑制 SHBG 的生物合成。

高胰岛素血症引起高雄激素血症的机制非常复杂，一些脂肪细胞分泌的激素或因子也可能参与其中，如瘦素、脂联素和抵抗素等。

（三）肾上腺皮质与 PCOS

肾上腺皮质是雄激素的重要来源，由于 95% 以上的硫酸脱氢表雄酮（DHEAS）来自肾上腺皮质，因此临床上把 DHEAS 水平作为衡量肾上腺皮质雄激素分泌的指标。研究发现一半以上的 PCOS 患者伴有 DHEAS 的分泌增加，这提示肾上腺皮质可能在 PCOS 的发病机制中发挥一定的作用。

有学者认为肾上腺皮质功能早现与 PCOS 的发生有关。作为第二性征的阴毛和腋毛是肾上腺皮质分泌的雄激素作用的结果，正常女孩在 8 岁以后，肾上腺皮质分泌的雄激素开始增加，临床上主要表现为血脱氢表雄酮和硫酸脱氢表雄酮水平升高及阴毛出现，这被称为肾上腺皮质功能初现。另外，青春期阴毛的出现称为阴毛初现。8 岁以前发生肾上腺皮质功能启动称为肾上腺皮质功能早现，许多研究发现肾上腺功能早现在 PCOS 的发病机制中扮演一定的角色。

（四）遗传因素

PCOS 具有家族聚集性。与普通人群相比，多囊卵巢综合征患者的姐妹更容易发生月经紊乱、高雄激素血症和多囊卵巢；PCOS 患者的姐妹发生 PCOS 的概率是普通人群的 4 倍左右；早秃是男性雄激素过多的临床表现，PCOS 患者的一级男性亲属有较高的早秃发病风险。许多学者认为遗传因素在 PCOS 的发病机制中起重要作用，但是 PCOS 的高度异质性却提示 PCOS 的遗传模式可能非常复杂。

国内外学者对 PCOS 的相关基因做了大量研究，其中包括类固醇激素代谢相关基因、糖代谢和能量平衡基因、与下丘脑和垂体激素活动有关的基因等。文献表明 PCOS 患者的 CYP11A、CYP17、CYP11B2、SHBG、雄激素受体、GnRH、LH、ISNR、IGF 和瘦素的基因都可以发生表达水平或单核苷酸多态性变化。虽然已对 PCOS 的遗传学做了很多研究，可是迄今仍未发现能导致 PCOS 的特异基因。目前发现的与 PCOS 有关的基因，只是对 PCOS 临床表现的严重程度有所修饰，而对 PCOS 的发生没有决定作用。疾病基因连锁分析和关联分析均不能证明这些基因与 PCOS 存在特异的遗传学关系。

随着遗传学的发展，人们发现人类疾病有半数原因与基因遗传有关，另一半则取决于基因组外遗传变化，这种基因组外遗传变化不改变遗传信息，但可导致细胞遗传性质发生变化，这就是表观遗传学。表观遗传调控可以影响基因转录活性而不涉及 DNA 序列改变，其分子基础是 DNA 甲基化以及染色质的化学修饰和物理重塑。大量的临床和基础研究结果表明环境因素在疾病发生、发展中有巨大的影响，而表观遗传调控在遗传因素和环境因素的互动关系中起着桥梁的作用。

PCOS 除了有高雄激素血症、排卵障碍和多囊卵巢以外，还常伴有胰岛素、血糖和血脂的变化，因此人们认为 PCOS 也是一种代谢性疾病。饮食结构、生活方式可以影响 PCOS 的发生，控制饮食、增加锻炼、降低体重等措施能明显改善 PCOS 的症状，这提示 PCOS 的发生、发展与环境因素有密切关系。由于一直没找到导致 PCOS 的特异基因，因此研究者推测，PCOS 的发生可能是 PCOS 易感基因与环境因素共同作用的结果。也就是说，在环境因素的影响下，人体启动了表观遗传调控，PCOS 易感患者的相关基因表达发生了变化，从而导致了 PCOS 的发生。虽然关于其他代谢性疾病与表观遗传学关系的研究已经有了大量的报道，可是关于 PCOS 与表观遗传学变化关系的研究在国内外却鲜有报道。

二、临床表现

PCOS 临床表现呈高度异质性，有月经稀发或闭经、多毛、痤疮、肥胖、黑棘皮症、多囊卵巢、不孕、LH/FSH 升高、血睾酮水平升高、血清性激素结合球蛋白（SHBG）降低和空腹胰岛素水平升高等表现。

（一）症状

1. 月经失调　月经失调是由排卵障碍引起的，多表现为月经稀发或闭经，少数可表现为月经频发或月经规则。

2. 不孕　PCOS 是排卵障碍性不孕的主要病因，许多患者正是由于不孕才来就诊的。有统计表明，约 75% 的 PCOS 患者有不孕。

（二）体征

1. 肥胖　一半以上的 PCOS 患者有肥胖表现。体重指数 ［BMI，体重（kg）/身高（m）^{2}］是常用的衡量肥胖的指标。肥胖的标准为 BMI≥25。

腰臀围比（WHR）＝腰围/臀围，WHR 的大小与腹部脂肪的量呈正相关。根据 WHR 可以把肥胖分为两类：WHR≥0.85 时称为男性肥胖、腹部型肥胖、上身肥胖或中心型肥胖；WHR<0.85 时称为女性肥胖、臀部肥胖、下身肥胖或外周型肥胖。PCOS 多与男性肥胖有关。

2. 多毛、雄激素性脱发和痤疮　多毛、雄激素性脱发和痤疮是由高雄激素血症引起的。多毛是指性毛过多，妇女的性毛主要分布于上唇、下唇、腋下、胸中线、腹中线和外阴，雄激素水平过高时这些部位的毫毛就会变成恒毛，临床上表现为多毛。四肢和躯干的毛发生长受雄激素的影响较少，它们主要与体质和遗传有关，这些部位的毛发增多不一定与高雄激素血症有关。约 2/3 的 PCOS 患者有多毛。

临床上多用 Ferriman-Gallway 半定量评分法（即 FG 评分）来评判多毛的严重程度。Ferriman 和 Gallway 把对雄激素敏感的毛发分为 9 个区，根据性毛生长情况，分别评 0～4 分。对每个区进行评分，最后把 9 个区的评分相加作为总评分。如果总评分>7 分，则诊断为多毛。

雄激素性脱发为进行性头发密度减少，男女均可发生，但女性症状较轻。临床上表现为头顶部毛发变得稀疏，其病理特点是生长期毛囊与休止期毛囊比例下降，毛囊逐渐缩小，毛囊密度减少。

痤疮主要分布于面部，部分患者的背部和胸部也可有较多的痤疮。痤疮是高雄激素血症的一个重要体征，不少患者因面部痤疮过多而就诊。

3. 黑棘皮症　继发于胰岛素抵抗的高胰岛素血症患者常有黑棘皮症。黑棘皮症是一种较常见的皮肤病变，受累部位皮肤增厚成乳头瘤样斑块，外观像天鹅绒；病变皮肤常伴有色素沉着，呈灰褐色至黑色，故称为黑棘皮症。黑棘皮症多发生于皮肤皱褶处，如腋、颈部和项部、腹股沟、肛门生殖器等部位，且呈对称性分布。黑棘皮症评分标准如下：

0：无黑棘皮症。

1+：颈部和腋窝有细小的疣状斑块，伴有或不伴有受累皮肤色素沉着。

2+：颈部和腋窝有粗糙的疣状斑块，伴有或不伴有受累皮肤色素沉着。

3+：颈部、腋窝及躯干有粗糙的疣状斑块，伴有或不伴有受累皮肤色素沉着。

4. 妇科检查　可发现阴毛呈男性分布，有时阴毛可延伸至肛周和腹股沟外侧；阴道、子宫、卵巢和输卵管无异常。

（三）辅助检查

1. 内分泌检查　测定血清促卵泡激素（FSH）、黄体生成素（LH）、泌乳素（PRL）、睾酮、硫酸脱氢表雄酮（DHEAS）、性激素结合球蛋白（SHBG）、雌二醇、雌酮和空腹胰岛素。有月经者在月经周期的第 3～5 天抽血检测，闭经者随时抽血检测。

PCOS 患者的 FSH 在正常卵泡早期水平范围，为 3～10 IU/L。LH 水平较正常妇女高，约 60% 患者的 LH/FSH>2.5。多数患者的 PRL 水平在正常范围（<25 ng/mL），少部分患者的 PRL 水平可轻度升高（<40 ng/mL）。

妇女体内的睾酮水平往往升高，如伴有肾上腺皮质分泌雄激素过多时，DHEAS 水平也可升高。一般来说，大多数 PCOS 患者体内的睾酮水平偏高（>0.55 ng/mL），一半患者体内的 DHEAS 水平偏高。妇女体内的大多数睾酮是与 SHBG 结合的，只有少部分是游离的。当 SHBG 水平降低时，游离睾酮会增加，此时即使总睾酮在正常范围，也可有多毛和痤疮等表现。PCOS 患者的 SHBG 水平往往较低。

PCOS 患者的雌二醇水平往往低于雌酮水平，这是过多的雄激素在周围组织中转化成雌酮的缘故。

有胰岛素抵抗的患者空腹胰岛素水平升高，>20 mIU/L。

2. 超声检查　已常规用于 PCOS 的诊断和随访，PCOS 患者在做超声检查时常发现卵巢体积增大，皮质增厚，皮质内有多个直径为 2～10 mm 的小卵泡。

3. 基础体温（BBT）　由于患者存在排卵障碍，因此 BBT 呈单相反应。

4. 腹腔镜检查　腹腔镜下见卵巢体积增大，皮质增厚，皮质内有多个小卵泡。

（四）PCOS 临床表现的异质性

不同的 PCOS 患者，临床表现不完全相同。前面介绍的各种表现可以有多种组合，这些不同的组合均可以诊断为 PCOS。

三、诊断

PCOS 是一个综合征，因此严格来说没有一个诊断标准能完全满足临床诊断要求。目前，临床上最为广泛接受的诊断标准是 2003 年鹿特丹诊断标准。该标准是从 1990 年 NIH 诊断标准发展而来的，其依据的基础是 10 多年来的临床研究结果。

（一）排卵障碍的诊断

多数患者有月经稀发或继发性闭经，故排卵障碍不难诊断。如患者月经正常，则需要测定基础体温或做卵泡监测来了解有无排卵。

（二）高雄激素血症的诊断

女性体内雄激素有 3 个来源：卵巢、肾上腺皮质和周围组织转化。人体内的雄激素有雄烯二酮、睾酮、双氢睾酮、脱氢表雄酮（DHEA）和硫酸脱氢表雄酮（DHEAS）等，任何一种雄激素水平的异常升高都可引起高雄激素血症的临床表现。目前临床上能常规测定的雄激素是睾酮，但游离睾酮测定的技术要求高。多数 PCOS 有总睾酮的升高，但总睾酮不升高并不意味着可排除高雄激素血症。

多毛是指性毛异常增多，单纯的临床诊断不需要做 FG 多毛评分。上唇、颏、胸部中线、乳头周围、下腹中线等部位出现毛发即可诊断，阴毛增多也可诊断。脱发也是高雄激素血症的临床表现，但临床上较少见。

痤疮出现也是高雄激素血症存在的标志，单纯的临床诊断不需要做 Rosenfield 评分。反复出现的痤疮是诊断高雄激素血症的有力证据。

（三）多囊卵巢的诊断

由于卵巢体积也是多囊卵巢的诊断标准之一，因此在做超声检查时应同时测定卵巢的 3 个径线。该诊断标准不适用于正在口服避孕药的妇女，因为使用口服避孕药能改变正常妇女和 PCOS 妇女的卵巢形态。如果存在优势卵泡（>10 mm）或黄体的证据，需在下个周期再做超声检查和测定基础体温。

（四）排除相关疾病

排除先天性肾上腺皮质增生、库欣综合征和分泌雄激素的肿瘤等临床表现相似的疾病，对诊断 PCOS 非常重要。当血睾酮水平≥1.5 ng/mL 时应排除分泌雄激素的肿瘤，患者有向心性肥胖、满月脸等体征时应排除库欣综合征。当环丙孕酮/炔雌醇对降低雄激素的疗效不明显时，应考虑排除 21-羟化酶缺陷引起的不典型肾上腺皮质增生症。

高雄激素血症患者常规除外，甲状腺功能失调的意义有限，因为其在高雄激素血症患者中的发生率并不比正常生育年龄妇女中的发病率高。在评估高雄激素血症患者时应常规测定泌乳素，目的是排除高泌乳素血症。需要注意的是许多高雄激素血症患者的泌乳素水平可处于正常范围的上限或稍微超过正常范围。严重的胰岛素抵抗综合征（如高雄激素血症-胰岛素抵抗-黑棘皮综合征或 Hairan 综合征）不难诊断，因为这些患者往往有典型的黑棘皮症。

（五）胰岛素抵抗

胰岛素抵抗在 PCOS 妇女中，无论是肥胖的还是不肥胖的，都很常见（高达 50%）。但基于以下理由，鹿特丹标准并未把胰岛素抵抗列为 PCOS 的诊断标准。

1. PCOS 妇女中所报道的胰岛素抵抗的发生率，因所使用试验的敏感性和特异性的不同以及 PCOS

的异质性而不同。

2. 缺乏标准的全球性的胰岛素分析。

3. 公认的评估胰岛素抵抗的最佳方法是正常血糖钳夹试验，但该方法操作复杂，患者依从性差，因此只适于小样本的科学研究，不适于临床应用。

国内外许多学者都通过计算 OGTT 试验的胰岛素水平曲线下面积与血糖水平曲线下面积比值，来评估胰岛素抵抗状况，可是该方法无法给出判断胰岛素抵抗的参考值，因此不能用于胰岛素抵抗的诊断。临床上常用的诊断胰岛素抵抗的指标有胰岛素敏感指数（ISI）和 HOMA-IR，这两个指数都是根据空腹胰岛素水平和葡萄糖水平计算出来的。它们的优点是计算简便，患者依从性高；缺点是不能反映胰岛素水平的正常生理变化和 β 细胞的功能变化。

4. 目前缺少资料证明，胰岛素抵抗的指标可预测对治疗的反应，因此这些指标在诊断 PCOS 及筛选治疗方面的作用尚不明确。鹿特丹共识关于代谢紊乱筛选的总结如下：①对诊断 PCOS 来说没有一项胰岛素抵抗试验是必需的，它们也不需要选择治疗。②应该对肥胖型 PCOS 妇女做代谢综合征的筛选，包括用口服糖耐量试验筛选葡萄糖不耐受。③对不肥胖的 PCOS 妇女有必要做进一步的研究以确定这些试验的使用，在胰岛素抵抗的额外危险因素如糖尿病家族史存在时，需要对这些试验加以考虑。

（六）鉴别诊断

1. 多囊卵巢　虽然患者的卵巢皮质内见多个小卵泡，呈多囊改变，但患者的月经周期规则、有排卵，内分泌激素测定无异常发现。

2. 库欣综合征　由于肾上腺皮质增生，肾上腺皮质分泌大量的皮质醇和雄激素。临床上表现为月经失调、向心性肥胖、紫纹和多毛等症状。内分泌激素测定：LH 水平在正常范围，皮质醇水平升高，小剂量的地塞米松试验无抑制作用。

3. 迟发性 21-羟化酶缺陷症　临床表现与 PCOS 非常相似，诊断的依据是 17-羟孕酮的升高和有昼夜规律的 ACTH-皮质醇分泌。

4. 卵巢雄激素肿瘤　患者体内的雄激素水平更高，睾酮多数>3 ng/mL，男性化体征也更显著。超声检查可协助诊断。

5. 高泌乳素血症　患者虽有月经稀发或闭经，可是常伴有溢乳。内分泌激素测定除发现泌乳素水平升高外，其余无特殊。

四、治疗

由于 PCOS 的具体发病机制尚不清楚，因此现在的治疗都达不到治愈的目的。PCOS 治疗的目的是解决患者的需求，减少远期并发症。

（一）一般治疗

对于肥胖的 PCOS 患者来说，控制体重是最重要的治疗手段之一。控制体重的关键是减少饮食和适当增加体育锻炼。一般来说不主张使用药物控制体重，除非患者极度肥胖。

1. 控制饮食　节食是治疗肥胖最常见的方法，优点是短时间内就可使体重下降。如果每天膳食能量缺乏 5 021 kJ（1 200 kcal），10~20 周后患者的体重就可以下降15%。节食的缺点是不容易坚持，为了达到长期控制体重的目的，现在不主张过度节食。刚开始减肥时，每天膳食能量缺乏 2 092 kJ（500 kcal），坚持 6~12 个月体重可以下降 5~10 kg。每天膳食缺乏 418 kJ（100 kcal）时，可以保持体重不增加。

在节食的同时，还应注意食物结构。建议患者总的能量摄入不低于 5 021 kJ/d，其中 15%～30% 的能量来自脂肪，15% 的能量来自蛋白质，55%～60% 来自糖类。患者应不吃零食，少吃或不吃油炸食品和含油脂高的食品，多吃蔬菜和水果。喝牛奶时，应选择脱脂牛奶或脂肪含量少的牛奶。另外，每天的膳食还应保证提供足够的维生素和微量元素。

2. 增加体力活动　体力活动可以消耗能量，因此对控制体重有帮助。为降低体重，患者每天应坚持中等强度的体育锻炼 60 分钟。如果做不到上述要求，那么适当增加体力活动也是有意义的。步行或骑自行车 1 小时，可以消耗能量 251～836 kJ（60～200 kcal）。

每天坚持体育锻炼对很多人来说不现实。但是，每天适当增加体力活动还是可行的。为此建议患者尽量避免长时间的久坐少动，每天坚持有目的地步行 30～60 分钟（有条件的可以做中等强度的体育锻炼），这对控制体重很有帮助。

体重减少 5%～10% 后，患者有可能恢复自发排卵。体重减轻对改善胰岛素抵抗和高雄激素血症也有益，临床上表现为空腹胰岛素、睾酮水平降低，SHBG 水平升高，黑棘皮症、多毛和痤疮症状得到改善。另外，控制体重对减少远期并发症，如糖尿病、心血管疾病、子宫内膜癌等也有帮助。

（二）治疗高雄激素血症

高雄激素血症是 PCOS 的主要临床表现。当患者有高雄激素血症，但无生育要求时，采用抗高雄激素血症疗法。有生育要求的患者，也应在雄激素水平恢复正常或下降后，再治疗不孕症。

1. 螺内酯　螺内酯又名安体舒通。该药原本用作利尿剂，后来发现它有抗雄激素的作用，所以又被用于治疗高雄激素血症。治疗方案：螺内酯 20 mg，每天 3 次，口服，最大剂量每天可用至 200 mg，连续使用 3~6 个月。在患者治疗的早期可能有多尿表现，数天以后尿量会恢复正常。肾功能正常者一般不会发生水和电解质的代谢紊乱。如果患者有肾功能损害，应禁用或慎用该药。在使用螺内酯时，往往会出现少量、不规则出血。螺内酯没有调节月经的作用，因此如果患者仍然有月经稀发或闭经，须定期补充孕激素，以免发生子宫内膜增生症或子宫内膜癌。

2. 复方口服避孕药　PCOS 的雄激素主要来自卵巢，卵巢分泌雄激素的细胞主要是卵泡膜细胞。LH 能刺激卵泡膜细胞分泌雄激素，当 LH 水平降低时，卵泡膜细胞分泌的雄激素减少。复方口服避孕药能负反馈地抑制垂体分泌 LH，减少卵巢雄激素的分泌，因此可用于治疗多毛和痤疮。另外，复方口服避孕药还有调整月经周期的作用。

（1）复方甲地孕酮片：又称避孕片 2 号，每片含甲地孕酮 1 mg、炔雌醇 35 μg。治疗方案为从月经周期的第 3~5 天开始每天服用 1 片，连服 21 天后等待月经来潮。

（2）复方去氧孕烯片：为短效复方口服避孕药，每片复方去氧孕烯片含去氧孕烯 150 μg、炔雌醇 30 μg。治疗方案为从月经周期的第 3~5 天开始每天服用 1 片，连服 21 天后等待月经来潮。

（3）环丙孕酮/炔雌醇：为短效复方口服避孕药，每片环丙孕酮/炔雌醇含环丙孕酮 2 mg、炔雌醇 35 μg。环丙孕酮具有很强的抗雄激素活性，因此环丙孕酮/炔雌醇除了能通过抑制 LH 的分泌来治疗高雄激素血症外，还能通过环丙孕酮直接对抗雄激素来治疗高雄激素血症。总的来讲，环丙孕酮/炔雌醇的疗效优于复方甲地孕酮片和复方去氧孕烯片。治疗方案为从月经周期的第 3~5 天开始每天服用 1 片，连服 21 天后等待月经来潮。

3. 地塞米松　地塞米松为人工合成的长效糖皮质激素制剂，它对下丘脑-垂体-肾上腺皮质轴有负反馈抑制作用，对肾上腺皮质雄激素的分泌有抑制作用。如果患者体内的 DHEAS 水平升高，提示肾上腺皮质来源的雄激素增多，可给予地塞米松治疗。一般情况下较少使用地塞米松，往往在氯米芬疗效欠佳且 DHEAS 升高时才使用地塞米松。地塞米松使用剂量为 0.5~0.75 mg/d。一旦确诊怀孕，应立即停用地塞米松。为了避免肾上腺皮质功能受到抑制，地塞米松治疗时间一般不超过 3 个月。

4. 非那雄胺 非那雄胺是 20 世纪 90 年代研制开发的新一类 Ⅱ 型 5α-还原酶抑制剂，其结构与睾酮相似，临床上主要用于治疗前列腺疾病，近年也开始用于治疗女性高雄激素血症。非那雄胺每片 5 mg，治疗前列腺增生时的剂量是 5 mg/d，女性用药的剂量需要摸索。

5. 氟他胺 氟他胺为非类固醇类雄激素受体拮抗剂。临床证据表明，其抗高雄激素血症的疗效不亚于螺内酯。用法：氟他胺 250 mg/次，每天 1~3 次。抗雄激素治疗 1~2 个月后痤疮体征就会得到改善，6~12 个月后多毛体征得到改善。在治疗高雄激素血症时，一般至少治疗 6 个月才停药。在高雄激素血症改善后，改用孕激素疗法。患者往往在停止抗高雄激素血症治疗一段时间后又复发，复发后可以再选用抗高雄激素疗法。有人认为没有必要在高雄激素血症缓解后仍长期使用抗高雄激素疗法。

（三）治疗高胰岛素血症

1. 控制体重 对肥胖患者来说，治疗高胰岛素血症首选控制体重。控制体重的关键是减少饮食和适当增加体育锻炼。

2. 二甲双胍 二甲双胍能抑制肝糖原的合成，提高周围组织对胰岛素的敏感性，从而减少胰岛素的分泌。降低血胰岛素水平，是目前用于改善胰岛素抵抗最常见的药物。由于 PCOS 患者中胰岛素抵抗的发生率较高，因此从 20 世纪 90 年代以来二甲双胍越来越普遍地用于治疗 PCOS。治疗方案：二甲双胍 250~500 mg，每天 3 次，口服。部分患者服用后有恶心、呕吐、腹胀或腹泻不适，继续服药 1~2 周后症状会减轻或消失，少部分患者会因无法耐受该药而终止治疗。

许多研究均报道二甲双胍能通过改善胰岛素抵抗来降低雄激素水平，促进排卵。因此，许多患者在联合使用二甲双胍和氯米芬治疗耐氯米芬的 PCOS 患者时取得了很好的疗效。二甲双胍也可用于无生育要求的育龄期 PCOS 患者，研究报道胰岛素抵抗和高雄激素血症可因此得到改善。无胰岛素抵抗的育龄期 PCOS 患者可否使用二甲双胍，尚有待进一步的研究。

青春期 PCOS 患者可否使用二甲双胍治疗，目前还存在很大的争议。理论上讲，二甲双胍能改善胰岛素抵抗，减少糖尿病和心血管疾病的发生率。可是糖尿病和心血管疾病多发生在 40 岁以后，青春期 PCOS 患者使用二甲双胍治疗 20 年（或以上）是否安全，根据目前的文献无法回答该问题。间断或短期使用二甲双胍与不使用二甲双胍有何区别，目前也不清楚。

3. 罗格列酮 该药为噻唑烷二酮类药物，其主要功能是改善胰岛素抵抗，因此被称为胰岛素增敏剂。罗格列酮用量为 2~8 mg/d，其疗效优于二甲双胍。罗格列酮可能有肝毒性作用，因此在使用期间应严密随访肝功能。目前，在治疗胰岛素抵抗时往往首选二甲双胍，如果二甲双胍疗效欠佳，则加用罗格列酮。对重度胰岛素抵抗，开始时就可以联合使用二甲双胍和罗格列酮。

改善胰岛素抵抗时首选饮食控制和体育锻炼，当饮食控制和体育锻炼效果不佳时才加用二甲双胍和罗格列酮。在药物治疗时应继续坚持饮食控制和体育锻炼，一旦患者确诊怀孕应停用二甲双胍或罗格列酮。

一般来说，一旦选用二甲双胍治疗，至少使用 6 个月。医者一般在使用二甲双胍 6 个月后对患者进行评价，如果胰岛素抵抗得到改善，则停用二甲双胍。在停药随访期间，如果再次出现明显的胰岛素抵抗，则再选用二甲双胍治疗。

(四) 建立规律的月经周期

如果多毛和痤疮不严重，且又无生育要求，可采用补充激素的方式让患者定期来月经，这样可以避免将来发生子宫内膜增生或子宫内膜癌。

1. 孕激素疗法　每月使用孕激素 5~7 天，停药后 1~7 天可有月经来潮。例如，甲羟孕酮 8~12 mg，每天 1 次，连续服用 5~7 天。甲地孕酮 6~10 mg，每天 1 次，连续服用 5~7 天。该方案适用于体内有一定雌激素水平的患者（如子宫内膜厚度≥7 mm），停药后 1 周左右会有月经来潮。如果撤药性出血较多，可适当延长孕激素的使用天数。

孕激素疗法的优点是使用方便，患者容易接受。如果没有特殊情况，该方案可以长期使用。在采用孕激素治疗时，如果患者出现明显的高雄激素血症的临床表现，需要改用降雄激素治疗。如果患者有生育要求，可改用促排卵治疗。

2. 雌、孕激素序贯治疗　每月使用雌激素 20~22 天，在使用雌激素的最后 5~7 天加用孕激素。例如，戊酸雌二醇 1~2 mg，每天 1 次，连续服用 21 天；从使用戊酸雌二醇的第 15 天开始加用甲羟孕酮 10 mg，每天 1 次，连续服用 7 天。停药后 1~7 天有月经来潮。使用 3~6 个周期后可停药，观察患者下一周期有无月经自发来潮，如果有月经自发来潮可继续观察下去；如无月经自发来潮，则继续使用激素治疗。

由于许多 PCOS 患者体内的雌激素水平并不低，所以大多数情况下不需要采用此方案。如果患者体内雌激素水平偏低，单用孕激素治疗，患者的月经量偏少或无月经，可以选择该方案。

3. 雌、孕激素联合治疗　每月同时使用雌激素和孕激素 20~22 天。例如，戊酸雌二醇 1~2 mg，每天 1 次，连续服用 21 天；在使用戊酸雌二醇的同时服用甲羟孕酮 4 mg。停药后 1~7 天就有月经来潮。长期使用雌、孕激素联合治疗，患者的月经会逐步减少，如果停药后无月经来潮，应首先排除妊娠可能，如果没有怀孕则说明子宫内膜生长受到抑制，此时可改用雌、孕激素序贯治疗。雌、孕激素连续治疗 3~6 个周期后可停药，观察下一周期有无月经自发来潮，如果有月经自发来潮则继续观察下去；如无月经自发来潮，可继续使用激素治疗。

复方口服避孕药属于雌、孕激素联合治疗。由于复方口服避孕药使用方便，治疗高雄激素血症和多囊卵巢综合征的疗效好，因此临床上在考虑雌、孕激素联合治疗时往往选择复方口服避孕药。

(五) 促卵泡发育和诱发排卵

仅适用于有生育要求者。无生育要求者一般不采用此治疗方法。为提高受孕的成功率，在促排卵之前往往先治疗高雄激素血症和胰岛素抵抗，使血睾酮、LH 和胰岛素水平恢复至正常范围，增大的卵巢恢复正常，卵泡数减少。

1. 氯米芬　氯米芬为雌激素受体拮抗剂，它能竞争性地结合下丘脑、垂体上的雌激素受体，解除雌激素对下丘脑-垂体-卵巢轴的抑制，促进卵泡的发育。氯米芬为 PCOS 患者促卵泡发育的首选药。氯米芬治疗 PCOS 时，排卵成功率可高达 80%，但受孕率却只有 40%。目前认为受孕率低下与氯米芬拮抗雌激素对子宫内膜和宫颈的作用有关。

从月经周期的第 2~5 天开始服用氯米芬，开始剂量为 50 mg，每天 1 次，连续服用 5 天。停药 5 天开始进行卵泡监测。宫颈黏液评分，可了解氯米芬是否抑制宫颈黏液的分泌。超声检查，可了解卵泡发育情况和子宫内膜厚度。

一般停用氯米芬 5~10 天内会出现直径>10 mm 的卵泡。如果停药 10 天还没有出现直径>10 mm 的卵泡，则视为氯米芬无效。卵泡直径>10 mm 时，应每 2~3 天做一次卵泡监测。当成熟卵泡直径>16 mm 时，肌内注射人绒毛膜促性腺激素（HCG）5 000~10 000 IU 诱发排卵，一般在注射 HCG 36 小时后发生排卵。

如果低剂量的氯米芬无效，下个周期可以增加剂量。氯米芬的最大剂量可以用到 200 mg/d。不过，许多医生认为没必要使用大剂量的氯米芬（>100 mg/d），有研究表明使用大剂量的氯米芬并不增加诱发排卵的成功率。当氯米芬治疗无效时，应改用人绝经期促性腺激素（HMG）+HCG。与 HMG 治疗相比，氯米芬治疗的受孕率较低，不易引起严重的卵巢过度刺激综合征（OHSS）。

如果氯米芬抑制宫颈黏液分泌，就表现为卵泡发育与宫颈黏液不同步。此时可加用戊酸雌二醇 1~2 mg/d，以改善宫颈黏液。部分患者的宫颈黏液因此得到改善，但是也有许多患者无效。如果无效，则采用人工授精。肌内注射 HCG 前停用戊酸雌二醇。

如果氯米芬抑制子宫内膜的生长，就表现为卵泡发育与子宫内膜的厚度不一致。此时也可加用戊酸雌二醇 2 mg/d，以刺激内膜生长。但是该治疗方法往往无效。临床上如果出现氯米芬抑制内膜生长的情况，往往改用其他药物治疗，如 HMG 等。对诊断为氯米芬抵抗的患者来说，加用地塞米松或二甲双胍可能有效。许多报道发现地塞米松或二甲双胍，尤其是二甲双胍，能提高氯米芬治疗的成功率。

氯米芬的不良反应有多胎和卵巢过度刺激。一般来说，氯米芬很少引起严重的卵巢过度刺激综合征，所以还是很安全的。

2. 他莫昔芬　他莫昔芬与氯米芬一样也是雌激素受体拮抗剂，其作用机制与氯米芬相似，也是通过解除雌激素对下丘脑-垂体-卵巢轴的抑制，促进卵泡的发育。临床上较少使用他莫昔芬。从月经周期的第 2~5 天开始服用他莫昔芬 20~40 mg，每天 1 次，连续服用 5 天。用药过程中需监测卵泡的发育。当成熟卵泡的直径达到 18~20 mm 时，肌内注射 HCG 5 000~10 000 IU，36 小时后发生排卵。

他莫昔芬也可以抑制宫颈黏液的分泌和子宫内膜的生长。如果出现这些情况，可以参考氯米芬的处理方法。

3. 来曲唑　来曲唑是第三代非类固醇芳香化酶抑制剂，临床上主要用于治疗乳腺癌，后来也用于诱发排卵的治疗。来曲唑能抑制雌激素的合成，减轻雌激素对下丘脑-垂体-卵巢轴的抑制作用，这是来曲唑诱发排卵的机制。用法：从月经周期的第 2~4 天开始服用来曲唑 2.5~7.5 mg，每天 1 次，连续服用 5 天。用药过程中须监测卵泡的发育。当成熟卵泡的直径达到 18~20 mm 时，肌内注射 HCG 5 000~10 000 IU，36 小时后发生排卵。

有研究表明来曲唑诱发排卵的成功率优于氯米芬，另外来曲唑没有对抗宫颈和子宫内膜的缺点。由于来曲唑半衰期短，因此有研究者推测它可能对胎儿无不利影响。来曲唑用于诱发排卵的时间还很短，远期不良反应还有待于进一步的观察。

由于来曲唑治疗的资料还很少，因此临床上应慎用。

4. 人绝经期促性腺激素（HMG）　该药是从绝经妇女的尿液中提取的，每支含 FSH 和 LH 各 75 U，适用于氯米芬治疗无效的患者。

从月经周期的第 2~5 天开始每天肌内注射 HMG，起步剂量是 1 支/天，治疗期间必须监测卵泡发育的情况。一般在使用 3~5 天后做第一次超声监测，如果卵泡直径>10 mm，应缩短卵泡监测间隔时间。当 B 超提示优势卵泡直径达 16~20 mm 时，停用 HMG，肌内注射 HCG 5 000~10 000 IU，48 小时后复查 B 超了解是否排卵。

如果卵泡持续 1 周不增大，则增加剂量至 2 支/天。如果治疗 2 周还没有优势卵泡出现，应考虑该周期治疗失败。

HMG 治疗的并发症有卵巢过度刺激综合征（OHSS）和多胎妊娠。严重的 OHSS 可危及患者的生命，因此在使用 HMG 时应严密监测卵泡的发育，一旦发现有 OHSS 的征象，应立即采取适当的措施。当超声检查发现一侧卵巢有 3 个以上直径>14 mm 的优势卵泡或卵巢直径>5 cm 时容易发生严重的 OHSS，此时应建议患者放弃使用 HCG。在采用雌激素测定监测卵泡发育时，雌二醇浓度>2 000 pg/mL 提示有发生 OHSS 的可能。

HMG+FSH 治疗可能对减少 OHSS 的发生有帮助。由于患者不同，具体用法也不相同。临床上应根据卵泡监测的结果调整剂量。

在使用 HMG 治疗前，如果发现卵巢体积大、卵泡数多，可以先用环丙孕酮/炔雌醇或 GnRHa 治疗，待卵巢体积缩小后，再给予促排卵治疗。

使用药物怀孕的患者常有黄体功能不全，因此一旦确诊怀孕，立即给予黄体酮或 HCG 肌内注射。用法：黄体酮 20~40 mg/d 或 HCG 1 000~2 000 IU/d。有卵巢过度刺激的患者，不宜采用 HCG 保胎。

5. 体外受精-胚胎移植术（IVF-ET）　当患者经上述治疗仍达不到怀孕目的时，可以选择 IVF-ET。

（六）手术治疗

手术治疗仅限于迫切要求生育且要求手术治疗的患者。在手术治疗后的 3~6 个月内，由于卵泡液的丢失，卵巢局部雄激素水平有所降低，所以患者可能有自发排卵。手术 6 个月后，卵巢局部雄激素水平又恢复至手术前水平，卵泡发育及排卵存在障碍，此时患者很难自然怀孕。

1. 腹腔镜下行皮质内卵泡穿刺及多点活检　术中注意避免过多使用电凝，否则会灼伤周围组织，从而影响卵巢的功能，引起卵巢早衰。

2. 经腹卵巢楔形切除术　此法是最早用于多囊卵巢的手术方法，由于术后输卵管、卵巢周围的粘连率高，已被腹腔镜手术所替代。本手术楔形切除的卵巢组织不应大于原卵巢组织的 1/3，以免引起卵巢早衰。

（陈　敏）

第二节　经前期综合征

经前期综合征（premenstrual syndromes，PMS）又称经前紧张症（premenstrual tension）或经前紧张综合征（premenstrual tension syndrome，PMTS），是育龄妇女常见的问题。PMS 是指月经来潮前 7~14 天（即在月经周期的黄体期），周期性出现的躯体症状（如乳房胀痛、头痛、小腹胀痛、水肿等）和心理症状（如烦躁、紧张、焦虑、嗜睡、失眠等）的总称。PMS 症状多样，除上述典型症状外，自杀倾向、行为退化、嗜酒、工作状态差甚至无法工作等也常出现于 PMS。由于 PMS 临床表现复杂且个体差异巨大，因此诊断的关键是症状出现的时间及严重程度。伴有严重情绪不稳定者称为经前焦虑障碍（premenstrual dysphoric disorder，PMDD）。

PMS 的临床特点：①在大多数月经周期的黄体期，再发性或循环性出现症状。②症状于经至不久缓解，在卵泡期持续不会超过一周。③招致情绪或躯体苦恼或日常功能受累或受损。④症状的再发性、循环性和定时性，症状的严重性和无症状期均可通过前瞻性逐日评定得到证实。

PMS 的患病率各地报道不一，这与评定方法（回顾性或前瞻性）、调查者的专业性、调查样本人群、症状严重程度不一，以及一些尚未确定的因素有关。在妇女生殖阶段可发生，初潮后未婚少女的患病率低，产后倾向出现PMS。虽然50%~80%的生育期妇女普遍存在轻度以上的经前症状，约30%~40%有PMS症状的妇女需要治疗，3%~8%的妇女受到符合DSM-Ⅳ标准的PMDD的困扰。然而，大多数有经前症状的女性没有得到诊断或治疗。

一、病因与发病机制

研究表明，PMS病因涉及诸多因素的联合，如社会心理因素、内分泌因素及神经递质的调节等。但PMS的准确机制仍不明，一些研究结果尚有矛盾之处，进一步的深入研究是必要的。

（一）社会心理因素

情绪不稳定及神经质、特质焦虑者容易体验到严重的PMS症状。应激或负性生活事件可加重经前症状，而休息或放松可减轻，均说明社会心理因素在PMS的发生或延续上发挥作用。

（二）内分泌因素

1. 孕激素　这一疾病仅出现于育龄女性，青春期前、妊娠期、绝经后期均不会出现，且仅发生于排卵周期的黄体期。给予外源性孕激素可诱发此病，在激素补充疗法（hormone replace therapy，HRT）中使用孕激素建立周期引发的抑郁情绪和生理症状同PMS相似；曾患有严重PMS的女性，行子宫加双附件切除术后给予HRT，单独使用雌激素不会诱发PMS，而在联合使用雌孕激素时PMS复发。相反，卵巢内分泌激素周期消失，如双卵巢切除或给予促性腺激素释放激素激动剂（gonadotropin releasing hormone antagonist，GnRHa）均可抑制原有的PMS症状。因此，卵巢激素尤其是孕激素可能与PMS的病理机制有关，孕激素可增加女性对甾体类激素的敏感性，使中枢神经系统受激素波动的影响。

2. 雌激素

（1）雌激素降低学说：正常情况下雌激素有抗抑郁效果，经前雌激素水平下降可能与PMS，特别是经前心境恶劣的发生有关。

（2）雌激素过多学说：雌激素水平绝对或相对高，或者对雌激素的特异敏感性可招致PMS。具有经前焦虑的妇女，雌激素/黄体酮比值较高。雌孕激素比例异常可能与PMS发生有关。

3. 雄激素　妇女雄激素来自卵巢和肾上腺。在排卵前后，血中睾酮水平随雌激素水平的增高而上升，且大部分来自肾上腺，故于围月经期并不下降，睾酮/雌激素及睾酮/孕激素之比处于高值。睾酮作用于脑可增强两性的性驱力和攻击行为，而雌激素和孕酮可对抗之。经前期雌激素和孕酮水平下降，脑中睾酮失去对抗物，这至少与一些人PMS的发生有关，特别是心境改变和其他精神病理表现。

（三）神经递质

研究表明，在PMS女性中血清性激素的浓度表现为正常，这表明除性激素外还可能有其他因素作用。PMS患者常伴有中枢神经系统某些神经递质及其受体活性的改变，这种改变可能与中枢对激素的敏感性有关。一些神经递质可受卵巢甾体激素调节，如5-羟色胺（5-hydroxytryptamine，5-HT）、乙酰胆碱、去甲肾上腺素、多巴胺等。

1. 乙酰胆碱（Acetylcholine，Ach）　Ach单独作用或与其他机制联合作用与PMS的发生有关。在人类Ach是抑郁和应激的主要调节物，引起脉搏加快和血压上升、负性情绪、肾上腺交感胺释放和止痛效应。

2. 5-HT与γ-氨基丁酸　某些神经递质在经前期综合征中发挥关键作用。PMDD患者与患PMS但无情绪障碍者及正常对照组相比，5-HT 在卵泡期增高，黄体期下降，波动明显增大。5-羟色胺能系统对情绪、睡眠、性欲、食欲和认知具有调节功能，在抑郁的发生发展中起到重要作用。雌激素可增加 5-HT 受体的数量及突触后膜对 5-HT 的敏感性，并增加 5-HT 的合成及其代谢产物 5-羟吲哚乙酸的水平。有临床研究显示选择性 5-HT 再摄取抑制剂（selective serotonin reuptake inhibitors，SSRIs）可增加血液中 5HT 的浓度，对治疗 PMS/PMDD 有较好的疗效。

3. 类鸦片物质与单胺氧化酶　目前认为在性腺类固醇激素影响下，过多暴露于内源性鸦片肽并继之脱离接触可能参与 PMS 的发生。持单胺氧化酶（monoamine oxidase，MAO）学说则认为 PMS 的发生与血小板 MAO 活性改变有关，而这一改变是受孕酮影响的。正常情况下，雌激素对 MAO 活性有抑制效应，而黄体酮对组织中 MAO 活性有促进作用。MAO 活性增强被认为是经前抑郁和雌激素/孕激素不平衡发生的中介。MAO 活性增加可以减少有效的去甲肾上腺素，导致中枢神经元活动降低和减慢。MAO 学说可解释经前抑郁和嗜睡，但无法说明其他症状。

4. 其他　前列腺素可影响精神、行为、体温调节及许多 PMS 症状，前列腺素合成抑制剂能改善 PMS 躯体症状。一般认为此类非甾体抗感染药物可降低引起 PMS 症状的中介物质的组织浓度起到治疗作用。维生素 B_6 是合成多巴胺与五羟色胺的辅酶，维生素 B_6 缺乏与 PMS 可能有关，一些研究发现维生素 B_6 治疗似乎比安慰剂效果好，但结果并非一致。

二、临床表现

研究提出大约 20 类常见症状，包括躯体、心理和行为三个方面。其中恒定出现的是头痛、疼痛、肿胀、嗜睡、易激惹和抑郁，行为笨拙，渴望食物。但表现有较大的个体差异，取决于躯体健康状态、人格特征和环境影响。国际经前期紊乱协会将上述的经前期症状分为以下两类：核心 PMD，其特点为通常伴有自发性排卵的月经周期；可变 PMD，与核心 PMD 相比较为复杂。变异 PMD 在经前期加重，是在无排卵周期中出现的症状，在排卵周期和孕激素作用周期中类似症状不会发生。

（一）躯体症状

1. 水潴留　经前水潴留一般多见于踝、小腿、手指、腹部和乳房，可导致乳房胀痛、体重增加、面部虚肿和水肿，腹部不适或胀满或疼痛，排尿量减少。这些症状往往在清晨起床时明显。

2. 疼痛　头痛较为常见，背痛、关节痛、肌肉痛、乳房痛发生率也较高。

3. 自主神经功能障碍　常见恶心、呕吐、头晕、潮热、出汗等。可出现低血糖，许多妇女渴望摄入甜食。

（二）心理症状

主要为负性情绪或心境恶劣：

1. 抑郁　心境低落、郁郁不乐、消极悲观、空虚孤独，甚至有自杀意念。

2. 焦虑、激动　烦躁不安，似感到处于应激之下。

3. 运动共济和认知功能改变　可出现行动笨拙、运动共济不良、记忆力差、思路混乱。

（三）行为改变

可表现为社会退缩，回避社交活动；社会功能减低，判断力下降，工作时失误；性功能减退或亢进等改变。

三、诊断与鉴别诊断

（一）诊断标准

PMS 具有三项属性（经前期出现；在此以前无同类表现；经至消失），诊断一般不难。美国国立精神卫生研究院的工作定义如下：一种周期性的障碍，其严重程度是以影响一个妇女生活的一些方面（如为负性心境，经前一周心境障碍的平均严重程度较之经后一周加重30%），而症状的出现与月经有一致的和可以预期的关系。这一定义规定了 PMS 的症状出现与月经有关，对症状的严重程度做出定量化标准。

（二）诊断方法

严重问题的每日评定记录表（daily record of severity of problems，DRSP）可让 PMS 诊断更明确。这个图表是用来记录情绪和身体与月经周期相关的症状。要求患者在没有任何前瞻性治疗下，至少连续2个月描述他们的症状。医生通过了解症状发生的时间、每个月经周期症状的变化，月经后 1~2 天症状消失来做判断。

（三）鉴别诊断

1. 月经周期性精神病　PMS 可能是在内分泌改变和心理-社会因素作用下起病的，而月经周期性精神病则有着更为深刻的原因和发病机制。PMS 的临床表现为心境不良和躯体不适，不致发展为重性精神病形式，可与月经周期性精神病区别。

2. 抑郁症　PMS 妇女有较高的抑郁症发生风险以及抑郁症患者较非情感性障碍患者有较高的 PMS 发生率。根据 PMS 和抑郁症的诊断标准，可作出鉴别。

3. 其他精神疾病经前恶化　根据 PMS 的诊断标准与其他精神疾病经前恶化进行区别。

四、治疗

PMS 的治疗应针对躯体、心理症状、内在病理机制和改变正常排卵性月经周期等方面。此外，心理治疗和家庭治疗亦受到较多的重视。轻症 PMS 病例采取环境调整、适当膳食、身体锻炼、改善生活方式、应激处理和社会支持等措施即可，重症患者则须实施以下治疗。

（一）非药物治疗

1. 调整生活方式　包括合理的饮食与营养、适当的身体锻炼、戒烟、限制盐和咖啡的摄入。可改变饮食习惯，增加钙、镁、维生素 B_6、维生素 E 的摄入等，但尚没有确切、一致的研究表明以上维生素和微量元素治疗的有效性。体育锻炼可改善血液循环，但其对 PMS 的预防作用尚不明确，多数临床专家认为每日锻炼 20~30 分钟有助于加强药物治疗和心理治疗。

2. 心理治疗　心理因素在 PMS 发生中所起的作用是不容忽视的。精神刺激可诱发和加重 PMS。要求患者日常保持乐观情绪，规律生活，参加运动锻炼，增强体质，行为疗法曾用以治疗 PMS，放松技术有助于改善疼痛症状。生活在经前综合征妇女身边的人，如父母、丈夫、子女等，要多关心患者，对她们在经前出现的心境烦躁、易激惹等予以容忍和同情。工作周围的人也应体谅她们经前发生的情绪症状，在各方面予以照顾，避免在此期间从事驾驶或其他具有危险性的作业。

3. 膳食补充　膳食补充剂已被证明对改善 PMS 症状有积极作用。与安慰剂组相比，每天服用 1 200 mg碳酸钙的 PMDD 妇女，可减少48%与情感和身体相关的 PMS 症状。另一项研究表明，每日服用 80 mg 的维生素 B_6 与安慰剂组相比,可减少情绪相关的 PMS 症状,但对躯体相关症状无效。大剂量(>300 mg)维生素 B_6 可能与外周神经病变相关;然而,中等剂量的维生素 B_6 可在不良反应最小的情况下,缓解 PMS 症状。

(二)药物治疗

1. 精神药物

(1)抗抑郁药:5-羟色胺再摄取抑制剂(selective serotonergic reuptake inhibitors,SSRIs)对 PMS 有明显疗效,达 60%~70% 且耐受性较好。如氟西汀(百忧解)20 mg 每日一次,经前口服至月经第 3 天。减轻情感症状优于躯体症状。

舍曲林(sertraline)剂量为每日 50~150 mg。三环类抗抑郁药氯丙米嗪(clomipramine)是一种三环类抑制 5-羟色胺和去甲肾上腺素再摄取的药物,每天 25~75 mg 对控制 PMS 有效,黄体期服药即可。SSRIs 与三环类抗抑郁药物相比,无抗胆碱能、低血压及镇静等不良反应,并具有无依赖性和无特殊的心血管及其他严重毒性作用的优点。

(2)抗焦虑药:苯二氮䓬类用于治疗 PMS 已有很长时间,如阿普唑仑为抗焦虑药,也有抗抑郁性质,用于 PMS 获得成功,起始剂量为 0.25 mg,1 天 2~3 次,逐渐递增,每日剂量可达 2.4 mg 或 4 mg,在黄体期用药,经至即停药,停药后一般不出现戒断症状。

2. 抑制排卵周期

(1)口服避孕药:作用于 H-P-O 轴可导致不排卵,常用以治疗周期性精神病和各种躯体症状。口服避孕药对 PMS 的效果不是绝对的,因为一些亚型用本剂后症状不仅未见好转反而恶化。就一般病例而论复方短效单相口服避孕药均有效。国内多选用复方炔诺酮或复方甲地孕酮。

(2)达那唑:一种人工合 17α-乙炔睾酮的衍生物,对下丘脑-垂体促性腺激素有抑制作用。100~400 mg/d 对消极情绪、疼痛及行为改变有效,200 mg/d 能有效减轻乳房疼痛。但其雄激素活性及致肝功能损害作用,限制了其在 PMS 治疗中的临床应用。

(3)促性腺激素释放激素激动剂(GnRHa):GnRHa 在垂体水平通过降调节抑制垂体促性腺激素分泌,造成低促性腺激素水平及低雌激素水平,达到药物切除卵巢的疗效。有随机双盲安慰剂对照研究证明 GnRHa 治疗 PMS 有效。单独应用 GnRHa 应注意低雌激素血症及骨量丢失,故治疗第 3 个月应采用反加疗法(add-back therapy)克服其不良反应。

(4)手术切除卵巢或放射破坏卵巢功能:虽然此方法对重症 PMS 治疗有效,但卵巢功能破坏导致绝经综合征、骨质疏松性骨折、心血管疾病等风险增加,应在其他治疗均无效时酌情考虑。对中、青年女性患者不宜采用。

3. 其他

(1)利尿剂:PMS 的主要症状与组织和器官水肿有关。醛固酮受体拮抗剂螺内酯不仅有利尿作用,对血管紧张素功能亦有抑制作用。剂量为 25 mg,每天 2~3 次,可减轻水潴留,并对精神症状亦有效。

(2)抗前列腺素制剂:经前子宫内膜释放前列腺素,改变平滑肌张力,免疫功能及神经递质代谢。抗前列腺素如甲芬那酸 250 mg,每天 3 次,于经前 12 天起服用。餐中服可减少胃刺激。如果疼痛是 PMS 的标志,抗前列腺素有效。除对痛经、乳胀、头痛、痉挛痛、腰骶痛有效,对紧张易怒症状也有效。

(3)多巴胺拮抗剂:高催乳素血症与 PMS 关系已有研究报道。溴隐亭为多巴胺拮抗剂,可降低

PRL 水平并改善经前乳房胀痛。剂量为 2.5 mg，每日 2 次，餐中服药可减轻不良反应。

五、临床特殊情况的思考和建议

月经前周期性发生躯体精神及行为症状影响妇女日常生活和工作，称为经前期综合征，伴有严重情绪不稳定者称为经前焦虑障碍。病因涉及心理、激素、大脑神经系统之间的相互作用，但确切作用机制尚未明了。轻症 PMS 病例通过调整环境、改善生活方式、提供社会支持等予以治疗。重症患者尤其伴有明显负性情绪或心境恶劣如焦虑、抑郁、甚至有自杀意念等，应及时与精神疾病科联系，协作管理治疗，包括采用抗抑郁、抗焦虑药物的治疗。

（周 春）

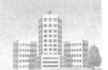

第六章　糖尿病及其并发症

第一节　糖尿病

一、控制糖尿病患者高血糖的联合治疗

　　控制糖尿病患者高血糖治疗的进程中，从只能采用"饥饿疗法"到目前综合防治，经历了几个里程碑式的发展过程。20 世纪初期胰岛素的问世，挽救了不少糖尿病患者的生命；50—60 年代，碘胺类和双胍类口服抗糖尿病药物的临床应用，使 2 型糖尿病患者的高血糖得以控制，延长了许多患者的生命；70 年代，美国大学糖尿病研究（UGDP）结果发现，使用苯乙双胍（DBI）和甲苯磺丁脲（D860）可增加糖尿病患者心血管疾病的死亡率，从而将口服抗糖尿病药物与其安全性联系在一起，但后来该研究设计被证实缺乏一定的科学性；80 年代流行病学研究，证实了糖尿病患者病死率与长期高血糖有关；90 年代对 1 型（DCCT）和 2 型（UKPDS）糖尿病患者的研究证实，强化降低血糖可预防、减少和延缓慢性并发症的发生与进展；80—90 年代相继上市了疗效更好、不良反应更少、服用更方便的抗糖尿病药物，如新型碘胺类药物（格列美脲、格列吡嗪控释片、格列齐特缓释片）、α-糖苷酶抑制剂、餐时胰岛素分泌剂（瑞格列奈、那格列奈）、胰岛素增敏剂（罗格列酮、吡格列酮）、人胰岛素及其类似物等，这些都使患者的血糖进一步得到控制；同时各种先进监测仪器的临床使用，使糖尿病患者的病情得到进一步了解和指导其治疗。由此可见，在 20 世纪，这些疗效好而不良反应少的抗糖尿病药物以及先进仪器设备的临床应用，使得糖尿病患者的病情得到良好的控制，降低了慢性并发症的患病率，也降低了糖尿病患者的致残率和病死率，从而提高了患者的生活质量与生存质量。

　　但是，要将糖尿病患者的血糖控制在理想水平，使诱发急、慢性并发症的危险因素控制在最低范围，必须采取综合治疗措施才能取得良好的效果。

　　控制糖尿病患者高血糖的综合措施有以下几方面。

（一）控制糖尿病患者高血糖的五大措施

　　传统的糖尿病治疗包括饮食调节、运动疗法和降糖药物等被称为"三驾马车"。但是，在临床实践中仅仅采用这三驾马车尚难以控制部分糖尿病患者的高血糖。因此，国际糖尿病联盟（IDF）在三驾马车综合疗法的基础上，提出了糖尿病现代综合疗法的五大措施：糖尿病教育、饮食调节、运动疗法、药物治疗和病情监测等被称为"五驾马车"。经过这五大措施的实施，糖尿病患者的病情可以得到良好的控制，生活质量得到提高，可以像正常人一样的生活、工作、娱乐。

1. 对糖尿病患者的教育——动力

糖尿病是一种慢性终身性疾病，患者对糖尿病知识的全面了解及与医生的主动密切配合是全面控制好病情的重要环节。通过对糖尿病患者的教育，使他们了解有关糖尿病的知识，发挥主观能动性（即动力），做到自己治疗自己、自己管理自己，成为"自我保健的医生"。由此可见，通过对糖尿病患者的教育，除了能改善患者的代谢控制外，还能提高自我护理能力，改善生活质量，也降低了与糖尿病相关的医疗费用。

教育的内容包括：患者明确糖尿病是一种慢性终身性疾病；糖尿病病情长期控制不良的危害性；慢性并发症的诱发因素除了高血糖外，还有高血压、血脂异常、血液高凝状态、长期处于应激情况等；如何根据个人情况制定适合自己的治疗方案；非药物治疗措施（饮食调节、运动疗法、稳定情绪等）实施的重要性；抗糖尿病药物如何应用；低血糖的症状及其紧急情况的处理措施；饮食、运动和抗糖尿病药物三者之间如何协调；自我保健尤其是糖尿病足和皮肤的自我护理；自我监测血糖或尿糖、血压的时间选择及其正确方法；定期检查有关慢性并发症各项指标的重要性等。

2. 饮食疗法——基石

饮食疗法是糖尿病患者病情控制良好的基础和需要长期坚持的措施。特别是肥胖的 2 型糖尿病患者，通过饮食调节可减轻肥胖的体重，部分患者仅通过饮食疗法就可将病情控制良好。因此，糖尿病患者饮食疗法是基石。

在此提出患者在饮食疗法实施过程中应注意的几个问题：①每日按时进三餐，每餐相对定量饮食，避免暴饮暴食。②热量供应以碳水化合物为主，不吃零食和甜食，必要时加餐。③肥胖的 2 型糖尿病患者，应减少含高热量食品（如肉类、过多植物油、油炸食品、高脂肪的干果食品等高脂肪食物含热卡 9 kcal/g 及酒精含热卡 7.5 kcal/g）的摄入，而碳水化合物和蛋白质含热卡仅为 4 kcal/g。

3. 运动疗法——辅助

运动有助于改善血糖控制，还可减轻肥胖的体重及改善胰岛素抵抗而增强胰岛素敏感性，也可降低高血压和纠正异常血脂等。运动是糖尿病患者治疗非常重要的一种疗法，肥胖的 2 型糖尿病患者不控制饮食而仅靠运动降低高血糖的作用是不够的。因此，运动疗法只起到辅助作用。

适当的体力活动或体育锻炼要与饮食疗法和抗糖尿病药物的应用密切结合才能达到降低高血糖的目的。而不适当的运动也可导致血糖升高，甚至于诱发酮症或酸中毒。因此，糖尿病患者运动疗法必须掌握因人而异、循序渐进、持之以恒、适时适量和注意安全的原则。

4. 抗糖尿病药物的应用——必要

临床上用于糖尿病患者抗糖尿病药物主要有以下几类：①促胰岛素分泌剂，包括碘胺类（如甲苯磺丁脲、格列苯脲、格列吡嗪及其控释剂、格列喹酮、格列齐特及其缓释剂、格列美脲等）和餐时促胰岛素分泌剂（如瑞格列奈和那格列奈等）口服降糖药物两类，该类药物作用机制是对胰岛 B 细胞具有一定胰岛素分泌功能（空腹血糖<10 mmol/L）的 2 型糖尿病患者，促使胰岛 B 细胞分泌胰岛素。②增强胰岛素敏感性的药物有双胍类和噻唑烷二酮类口服抗糖尿病药物。双胍类包括苯乙双胍和二甲双胍，由于苯乙双胍易发生乳酸性酸中不良反应而在多个国家和地区已停止使用，二甲双胍的作用机制主要是抑制肝脏葡萄糖的输出，还可抑制肠道对碳水化合物的吸收速率，并具有增强胰岛素敏感性的作用而降低血糖，适用于 2 型糖尿病尤其是肥胖又无肝、肾功能明显异常的患者首选，也可用于使用胰岛素治疗的 1 型糖尿病患者加用二甲双胍可能增强其疗效。目前应用的噻唑烷二酮类包括罗格列酮和吡格列酮，其作用机制主要是激活过氧化物增殖体激活受体 γ（PPARγ）的活性，促使脂肪组织的游离脂肪酸

降低，还可使脂肪组织释放的肿瘤坏死因子α、抵抗素和瘦素降低及脂联素水平增加，从而降低外周组织的胰岛素抵抗，增加肌肉组织胰岛素介导的葡萄糖摄取，并可改善异常的血脂谱；该类药物主要用于具有胰岛素抵抗的2型糖尿病患者，增强其胰岛素的敏感性。噻唑烷二酮类尤其是罗格列酮可引起水、钠潴留而导致水肿、血容量增加、贫血、体重增加等不良反应，故在心功能Ⅲ至Ⅳ级（NYHA分级）的糖尿病患者中不宜使用，也不主张与胰岛素合用。吡格列酮长期（>2年）应用使膀胱癌发生的风险增加的报道尚无定论。③α-葡萄糖苷酶抑制剂包括阿卡波糖、伏格列波糖及米格列醇等。该类药物主要作用机制是在肠道竞争性地抑制小肠黏膜刷状缘上的α-葡萄糖苷酶，降低摄入碳水化合物水解为单糖的速率，从而降低餐后高血糖。该类药物的作用必须有碳水化合物作为底物，不吃粮食时药物不影响餐后血糖；其不良反应主要是胀气、便秘或腹泻等。④胰高血糖素样肽1（GLP-1）受体激动剂和二肽基肽酶-4（DPP-4）抑制剂。GLP-1以葡萄糖依赖的方式刺激B细胞释放胰岛素，抑制胃排空，减少食物摄入，增加饱食感和降低体重等，同样以葡萄糖依赖的方式抑制A细胞释放胰高血糖素，临床前的动物模型证实其有促进B细胞恢复的作用。GLP-1在体内很快被DPP-4水解，使其在血浆的$T_{1/2}$只有90秒而无法发挥正常的生理作用。GLP-1受体激动剂艾塞那肽（exenatide）和人GLP-1类似物（利拉鲁肽）克服了GLP-1 $T_{1/2}$短的缺点。DPP-4抑制剂通过抑制二肽基肽酶-4减少GLP-1在体内的失活，增加GLP-1在体内浓度。目前用于临床的DPP-4抑制剂（也称"列汀类"的制剂）有西他列汀（sitagliptin）、维格列汀（vildagliptin）、沙格列汀（saxagliptin）、阿格列汀（alogliptin）和利格列汀（linagliptin）等。⑤胰岛素有动物胰岛素和人胰岛素两种制剂。胰岛素按作用时间可分为超短效类似物、短效、中效、长效及其类似物、超长效胰岛素等。临床上胰岛素主要应用于1型糖尿病患者控制高血糖状态，以及部分胰岛功能较差而胰岛素水平较低、对口服抗糖尿病药物原发或继发性失效而又不适合其他口服抗糖尿病药物、已患有较严重慢性并发症、心肝肾功能较差的2型糖尿病患者，一般需要长期使用胰岛素治疗；当2型糖尿病患者血糖持续较高、各类急性并发症、应激情况，暂时难以分型的患者，糖尿病并发妊娠或妊娠糖尿病患者，消瘦、精神抑郁的糖尿病患者等，可暂时注射一段时间胰岛素以控制高血糖状态，病情好转后是否继续应用酌情而定。胰岛素治疗的主要不良反应是发生低血糖风险和体重增加等。

5. 糖尿病的病情监测——需要

为了解糖尿病患者病情控制如何，必须定期监测各方面的指标，获得有关患者体内代谢变化的信息，以便于及时调整治疗方案。所以，对糖尿病患者的病情监测非常需要。

糖尿病患者的病情监测一般包括以下几方面。

（1）自我监测　内容包括：①经常或定期测量体温（℃）、脉搏（次/分）、血压（mmHg）、呼吸频率（次/分）、身高（cm）、体重（kg）、腰围（W，cm）、臀围（H，cm），并计算腰/臀围比值（WHR）。②检查皮肤色泽、有无皮损和感染迹象，足背动脉波动、足部皮肤色泽及有无破溃，下肢和（或）足背部水肿等。③定期或必要时用血糖仪自测末梢微量血糖，检测频率视病情而定。每周1~2次监测空腹、三餐后2小时或餐前及睡前的血糖。若空腹血糖较高、血糖波动较大或夜间易发生低血糖的患者，应加测午夜12时或凌晨2~4时的血糖，以鉴别空腹血糖的升高原因，以便指导制订治疗方案。④当尿糖持续阳性时，可用尿糖试纸测定尿糖：每日测早餐后至午餐前、午餐后至晚餐前、晚餐后至睡前及夜间的4段尿糖；也可每日测空腹、三餐后2小时内（3段）、三餐前2小时内（2段）、睡前的7段尿糖。

（2）定期就诊　患者定期去医院看病，以每月一次为宜。就诊时除测量体重、血压、心率，检查皮肤色泽、足背动脉波动、浅反射和感觉等外，还应查尿糖、尿蛋白、尿酮体、空腹或餐后 2 小时血糖。

（3）若尿蛋白始终阴性的患者，可半年查一次尿微量白蛋白排泄率。

（4）根据病情需要，3~6 个月化验一次肝、肾功能，糖化血红蛋白 A1c（HbA1c）、糖化血清蛋白（GSP）。

（5）半年检查一次血脂，包括血清低密度脂蛋白-胆固醇（LDL-C）、总胆固醇（TC）、三酰甘油（TG）、高密度脂蛋白-胆固醇（HDL-C），有条件者可测定血清载脂蛋白 A1（Apo-A1）、载脂蛋白 B（Apo-B）、脂蛋白（a）[LP（a）]等。

（6）每年检查一次眼底、皮肤微循环、四肢血流图、周围神经传导速度、胸片、心电图等。

（7）有必要时，做胰岛 B 细胞功能和胰岛自身免疫抗体测定，如胰岛细胞抗体（ICA）、谷氨酸脱羧酶抗体（GAD-Ab）、胰岛素自身抗体（IAA）等，以鉴别长时间血糖控制不理想的原因是情绪波动、饮食控制欠佳、运动量掌握的不合理或抗糖尿病药物使用不当等客观因素，或糖尿病患者体内胰岛 B 细胞功能逐渐衰退或是 LADA 患者等主观因素，以便于重新调整治疗方案。

（二）调整影响糖尿病患者血糖波动的因素

由于糖尿病患者体内胰岛素的绝对或相对不足导致对糖代谢的调节能力降低或丧失；当机体对各种内外环境的变化（如气候变化、过度劳累、情绪波动、工作紧张、饮食不当、睡眠不佳、活动多少、应激情况等）也会引起血糖波动；其中情绪、饮食、运动和抗糖尿病药物等四者对血糖的影响较大（图 6-1）。因此，如何调整好它们之间的关系对稳定血糖很重要。

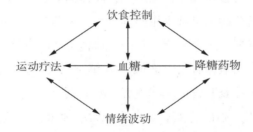

图 6-1　情绪、饮食、运动和降糖药物对血糖的影响

1. 当糖尿病患者情绪紧张或处于应激状态时，可导致胰岛素的拮抗激素，如儿茶酚胺、肾上腺素、糖类皮质激素、胰高血糖素等增多，促使血糖升高。因此，遇事要保持情绪稳定，尽量排除影响情绪波动的因素。若由于情绪波动导致血糖升高，首先排除干扰因素再观察 3~5 天，血糖仍不下降时，可适当增加餐前的抗糖尿病药物剂量或适当减少每餐的主食量或以少食多餐为主。

2. 糖尿病患者的饮食应保持相对恒定　由于偶尔进食过多或吃甜食导致血糖升高，要及时纠正不合理的饮食，同时餐后 1.5~2 小时适当增加活动量。若高血糖持续不降者，应适当地增加餐前抗糖尿病药物剂量，并在原来饮食量的基础上适当减少主食量或少食多餐。

3. 当血糖控制比较满意而某些时候又增加了活动量时，为避免低血糖事件发生，可在进行体力活动前适当加餐或餐前适当减少抗糖尿病药物的剂量。

4. 当血糖控制欠佳尤其是空腹血糖很高时，患者不宜做剧烈活动，应以饮食控制和应用抗糖尿病药物治疗为主。否则，进行剧烈活动将导致胰岛素的拮抗激素进一步升高，使高血糖更难控制，有的患者甚至于可发生糖尿病酮症或酸中毒。

5. 由于某些原因导致患者进食减少，无论有或无发生低血糖反应，都应该及时减少餐前抗糖尿病药物的剂量并适当减少活动量。同时，鼓励患者尽快恢复原有计划的食谱用餐。随着患者用餐量的恢复，餐前的抗糖尿病药物剂量和运动量也可逐渐恢复。

6. 当糖尿病患者的餐后 2 小时血糖较高而下一餐前又易出现低血糖症状时，可将正餐主食量减少 1/4~1/3 留在两餐之间加餐，或者将餐前的抗糖尿病药物比原方案再提前 15~30 分钟使用。这样既避免了餐后的高血糖又可防止餐前低血糖的发生。

7. 空腹血糖高的糖尿病患者，应鉴别是持续性的高血糖、Somogyi 效应或黎明现象等所致。持续性高血糖患者，应在晚餐前服用作用时间较长的磺胺类药物（如格列苯脲、格列美脲、格列齐特缓释片或格列吡嗪控释片等），或在睡前注射中效胰岛素（如 NPH 或诺和灵 N）或长效胰岛素（如甘精胰岛素、地特胰岛素或 PZI）以控制基础尤其是夜间高血糖；Somogyi 效应导致空腹高血糖，应在睡前适当加餐或适当减少晚餐前的抗糖尿病药物剂量，以防止后半夜发生低血糖；若是由于黎明现象引起空腹高血糖的患者，应在睡前注射中效或长效胰岛素，以拮抗凌晨升高的生长激素所导致的高血糖。

（三）抗糖尿病药物的联合应用

抗糖尿病药物联合治疗主要是针对 2 型糖尿病患者而言，因为 1 型糖尿病患者需要依赖胰岛素控制高血糖。尽管各类抗糖尿病药物单用初期可降低升高的血糖，但随着时间的延长，很少能使血糖达标。其原因是高血糖对胰岛 B 细胞的毒性作用而导致胰岛 B 细胞功能减退甚至处于衰竭状态；另外，随着 2 型糖尿病患者病程的延长，胰岛 B 细胞功能处于自然逐渐衰退过程。此时，使用二种或三种作用机制不同的抗糖尿病药物联合治疗，可以使降糖作用叠加，高血糖有进一步的下降，而且血糖越高的患者其降低幅度就越大。联合抗糖尿病药物还可减少用药剂量和降低药物发生不良反应的概率。

在采取联合药物治疗 2 型糖尿病患者之前，首先要评估患者的身体状态，内容包括：①年龄是属于非老年、老年或高龄老年人。②高血糖程度。③胰岛 B 细胞功能状况。④是否存在胰岛素抵抗及其程度。⑤是否已有糖尿病慢性并发症及其程度。⑥患者重要脏器（包括心、肝、肾、肺等）的功能情况。⑦患者已并发的疾病，如高血压、心血管疾病、血脂异常、血液黏稠度等及其程度。⑧患者的预期寿命等。

其次是根据对患者身体情况的评估，确定糖尿病患者治疗的目标。《中国 2 型糖尿病防治指南》要求 2 型糖尿病血糖控制目标是 HbA1c<7.0%，空腹血糖 4.4~7.0 mmol/L（80~126 mg/dL），非空腹血糖≤10 mmol/L（180 mg/dL）。对于老年 2 型糖尿病患者尤其是高龄老年患者血糖控制目标目前尚无统一标准，其血糖控制原则可根据患者的年龄、预期寿命、糖尿病病程、HbA1c 水平、糖尿病并发症、低血糖发生频率、重要脏器损害程度等因素而定。如美国老年学会建议：无并发症的老年人 HbA1c<7.0%，机体状况较差或预期寿命<5 年的患者，HbA1c 控制在 8.0% 左右；美国退伍军人事务部建议：预期寿命>15 年又无重要疾病者 HbA1c<7.0%，若预期寿命在 5~15 年之间（机体状况一般）要求 HbA1c 在 8.0% 左右，若预期寿命<5 年并患有多种疾病的患者要求 HbA1c 在 9.0% 左右即可。

《中国 2 型糖尿病防治指南》对控制高血糖的治疗路径是在生活方式干预的基础上血糖未达标又无禁忌证情况下，首选二甲双胍（一线治疗），若单用二甲双胍而血糖仍未达标或不适合使用二甲双胍治疗者，可加用或选用胰岛素促泌剂、α-糖苷酶抑制剂、DPP-4 抑制剂或 TZDs（二线治疗）；仍未达标可采用两种口服药物联合治疗，仍未达标可加用胰岛素或采用三种口服药物联合治疗。胰高血糖素样肽-1（GLP-1）受体激动剂可用于三线治疗。如果胰岛素与口服药物联合治疗仍未达标应改为多次胰岛素治疗方案（四线治疗），此时停用胰岛素促泌剂。

在生活方式干预的基础上血糖仍未达标的 2 型糖尿病患者，需要抗糖尿病药物联合治疗的几种方式简述如下。

1. 口服抗糖尿病药物的联合应用

（1）双胍类与磺胺类药物联合使用　需口服抗糖尿病药物治疗的 2 型糖尿病患者，肥胖而又无明显肝、肾功能异常患者首选二甲双胍，非肥胖者可首选磺胺类。当使用磺胺类药物血糖控制未达标或产生继发性失效时，加用二甲双胍后可使 1/3~1/2 患者血糖控制尚满意。使用二甲双胍其血糖控制不满意的患者，也可加用磺胺类药物。当血糖较高的患者也可起始即选择二药联合应用，比单药治疗能更好地控制血糖，也使更多患者血糖达标（有报道可使 80%患者的 HbA1c<7.0%）。磺胺类与二甲双胍药物联合不仅增强了降糖疗效，其药物剂量较单用时也有所减少，还可降低药物不良反应（如胃肠道反应及低血糖事件）的发生率。但磺胺类药物可导致肥胖 2 型糖尿病患者胰岛素水平更高及体重增加，然而临床上对肥胖患者较少使用磺胺类药物与二甲双胍联合，但二甲双胍与餐时促胰岛素分泌剂联合应用，其不良反应发生的概率将减少。当磺胺类与双胍类联合使用时，加用的另一种药物应从小剂量开始，以免两种药物疗效叠加发生低血糖反应，以后根据病情需要可逐渐增加用量。但当血糖很高时，由于高血糖对胰岛 B 细胞的毒性作用，可能需要 1~2 周才能使血糖控制较满意；否则，再考虑增加药物的剂量。当血糖控制比较理想而稳定时，要注意和防止低血糖的发生，此时要根据病情可适当地减少其中一种或两种药物的剂量。

（2）二甲双胍与 α-糖苷酶抑制剂的联合使用　尽管有学者们担心这两类药物联合使用可能使胃肠道的不良反应"叠加"和可能对双胍类药物的药代动力学产生影响，也没有该两类药物联合应用临床对比研究的循证医学证据。但临床上对于肥胖而餐后血糖较高的患者使用该两类药物联合应用，其高血糖可得到较满意的控制，但要注意该两类药物的不良反应，尤其是对胃肠道功能的影响。

（3）二甲双胍与噻唑烷二酮类的联合应用　对于肥胖或胰岛素抵抗较明显的 2 型糖尿病患者，二甲双胍与噻唑烷二酮类联合应用是最佳的选择，有学者称为"珠联璧合"的组合。该种组合可明显改善胰岛素抵抗及增强胰岛素敏感性，使血糖得到更好的控制。有报告显示，二药联合应用可使 41%的 HbA1c≤6.5%，而单用二甲双胍的患者仅有 28%达到这一水平；该二药联合应用由于药物剂量减少，使其药物不良反应发生的概率减少，并可提高患者的依从性。

（4）磺胺类与 α-糖苷酶抑制剂的联合使用　当使用磺胺类药物患者的血糖控制不满意或仅有餐后血糖升高时，加用 α-糖苷酶抑制剂（如阿卡波糖或伏格列波糖等）餐时服用，可使餐后血糖下降 50%左右，也可使血糖和胰岛素曲线下面积减少 15%左右，说明这两种药物的联合应用可改善胰岛 B 细胞功能。该两类药物的联合应用未发现对磺胺类药物的药代动力学产生影响。

（5）餐时胰岛素分泌剂与 α-糖苷酶抑制剂的联合使用　当 2 型糖尿病患者餐后血糖较高，单用 α-糖苷酶抑制剂其餐后血糖仍难以控制达标时，可酌情加用餐时胰岛素分泌剂（如那格列奈或瑞格列奈）以增强降低餐后血糖的疗效。这两种药物的联合应用未见不良反应增加，低血糖的发生率也未有明显的增加。

（6）磺胺类与噻唑烷二酮类的联合应用　使用磺胺类药物治疗其降糖疗效不佳时，加用噻唑烷二酮类对血糖可产生叠加效应。在一项为期 2 年的研究中，使用磺胺类药物治疗的同时，早期添加噻唑烷二酮类可延缓疾病的进展，血糖达标率的比例高于单用磺胺类药物剂量上调的患者，同时也减少了不良事件的发生率，还可节省医疗费用。

（7）碘胺类、双胍类和α-糖苷酶抑制剂三种药物联合应用　虽然临床上也经常有这三种药物联合应用治疗血糖控制未达标而又不愿意注射胰岛素的2型糖尿病患者，但其控制高血糖的疗效如何及其安全性，尚有待于进一步的基础和临床研究。对于高血糖难以控制达标的2型糖尿病患者，应早期使用胰岛素治疗对控制高血糖状态以解除高糖毒性及防治并发症。

2.胰岛素和口服抗糖尿病药物的联合应用

（1）胰岛素与碘胺类的联合应用　对于碘胺类降糖药物继发性失效的2型糖尿病患者，加用或改用胰岛素治疗，可使血糖得到比较满意的控制。加用胰岛素是指在原碘胺类药物治疗的基础上，在睡前注射小剂量中效作用的胰岛素，如NPH或诺和灵N或优必林N 8~16 U；或者在早或晚餐前注射长效作用的胰岛素或类似物，如PZI、甘精胰岛素或地特胰岛素、德谷胰岛素8~12 U，这样可使夜间的高血糖得到较好的控制，以抑制肝糖输出，控制空腹高血糖，而白天服用碘胺类药物可增强进食诱导的内源性胰岛素分泌，有效地控制日间的餐后高血糖，使日间的血糖就比较容易控制，以后再逐渐调整胰岛素的剂量，直至空腹血糖控制达标。改用胰岛素是指停用碘胺类降糖药物，三餐前注射餐时作用的胰岛素或在睡前再注射中效作用的胰岛素，以后酌情调整胰岛素的剂量。有学者报道，对于口服格列苯脲继发性失效的2型糖尿病患者，若胰岛B细胞仍具有一定内源性胰岛素分泌功能者，加用胰岛素联合治疗，比单用胰岛素治疗的疗效好，表现为血糖和糖化血红蛋白均明显下降，胰岛B细胞功能也有所好转。也有报告，胰岛素加第2代口服碘胺类降糖药物，对于还有一定胰岛B细胞分泌胰岛素功能的2型糖尿病患者联合治疗，有利于增强胰岛素的分泌及其敏感性，可以减少胰岛素的剂量和改善代谢的控制等。

（2）胰岛素与二甲双胍的联合应用　使用胰岛素治疗而血糖波动较大时，加用小剂量二甲双胍（如0.25 g 1日3次），可使血糖控制比较满意。一甲双胍与胰岛素的协同降糖作用可能与二甲双胍通过改善糖尿病患者残存的胰岛B细胞分泌内生胰岛素功能和外源性胰岛素在外周组织增强了胰岛素敏感性有关。

单用二甲双胍治疗的肥胖2型糖尿病患者血糖控制不满意时，一般首选与其他口服抗糖尿病药物联合使用，而不首选与胰岛素联合应用。因为肥胖的2型糖尿病患者使用胰岛素治疗会导致体重增加，而体重增加又加重了胰岛素抵抗，胰岛素抵抗的恶化可使胰岛素的需要量增加，这样又增加了体重，从而形成恶性循环。若口服抗糖尿病药物联合治疗仍不能使血糖控制满意者，可在此基础上，于早或晚餐前注射中效作用的胰岛素；或停用口服抗糖尿病药物，于早、晚餐前各注射一次预混胰岛素；或一日注射四次短效作用的胰岛素。据观察，这四种治疗方案对血糖控制的疗效相似，但睡前注射一次中效作用的胰岛素与口服抗糖尿病药物联合治疗的方案对体重增加较少，形成高胰岛素血症的概率也较低。

（3）胰岛素与α-糖苷酶抑制剂的联合应用　当三餐前注射短效作用的胰岛素或早、晚餐前注射预混胰岛素或短效与中、长效作用的胰岛素混合使用，而餐后血糖仍很高的患者，可在三餐时加服α-糖苷酶抑制剂，有利于餐后高血糖的控制，有时尚可能减少胰岛素的用量。这个方案尤其适合于伴有轻度心、肾并发症而又使用胰岛素治疗的糖尿病患者，当血糖控制不满意者的情况下加用α-糖苷酶抑制剂联合治疗，不仅可有效降低餐后高血糖，也可使并发症的进展缓慢。

现将糖尿病患者控制高血糖的治疗小结总结于图6-2。

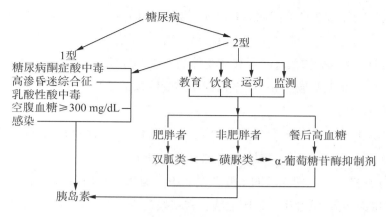

图 6-2 糖尿病治疗小结

二、胰腺和胰岛移植

糖尿病可导致肾脏、心脏、血管、眼、肢体、神经系统及免疫系统等多脏器和多系统功能损害，是糖尿病患者致死、致残的主要因素。虽然胰岛素及各种口服降血糖药物能有效地控制血糖，但超过半数以上的患者药物治疗并不能延缓或阻止糖尿病所致的并发症的发生，而对于胰岛素或降血糖药不能控制的患者，并发症的发生率则更高，这严重降低了患者的生存和生活质量。实验研究证明，胰腺或胰岛移植能恢复糖尿病的胰岛功能，有效纠正代谢异常，防止糖尿病慢性并发症的发生和发展，提高患者的生存质量，是一种理想的治疗方法。

（一）胰腺移植

胰腺移植是指带血管的整块胰腺组织移植，从而获得胰腺的内分泌功能，包括自体移植和同种异体移植，目前临床上多采用同种异体移植。自 1966 年 Kelly 和 Lillehei 首次成功实施临床胰腺移植以来，胰腺移植在全球范围内得到了广泛的开展，尤其是 20 世纪 70 年代末以来，随着各种新型免疫制剂的开发和应用，胰腺移植的疗效不断提高。进入 80 年代中以后的发展，使得胰腺移植成为继肾、心、肝移植之后的第 4 个超过 1 000 例的大脏器移植。

1. 胰腺移植的适应证

（1）1 型糖尿病　1 型糖尿病是胰腺移植的最佳适应证，约占移植总数的 94%。从理论上讲，所有 1 型糖尿病患者均适宜于胰腺移植。但是，对于大多数 1 型糖尿病患者来说，胰岛素的疗效是确切的，患者在相当长的时间内可通过应用胰岛素来控制症状与疾病的发展。相比之下，接受胰腺移植的患者需要承担手术风险、巨额的手术费用和终身服用免疫抑制剂可能带来的不良反应等。另外，胰腺移植与其他的大器官移植有别（前者着重改善患者的生活质量，后者则以挽救患者生命为目的）。因此，胰腺移植的指征一直控制较为严格，许多患者直到疾病的终末期或已出现多种并发症时，才考虑胰腺移植，但此时进行胰腺移植较难逆转糖尿病的并发症。随着胰腺移植技术的不断成熟和疗效的显著改善，多数学者认为，糖尿病患者胰腺移植实施得越早，移植术后并发症的发生率越低，生活质量越佳。因此，近年来愈来愈多的 1 型糖尿病患者接受了胰腺移植治疗。当患者具有以下情况时即可考虑胰腺移植：①存在明确而严重的糖尿病并发症（如肾功能不全或衰竭、外周血管病变、视网膜病变、神经系统病变等）；②脆性糖尿病，血糖难以控制或反复出现低血糖伴意识障碍、严重酮症酸中毒等；③耐胰岛素治疗的患者。

（2）2 型糖尿病　既往对 2 型糖尿病患者多不考虑胰腺移植。但是，随着疾病的发展，2 型糖尿病晚期的药物疗效欠佳，而且又往往伴有一些严重的并发症，故近年来 2 型糖尿病接受胰腺移植的患者呈增多趋势。据美国统计，约 4% 的胰肾联合移植受体为 2 型糖尿病患者，移植后患者和移植物的存活率在 1 型和 2 型糖尿病受体间无明显差异。2 型糖尿病接受移植的指征与 1 型类似，一般选择有严重并发症或血糖难以控制的患者。

（3）其他　除糖尿病以外，因各种原因（如慢性胰腺炎、胰腺肿瘤、胰腺损伤等）行全胰切除术后的患者亦可考虑行胰腺移植，这种情况约占受体人群的 2%。

（4）是否联合肾脏移植　在糖尿病的主要并发症中，糖尿病肾病最为常见和严重。在胰腺移植中，大多数患者伴有肾功能不全或尿毒症。临床上胰腺移植按是否合并肾移植，可分为 3 种类型：①胰肾联合移植，包括分期胰肾移植和同期胰肾联合移植（SPK）；②肾移植后胰腺移植（PAK）；③单纯胰腺移植（PTA）。迄今为止，全世界已实施的胰腺移植中 90% 以上属于同期胰肾联合移植（SPK），但近年来单纯胰腺移植的数量呈逐年增加的趋势。临床上针对不同情况的患者究竟采用何种胰腺移植类型，一般参考下列指征选择：①SPK，当糖尿病患者出现肾功能衰竭（尿毒症）时是 SPK 的标准适应证。②PAK，已施行了单独肾移植的 1 型糖尿病患者，肾功能已恢复，需要加做胰腺移植来根治糖尿病，防止糖尿病并发症的发生或对移植肾的进一步损害。③PTA，糖尿病患者肾功能正常或肾功能损害尚未到尿毒症期，出现明确的糖尿病并发症（如肾功能损害至尿毒症前期、视网膜病变有失明的危险、严重神经性疼痛等）或糖尿病治疗上出现难以控制的状态（如高度不稳定性糖尿病、胰岛素不敏感等）。另外，全胰切除后也适宜单纯胰腺移植。

2. 移植方式

（1）成人胰腺移植的方式有胰尾节段移植、胰管阻塞式、胰液空肠或膀胱引流式全胰腺移植。部位多选择腹腔内右或左髂窝部，经右或左侧下腹部。L 形切口进入腹腔，游离髂总及髂外动静脉，以供血管吻合，供胰脾静脉或门静脉与髂静脉作端侧吻合，脾动脉或腹主动脉袖片与髂动脉作端侧吻合。如施行胰液膀胱内引流式和供胰相连的十二指肠节段与膀胱作侧端吻合。

（2）胰脾移植：在靠近胃窦部分离出胃网膜右血管约 3 厘米，切断，远端结扎，将胃网膜右静脉与供体脾静脉作端端间断吻合，然后将胃网膜右动脉和供体腹腔动脉做端端吻合，将胰腺用大网膜包裹，并将胰腺固定在胃下方。

3. 移植效果评定标准

（1）胰脾移植，有效指平均 FPG 低于 11.2 mmol/L，每日胰岛素用量减少 25% 以上，低于此标准者为无效。

（2）成人胰腺移植：有效指术后移植胰立即发挥功能，主要表现为停用胰岛素 FPG 及 2HPG 恢复到正常，尿糖转阴，术后 OGTT 及胰岛素释放试验基本恢复正常；反之则为无效。

4. 免疫排斥的治疗与监测

免疫抑制剂的应用对防止胰腺移植后急性排斥反应具有重要意义。接受胰腺移植者术前应接受免疫抑制剂治疗 1~2 天，术后继续应用 1 年以上。常用的免疫抑制剂有环孢霉素 A、硫唑嘌呤、类固醇激素等，可单独或联合应用，多主张环孢霉素 A 与其他免疫抑制剂联合使用。

早期发现移植排斥，及时采取抗排斥治疗，是器官移植的一个重要问题。提示排异的早期标志有：低尿淀粉酶、高血淀粉酶、高酯酶血症、难以解释的高血糖、发热或移植区压痛。在 1992 年以前证实排异主要靠移植区穿刺，以后随着超声技术的发展，在超声引导下经皮穿刺（PPB）逐渐成为常规。由于PPB仍存在出血、胰腺炎和肠梗阻等并发症，有人提出通过尿或血浆的无创指标来确定排异，如检测血/尿胰腺特异蛋白（P-PASU，U-PASP）、尿淀粉酶和淀粉样酶A（SAA）等。其中SAA的准确率为94%，P-PASP和U-PASP的准确率分别为81%和79%。胰腺移植外分泌引流入泌尿道，测定尿淀粉酶浓度可作为胰腺排斥的早期指标。血糖升高是排斥的晚期指标，表示不可逆的移植失败。单纯胰腺移植和胰肾二期移植，缺乏早期排斥的观察指标，是其成功率较低的一个重要原因。

5. 胰腺移植的效果及不良反应

由于手术方式的改进和免疫抑制剂的应用，胰腺移植的成功率有了明显的提高，有报道显示1年存活率达91%，3年存活率高达85%，因此，胰腺移植的有效性得到充分肯定。一般单纯胰腺移植和肾移植后胰腺移植，移植物功能丧失大多发生在术后1年内，而胰肾一期移植则多发生在6个月内，渡过这一时期，移植物常可稳定存活3年以上。移植物功能丧失的主要原因是移植技术问题和急性排斥反应，其他原因还有慢性排斥反应、胰腺纤维化、环孢霉素毒性及类固醇激素引起的胰岛素抵抗等。

成功的胰腺移植患者，不使用外源性胰岛素，不限制饮食，血糖和HbA1c稳定在正常范围，糖耐量与胰岛素释放试验正常。患者某些慢性并发症停止发展，甚至逆转，但结论有争议。患者可恢复普通饮食，生活方式限制减少，因此，胰腺移植是很有发展前景的糖尿病治疗方法之一。胰腺移植术后常见并发症有吻合口血栓形成、胰腺炎、胰瘘、腹膜炎和脓肿等，胰腺泌尿道引流者可出现膀胱糜烂、出血以及吻合口瘘等。其中血栓形成的发生率为10%～15%，是胰腺移植手术早期失败的原因之一，因此术后需常规使用肝素。

（二）胰岛移植

胰岛移植的实验研究取得较大的进展，但临床胰岛移植发展缓慢，效果不理想，多数患者移植仅可减少胰岛素用量，且维持时间较短，极少数病例移植后变成非胰岛素依赖型糖尿病。胰岛移植根据细胞来源分为自体胰岛移植、同种异体胰岛移植、异种胰岛移植和胚胎干细胞移植。胰岛移植过程安全、简便，无严重不良反应，如能克服移植中某些障碍，可提高疗效，使糖尿病有希望得到治愈。

1. 胰岛的来源

从成年大鼠胰腺中分离胰岛，常采用胶原酶消化方法。胰岛的获得率较低，为5%～10%，从单供者收获的胰岛量不足以逆转四氧嘧啶所致的糖尿病鼠模型。大动物和人胰腺含纤维组织丰富，采用胶原酶消化与密度梯度分离胰岛，其获得率更低。用已分离的成年胰岛进行移植，因其植入胰岛数量过少，且易发生排斥，效果较差。成年动物和人的胰岛来源困难，胰岛组织短期培养后存活率低。以上情况均影响临床胰岛移植。目前普遍采用胚胎胰腺作为胰岛的供体，其主要原因：①胚胎胰腺内胰岛组织含量丰富，外分泌组织含量少，分化差，不进行胰岛分离纯化也可移植；②胚胎胰岛细胞发育不成熟，分化程度低，易耐受低温，可长期贮存，以保证一次植入足量的胰岛；③胚胎胰岛可在体外培养及移植宿主体内继续生长、增殖、分化，以及合成和分泌胰岛素；④胚胎胰岛发育不成熟，免疫原性低，移植后排斥反应弱，存活时间长；⑤胚胎胰较成年胰更易获得。

进行一次胰岛移植，至少需要5～6个供体胰才能获得足够的胰岛，因此，供体来源相当困难，特别是人胎胰。目前国内外热衷于异种胰岛移植的研究，一般认为供者和受者之间种属差异越大，则延长异种移植物的存活越困难。也有人认为由于人体免疫系统不适合于识别完全不同种属的抗原，移植物遭排斥的可能性更小，如皮肤异种移植缺少急性排斥，胰岛异种移植也有类似现象。异种移植中排斥问题的解决，也将解决供者来源不足的困难。胚胎干细胞有多向分化并不断增殖的能力，有人在小鼠胚胎干细胞中诱导分化出对糖刺激有胰岛素分泌的 B 样细胞，移植后可逆转鼠的糖尿病状态。但人类胚胎干细胞的临床应用还有待于进一步研究。

2. 胰岛的分离与纯化

（1）胰岛的分离　从胚胎中取出胰腺，去除胰腺包膜、脂肪、血管和周围组织，然后采用机械分离法和胶原酶消化法分离制备胰岛。

1）机械分离法：即用锋利的剪刀将胰腺剪成约 1 mm³ 大小碎块，置 RPMI-1640 培养液中培养。此方法简单、方便，但机械性剪切可损伤胰岛结构，且未能将内、外分泌腺分离和进一步纯化胰岛。

2）胶原酶消化法：胰管内注入胶原酶后，或直接将胰腺剪碎成<1 mm 的碎块，漂洗后，加入一定浓度的胶原酶 Hanks 液，置于 38℃ 水浴中振荡，然后用含 1%白蛋白的 Hanks 液终止消化并清洗消化物，再用 Ficoll 密度梯度液离心，从而获得游离胰岛。此方法可比较彻底分离内外分泌腺，并可经纯化而获得纯度较高、质量较好的游离胰岛，但胰岛获得率较低，且消化酶可使胰岛活性下降。国际上多数胰岛移植中心采用 Ricordi 胰岛自动分离法进行胰岛分离，再进一步采用不连续密度梯度法进行纯化，其分离后胰岛的产量是手工分离法的 3 倍。

（2）胰岛纯化　经胶原酶消化分离制备的胰岛，可根据内外分泌腺密度不同，在不同密度的基质中分布。采用不连续密度梯度离心法，纯化胰岛，纯度可达 30%~90%。也可在立体显微镜下用特制吸管手工挑选出胰岛，但产量很低。因植物血凝素能与外分泌组织结合，因此，可用结合植物血凝素的磁化小球结合外分泌组织，从而纯化胰岛。胰岛纯化过程可造成部分胰岛细胞的损失，使胰岛获得率下降，影响移植效果。有证据表明，胚胎胰外分泌部分经培养和植入宿主体内后可发生萎缩而达到自我纯化的作用。因此，有人认为无须进行纯化，但有人认为未纯化的胰岛免疫原性较强，加重排斥反应，而且如植入血运丰富部位有引起休克甚至死亡的危险。

3. 胰岛培养

将机械分离的胰岛小碎片，置于 PRMI-1640 培养液中，培养液内加有 10 mmol/L 的 Hepes、20%小牛血清与庆大霉素 50 mg/L，pH 约 7.2，在含 95%氧气和 5%二氧化碳的培养器内，37℃ 恒温孵育。隔日更换培养液，培养过程中定期测定培养液中胰岛素和淀粉酶含量，进行胰岛素释放试验，倒置显微镜观测胰岛生长情况。实验研究发现，经上述方法培养，1~2 天后腺泡细胞变性坏死，第 3 天几乎完全消失，第 5 天淀粉酶测不出。而胰管上皮增生发芽产生胰岛，胰岛细胞增殖，胰岛细胞团增大，胰岛细胞亦有散在或呈条索状排列，4~10 天培养液中胰岛素含量逐渐减少，并保持一定的水平。由于人胚胎胰岛 B 细胞发育不成熟，早期对葡萄糖刺激的胰岛素释放反应不明显，第 10 天胰岛素释放试验显示胰岛细胞功能良好。表明胰岛细胞的培养能促进胰岛内分泌细胞的增殖和分化，促使外分泌细胞的退化、消失，达到胰岛纯化分离与分化增殖的目的。胰岛机械分离和培养是国内广泛应用于临床胰岛移植的移植物制备的方法。由于目前的培养基尚不能完全模拟活体胰岛生存条件，培养过程中，特别是较长时间的培养易造成胰岛细胞衰老死亡。胰岛细胞存活率在培养第 20 天减至 70%，第 40 天减至 45%，第 100 天几乎无存活的胰岛细胞。因此，胰岛细胞经 10~24 天培养，是进行胰岛移植的最佳时间。另外，胰岛细胞培养可明显减低胰岛的抗原性，延长移植后存活时间。

4. 移植部位及方法

移植部位的选择，最好是操作简单、安全可靠、便于接受、移植物易成活、能充分发挥胰岛功能且易长期存活的免疫豁免部位。目前常用的移植部位是：①腹腔内移植，临床上多采用大网膜夹层或小网膜腔内胰岛植入，尤以小网膜移植较理想。②肌内移植，包括经切口移植、经注射移植、经皮肝内注射移植。③脑内移植法，耳前发际内颞弓上直切口扩长 6 cm，吹出直径 5.5 cm 骨窗，瓣状切除基底向中线的硬脑膜，于颞中回前、中 1/3 交界处避开血管，切开皮质，钝性分离深达脑室颞角壁呈窦腔状，植入 7~10 个胎儿的胰腺组织。

5. 胰岛组织的保存及组织计量

完成一次移植需收集几个甚至十几个供者胚胎胰，极为困难，因而提出胰岛组织的保存问题。采用 RPMI-1640 培养基进行胰岛细胞培养，80%以上的胰岛细胞胰岛素分泌功能至少可维持 10 天，因此，短期内细胞培养是常用的胰岛组织保存方法，但培养保存技术比较高，不易掌握。实验研究发现，应用含 1%PNS 的 RPMI-1640 培养基，2~4℃保存整体胚胎胰腺可达 144 小时，胰岛细胞低温（4℃）培养可延长培养保存时间。

供体胰岛的数量和质量与胰岛移植临床效果密切相关。正常人胰腺内约有 200 万个胰岛，一般损伤 90%后方可发生糖尿病，故纠正糖尿病至少需要 5 万~10 万个功能良好的胰岛。胰岛定量方法较多，表面活性染色排除试验是最常用的方法，用含 0.04%曲利本蓝的等渗缓冲液，在室温下浸染胰岛细胞 15 分钟，再用克-林二氏碳酸氢盐缓冲液（KRB 液）清洗数次，显微镜下观察计数未着色的细胞，即为活性细胞。通过计算可得知胰岛总量，另外可用卡巴棕胰岛染色法，也可通过测定锌含量或胰岛蛋白作为反映胰岛总量的指标。

6. 胰岛移植的免疫排斥

胰岛细胞对免疫排斥非常敏感，免疫排斥是导致临床胰岛移植失败的重要因素之一。为减少免疫排斥反应，人们研究了可能克服胰岛移植排斥的方法，如减少组织不相容性，减少供体组织的致免疫性，采用免疫豁免部位及免疫抑制剂等。目前广泛采用移植前处理胰岛组织，以降低其免疫原性。胰岛细胞培养，使胰岛外分泌部分萎缩，可减少移植物的免疫原性。另外，胰岛组织在高浓度氧、低温环境中培养，紫外线照射，加入特异性抗树突细胞抗体等，可减少胰岛组织中的过路血细胞，改变胰岛组织的免疫原性，对减轻免疫排斥反应、延长供体组织存活期均有一定效果。

免疫隔离技术是预防排斥反应的另一种方法，将胰岛细胞包裹在生物相容性半透膜容器内，允许胰岛素和营养物质自由通过，而阻止受者淋巴细胞及抗体对胰岛细胞的攻击，从而使供体胰岛长期存活。免疫隔离技术主要有弥散腔室、动静脉分流装置和微囊球。免疫隔离技术可能是防止移植被排斥的最佳方法，这种方法使异种移植成为可能，而无须使用免疫隔离抑制剂。微囊技术原理是把有生物活性的组织或细胞包埋在一个与受体相容的微囊内，囊膜的孔径大小能阻止抗体、淋巴细胞等大分子免疫抗体进入囊内攻击植入的细胞，而营养物质及细胞分泌的活性物质如激素等则可自由透过。有人用海藻酸钠-聚赖氨酸-海藻酸钠作隔离膜制成微囊治疗糖尿病模型，结果延长了移植物的存活时间，但移植后囊周纤维化导致胰岛功能丧失，甚至导致胰岛细胞死亡。随后，许多学者对微囊材料进行改进，如琼脂糖胶等的应用，移植后效果不断提高，但此技术的临床应用仍有待于进一步深入研究解决。另外有人采用免疫抑制剂，如环孢霉素 A、类固醇激素、单克隆抗体等单独或联合治疗，取得一定的效果，但不够理想，且有较大的不良反应。研制的多种新型免疫移植剂如脱氧精胍菌素（15-deoxyspergualin，15-DSG）、来氟米特（Lefhmomide，FM）、雷帕霉素（Rapamycin）等具有安全、有效、不影响移植胰岛细胞的优点，因此，新型免疫移植剂的出现将有助于提高移植的成功率。

三、糖尿病的基因治疗

糖尿病（DM）有着明显而复杂的遗传基础，多个基因参与其中，破译致病基因及相关基因的遗传密码并针对性予以治疗可能成为该疾病的最终治疗措施。随着转基因技术的迅速发展和众多易感基因的逐步明确，DM 基因治疗领域的研究工作已进入一个新阶段。

（一）肝脏代胰岛合成胰岛素

人体是否可在胰岛失去正常分泌功能的基础上，重新修复胰岛细胞，在其他脏器重新建立代偿性胰岛素分泌场地呢？有人发现是可行的。

1. 修复　失活的胰岛细胞可在某种药物刺激下，重新修复并恢复其分泌胰岛素的功能。其分泌量足以达到降低高血糖治疗糖尿病的实际应用价值。此项研究包括了观察小白鼠链脲佐菌素（STZ）的残留胰岛细胞恢复过程。

2. 分泌　对胰腺失去分泌功能达 85% 的患者，在克糖药物诱导下，可产生出 9.51 U 的胰岛素（用药 20 天后）。

（1）胰岛素是由 84 个氨基酸组成的多肽，在蛋白激酶 C 的作用脱下的 33 个氨基 C 肽与其成正比。在停止注射胰岛素的情况下，有些药物能使糖尿病患者胰岛素水平迅速上升，而与其成正比的 C 肽应该也上升，但反而迅速下降到 0.02 以下（并且血糖水平迅速恢复正常）。胰岛素的来源问题成了一个很好说明问题的证据（因为只有外源的胰岛素才可与 C 肽不成比例）。

（2）摘除了胰腺的家犬用药诱导 4 天后，在其全血中仍查到胰岛素。

（3）根据 Scott 及 Fisber 的胰腺摘除后糖尿病患者的胰岛需要反而减少的生物现象，机体内也一定存在着潜伏的分泌胰岛素的代偿系统。

（4）根据胰腺与肝脏的生化特点，共同存在着唯一的同工酶，又因为此酶主导着氧化与酵解途径，因而研究该酶将可能最终解开胰岛素代偿之谜。

总结以上 4 点的实际情况，并根据 STZ 后的小白鼠肝脏损害情况及降糖药物对 STZ 后的小白鼠肝脏酶系统的修复效果已超过或等于胰岛素对肝脏的作用，可以知道代偿场地应在肝脏，肝脏很可能是通过葡萄糖激酶的链式反应修复了一般认为的葡萄糖利用渠道，达到修复机体、降低血糖、治疗高血糖的目的。

（二）1 型糖尿病的基因治疗

糖尿病的共同特点是维持正常血糖所需的精确的时限性的胰岛素释放缺陷。1、2 型胰岛素释放缺陷的发病基础完全不同，1 型涉及自身免疫介导的 B 细胞破坏；2 型表现为胰岛素抵抗和 B 细胞功能障碍的多基因疾病。糖尿病基因治疗包括 3 个主要方面：目的（外源）基因的获得，靶细胞的选择及有效目的基因转移手段。依靶细胞的不同可分为生殖细胞基因治疗和体细胞基因治疗。生殖细胞基因治疗目前主要治疗用于转基因动物模型的研究，迄今多数采用的属体细胞基因治疗。随着基因治疗在各个领域的应用，糖尿病的基因治疗研究也已兴起，并已取得了一些可喜的成就。

1. 基因工程细胞与 1 型糖尿病治疗

目前 1 型糖尿病的基因治疗领域取得众多进展，如转入凋亡基因异种胰岛细胞以阻断免疫反应，通过各种策略将内分泌细胞系、肝细胞及成纤维细胞等经基因工程构建成能分泌成熟胰岛素的细胞，其分泌作用需受正常调控。

（1）目前试图替代人 B 细胞，首先利用异种胰岛或 B 细胞系；其次是对非胰岛素的细胞必须具有下列特性：①表达 GK 和 Glut2。②低表达高亲和力的己糖激酶（HK）。③表达激素原转换酶 PC_2、PC_3，能有效加工胰岛素原成胰岛素。④将胰岛素释放到细胞外的分泌系统。然而仅 B 细胞具有所有这些特性，因而已探索对某些细胞进行改造。B 细胞一般不适合作为 1 型 DM 基因治疗的靶细胞，因为 B 细胞为自身免疫攻击的对象，1 型体内细胞数已明显减少。一般选用成纤维细胞、肝细胞、肌原细胞、皮肤角质细胞、内皮细胞和造血干细胞等作为靶细胞，因为这些细胞易于取出培养、转染和移植。此外，选择有利于胰岛素基因表达和具有加工胰岛素原为成熟胰岛素能力的组织特异性表达细胞。

（2）细胞的基因工程构建

1）异种胰岛细胞：胎猪胰岛移植用于 1 型糖尿病具有较好的疗效且取材便利，然而因排斥显著疗效难以持久。Fas-L 受体表达在免疫细胞表面，Fas-L 与 Fas 受体相互作用可诱导免疫细胞凋亡，故该作用在维持免疫系统稳态及免疫耐受中发挥重要作用。Lau 研究显示，同时移植经基因工程处理能表达 Fas 配体（Fas-L）的肌纤维细胞，可明显延长移植胰岛细胞存活期。但半数以上的小鼠仍在 80 天内移植物失效，部分由于肌纤维细胞停止表达 Fas-L，如何使 Fas-L 长期表达尚需进一步研究。

2）细胞株构建：B 细胞类细胞系显然是一类较符合生理的胰岛替代物，经构建的细胞株可大量获得。在转基因小鼠胰岛细胞中定向表达 SV410 大 T（SV40 largeT）抗原可导致胰岛素瘤，已作为细胞株的来源。这引起细胞对葡萄糖刺激的胰岛素反应存在缺陷，表现为反应减弱或过强，可能与葡萄糖感应器、葡萄糖磷酸化酶（GK）和葡萄糖转运体（Glut2）的表达异常有关。同时，未免疫隔离的细胞将被免疫系统杀灭，因此这种永生型细胞移植于人体需要微包囊化。

3）神经内分泌细胞：早在 1983 年有人曾对神经内分泌细胞株（一种分泌 ACTH 的细胞株，AtT20）做生物改造，用病毒启动子调控人胰岛素 cDNA 转录获得初步结果。在胰腺特异性启动子调控下 GK 基因可在 AtT20 表达，用表达载体转染后则表现出葡萄糖刺激的胰岛素释放。正常的葡萄糖感应不仅需要表达 Glut2，而且需要类似于正常 B 细胞的 GK/HK 活性比值。有学者将胰岛素原表达载体直接导入 NOD 小鼠的垂体间叶 POMC 分泌细胞，能大量分泌成熟胰岛素，而这些细胞不受针对胰岛细胞的自身免疫破坏。将一定量的构建细胞移植于 NOD 糖尿病小鼠，高血糖及糖尿病症状完全恢复，与胰岛细胞自体移植相比，显示分泌活性更高，再血管化更明显。

4）肝细胞：经基因工程构建的外源型细胞株用于 1 型糖尿病存在各种障碍，已促使许多研究着眼于内源性细胞。除胰岛细胞外肝细胞是含有葡萄糖感应器（Glut2 及 GK）唯一的体细胞，许多肝脏特异性基因受生理性葡萄糖调控，故作为 1 型糖尿病基因治疗的靶细胞尤为引人关注。然而，肝细胞不具备有葡萄糖控制胞吐作用的分泌颗粒，也无贮存分泌性蛋白的隔离区。当血糖升高时，不会出现早期胰岛素分泌。肝细胞也不具有切除 C 肽所需的激素原转化酶（PC_2 和 PC_3），故不能加工胰岛素原分子。因而，针对肝细胞作为分泌胰岛素细胞存在上述缺陷，有关研究不断深入。Valera 在磷酸烯醇式丙酮酸羧基酶（PEPCK）基因调控区控制下，得到表达人胰岛素原基因的转基因小鼠，从肝细胞分泌的胰岛素原具有生物活性，该动物呈现血糖正常且健康良好，经链脲佐菌素（STZ）处理转基因小鼠后，胰岛素 mRNA 水平较 STZ 处理的非转基因的对照鼠增加，且血中 C 肽增加，血糖水平下降达 40%。

此外，肝肿瘤细胞亦可作为胰岛素表达载体转染的候选细胞。Gros 等将融合胰岛素基因构建于哺乳细胞的表达载体，其中含有人胰岛素原基因（含有费林蛋白内切酶切点）及 PEPCK 基因的启动子片段，再转染到大鼠肝肿瘤细胞，后经 Northern 印迹、免疫组化及 HPLC 分析显示 90%胰岛素原被加工成胰岛素。胰岛素分泌反应快速，经二丙基 cAMP+地塞米松诱导 15 分钟，胰岛素分泌量明显增加，1 小时内增加 10 倍，表现为内源性 PEPCK 基因表达受抑及葡萄糖摄取增加。若同时将人 Glut2 基因转染肝肿瘤细胞，胰岛素分泌可受葡萄糖浓度调控。

将人胰岛素 cDNA 和葡萄糖转运子插入人肝细胞 HEPG2 后，此细胞能合成、贮存、分泌胰岛素，调节血糖。其他肝细胞瘤细胞组 Huh-7 也有类似作用。

5）成纤维细胞及其他细胞：Taniguchi 用人胰岛素原 cDNA 转染成纤维细胞（LtK 细胞），人胰岛素原分泌量达 91 ng/（24 小时·10^6 细胞）。这些细胞经半透膜（5% 琼脂糖胶）微囊化，体外研究显示 2× 10^6 微囊化的转染细胞能稳定产生胰岛素原 80 余天（204.4±5.2 ng/mL·d），若种植于 STZ 糖尿病小鼠腹腔内，血糖恢复正常达 30 天。另外，将表达胰岛素原的质粒转染成肌细胞，约 50% 胰岛素原转化为胰岛素，其分泌功能持续达 1 个月。Kuzume 用胰岛素原基因构建的腺病毒载体转染到 293 细胞，再植入胰腺全切的狗体内，与定期注射胰岛素组相比，血糖维持正常且生存期明显延长，即使口服 15 g 葡萄糖后血糖仍维持正常。王执礼将修饰好的胰岛素基因直接注入实验鼠肌肉细胞内，并初步克服了稳定性差、效率低的缺陷。这一研究使糖尿病的基因治疗更简便、有效、易行。

6）K 细胞：一个由美国和加拿大科学家组成的研究小组在实验鼠体内，利用基因工程原理使被称作 K 细胞的内脏细胞产生了人体胰岛素。这一成功意味着从理论上讲，将能够利用基因疗法来解决存在于人类糖尿病背后的根本性的治疗。缺陷 K 细胞位于胃部和小肠，研究人员尝试了是否能够利用基因来赋予 K 细胞以生成胰岛素的功能。加拿大人阿伯塔大学的蒂莫斯 J·基弗尔博士主持了这一实验，研究人员从老鼠体内取出 K 细胞，并注入人类胰岛素基因中，然后再将此基因注入老鼠的胚胎中，结果发现，培育成功的转基因鼠的胃细胞和小肠细胞都会产生胰岛素。此外，在其能够产生胰岛素的 B 细胞被破坏之后，新的 K 细胞仍然能够防止实验鼠患上糖尿病。基弗尔博士说，K 细胞是替代糖尿病患者 B 细胞的极佳选择。因为 K 细胞早已具有存储和释放胰岛素的所需的机制，在进餐后，K 细胞能够立即自然地分泌一种称为 GIP 的激素，因此，如果能够通过基因工程，使这些 K 细胞产生胰岛素，它们就能事先制造并存放在细胞内，以备作为进食后的反应，迅速地释放出来。对于实验鼠的这一研究结果只是说明，用基因疗法来治疗糖尿病是可行的，还有一系列问题仍未解决，包括如何使胰岛素基因进入人类 K 细胞等。新的基因疗法能治疗或治愈糖尿病，研究人员称这种 K 细胞基因疗法有望能制成基因治疗口服药来改变胆囊中的 K 细胞产生胰岛素，这种新的基因疗法将能治疗甚至治愈糖尿病。

7）细胞因子：TGF1 能调节许多免疫反应，故有学者将表达 TGF1 载体转染 NOD 小鼠，TGF1 水平较对照组增加，迟发型超敏反应受抑制能保护具有自身免疫反应倾向的 NOD 小鼠免于发生胰岛炎或糖尿病，相反转入干扰素的 NOD 小鼠早发糖尿病。此外，血管内皮细胞生长因子（VEGF）与新生血管形成有关，观察显示在糖尿病 NOD 小鼠的缺血部位 VEGF 水平下降，以致干扰侧支循环形成，肌内注射编码 VEGF 的腺病毒载体，可使 NOD 糖尿病小鼠的 VEGF 水平及新生血管形成作用恢复正常。

8）表达载体：腺病毒载体较适合体内基因转导，其特点是产生的梯度高，能有效地把基因转导入静止期细胞，遗传信息保持其独立可避免因插入性突变改变细胞基因型的危险。但可激发细胞免疫，甚至可针对导入基因，同时转入基因表达时间有限，故不适宜 1 型糖尿病治疗。缺陷型重组逆转录病毒载体导入细胞后具有自我更新的特性，可长期表达，但产生滴度较低，且细胞需处在增殖期，否则前病毒 DNA 不易整合到染色体 DNA。目前正研制新一代组合载体，可克服上述不足，该载体是来自不同病毒成分及特性组合体。Woo 用逆转录病毒将胰岛素素原基因导入大鼠肝脏，在病毒末端长重复序列的调控下，至少 5%~15% 肝细胞被转染，持续达 6 个月。若用 STZ 处理大鼠，6 天后均死于酸中毒，而在转导 2 周后再用 STZ 处理转基因大鼠，部分大鼠存活长达 3 周，但血糖水平类似于对照鼠。提示来自于肝细胞表达的胰岛素原的活性可以防止肝糖原大量减少、脂肪蓄积及酮体产生，但其转染效率尚不能使血糖正常。

9）胰岛素原加工的改进：正常时胰岛素在 B 细胞分泌颗粒内加工为成熟胰岛素需要激素原转换酶

PC_2、PC_3，但肝细胞不能有效地加工胰岛素原，故产生的胰岛素原的生物活性较胰岛素低。另有一种富含于肝细胞的成对碱性氨基酸蛋白酶（亦称泛转换酶或费林蛋白酶，furin），仅能识别鼠类胰岛素原的 Argx–Lys–Arg 序列，不能有效加工导入的人胰岛素原。为此，将 furin 序列引入人胰岛素原 cDNA 的 G–C、C–A 结合点，再导入肝细胞即可分泌成熟胰岛素。因而，有学者将含有 furin 识别序列的人胰岛素原载体转基因到小鼠肝脏，经高效液相色谱（HPLC）分析显示胰岛素原能有效地加工成胰岛素分子。

10）转化效率：首先，Page 通过改进培养条件或加入肝细胞生长因子（HGF）能使 80% 小鼠肝细胞及 40% 人肝细胞被转导。其次，亦可改进载体本身，一种组合病毒颗粒含有慢病毒（lentivims，HIV_1）可将前病毒基因组整合到非分裂期细胞内，高滴度制备逆转录病毒载体，利用 VSV 包被蛋白作为病毒壳蛋白替代 Env 基因产物，可转导静止期肝细胞，极有可能成为 1 型糖尿病基因治疗的载体。

2. 动物实验方面基因治疗

据 Nature 杂志报道，对两种 1 型糖尿病啮齿类动物模型用单链胰岛素类似物进行基因治疗可控制高血糖。韩国汉城 Yonsei 大学医学院 Hyun Chul Lee 博士及其同事利用基因工程的方法培育出一种特别的重组腺相关病毒，并用这种病毒作为运载工具，在肝细胞特异性 L–丙酮酸激酶（LPK）这种葡萄糖调节促进因子的控制下转运单链胰岛素类似物（SIA）的基因转移至患有糖尿病的老鼠肝脏中。其受体是链佐星诱导的糖尿病大鼠（SD 大鼠）或自身免疫性糖尿病小鼠（NOD 小鼠）。在这种基因疗法中，一种基因被送到肝细胞监测葡萄糖水平，另一种基因引起肝细胞生成这种类似胰岛素的物质。该基因能够监测葡萄糖水平，并介入、刺激形成修改过的胰岛素，后者在执行分解葡萄糖的作用。静脉注入基因载体（rAAV–LPK–SIA）后的 SD 大鼠血糖水平逐渐降低，1 周后血糖水平恢复正常并持续 8 个月以上。其糖尿病症状得到缓解，而且注射后没有明显的不良反应。同样，注入 rAAV–LPK–SIA 的 NOD 小鼠 7 天后血糖水平恢复正常并持续 5 个月以上。研究者在两组动物体内均未检测到 SIA 抗体，并且 SIADNA 均整合入受体染色体 DNA 内。结果显示，尽管用载体治疗后的小鼠比野生型小鼠的胰岛素水平达到高峰的时间延迟，但是 SD 鼠 SIA 表达水平与血糖浓度密切相关。用 rAAV 表达的胰岛素类似物治疗化学物诱导的糖尿病大鼠及自身免疫性糖尿病 NOD 小鼠可永久治愈 1 型糖尿病，并且未发现对肝细胞有毒副作用。胰岛素抗体与单链胰岛素类似物有交叉反应，但亲和力很低。因此，用 SIA 进行基因治疗可用于有胰岛素抗体的糖尿病。这种新疗法看来克服了以往在尝试引入合成胰岛素基因时遇到的一些关键难题：引入的基因不能长期行使其正常功能；该基因不能调节血糖水平；该基因的合成产物不能有效地转化成胰岛素。该研究的创新之处就在于并非合成出胰岛素，而是合成了某种单链结构的胰岛素类似物（即该激素的替代物），而且这种类似物可能还具有其他一些好处，例如不需要使用免疫抑制药物来避免机体的排斥反应。这种新疗法也将不再需要等待能够合成胰岛素的胰腺细胞的捐献。另外，有关专家也指出，通过形成某种对葡萄糖敏感的机制，该疗法还可以尽量减小患低血糖症血液中葡萄糖含量过低的危险。将其应用于人体的临床治疗还需要进行某些改进。在人体临床治疗中将会涉及到安全问题，因为这是通过一种病毒而把 DNA 引入到这类患者的体内，如果它停留在肝脏内就必须特别小心。

3. 胰岛素基因表达调控

将胰岛素基因导入体内，获得成熟胰岛素的表达与分泌已不困难，而如何实现胰岛素基因的表达调控成为亟待解决的关键难题。从早先的利用金属硫蛋白启动子、磷酸烯醇式丙酮酸羧激酶启动子以及糖皮质激素启动子对胰岛素基因表达进行调控，到后来利用葡萄糖–6–磷酸酶启动子或胰岛素样生长因子结合蛋白–1 启动子实现葡萄糖刺激与自限性的胰岛素分泌，研究者在该方面已进行了诸多尝试。但随着研究的逐步深入，人们发现通过启动子嵌合，机械地对胰岛素基因表达进行调控，很难使胰岛素分泌呈生理模式，故目前更倾向于对自身具有葡萄糖反应元件（GIREs）或具备葡萄糖反应性分泌特性的细胞进行改造。就此而言，有学者认为肝细胞是最理想的靶细胞，因其直接参与糖、脂代谢，拥有众多代谢相关蛋白及其基因中的 GIREs。也有学者以胰岛素瘤细胞为靶细胞，导入胰升糖素样肽-1 等调节基因，以增强其葡萄糖反应性。利用肠道 K 细胞自身所具备的葡萄糖反应性、分泌特性，导入葡萄糖依赖性胰岛素释放多肽启动子嵌合的胰岛素基因，可获得近似生理条件的胰岛素分泌。此外，另有研究者通过药物摄入或原核调控元件对胰岛素分泌进行调控。Auricchio 等将胰岛素基因置于二聚物可诱导转录系统控 N-V，以二聚物药物诱导胰岛素分泌呈剂量依赖性；而 Wilson 等则应用四环素抗性系统（Tet 系统），在骨骼肌内成功获得了条件可控的异位胰岛素分泌。还有研究者尝试对胰岛素分泌进行配体调节、温度调节等，均取得了不错的效果。然而，上述各系统在调节精确度、灵敏度等方面仍与正常的胰岛 B 细胞相差甚远，要获得完全符合生理条件的胰岛素替代，有待于对 B 细胞 GSIS 机制的进一步阐明。

4.1 型糖尿病基因免疫治疗

1 型 DM 首先表现的是自身免疫性疾病，因此，除从代谢或激素调节水平干预外，另一个可能的方法就是免疫介导的基因预防和基因治疗。如将激活特异性破坏 T 细胞的自身抗原基因导入并表达，从而引导和封闭这些 T 细胞形成免疫耐受，进而阻止疾病的发展。French 等发现主要组织相容性 H 类抗原（MHC Ⅱ）为启动子的鼠 2 型胰岛素原在非肥胖糖尿病（NOD）小鼠中表达，胰腺中无多核细胞浸润，无胰腺炎发生，从而预防了这些转基因鼠的糖尿病发生。并且这种特异基因的保护作用是特异性针对胰岛病理，而不是通过系统免疫抑制。免疫抑制性神经肽、降钙素基因相关肽（CGRP）可抑制 CD4⁺T 细胞产生细胞因子，细胞因子已被证实参与 1 型 DM 的发生，有人利用基因工程技术获得了 B 细胞中能产生 CGRP 的 NOD 鼠。在雄性 CGRPNOD 鼠可防止 1 型 DM 发生，同时可减少雌性 CGRFNOD 鼠 63% 的死亡率。该结果是 CGRP 局部免疫抑制的作用而产生。

另外，有一些免疫抑制效应的细胞因子，如 IL-10，通过对 MHC Ⅱ 的下调作用而抑制单核细胞的抗原递呈能力和减少抗原特异性 T 细胞增殖；而 TGF-β 对 T 细胞生长有直接抑制作用，尤其对活化的 T 细胞。胰岛细胞移植中，胰岛细胞往往受宿主的免疫抑制排斥反应。为克服排斥反应，有学者将具有免疫抑制作用的细胞因子 IL-10、TGF-β、IL-Ira（受体拮抗蛋白，竞争抑制 IL-1 作用）基因进行基因重组，分别导入待移植的胰岛细胞，从而减少或预防宿主对外源植入的胰岛细胞的排斥反应。实验显示，这仅仅引起局部免疫抑制效应，可减少全身抑制剂的应用。该策略可能成为移植免疫抑制治疗的新的基因治疗途径。

综上所述，要取代 1 型糖尿病的注射胰岛素治疗，移植能分泌具有生物活性胰岛素的细胞将是未来的主要方向。然而，对细胞作基因工程以建立一种新型"B 细胞"较为复杂，要作为临床治疗手段，尚需进行许多改进、得到更多的临床验证，此外，用细胞因子预防 1 型糖尿病或血管并发症的临床价值尚待探索。在此崭新领域内治疗糖尿病可靠方法能否脱颖而出，取决其疗效、安全、方便及费用。

5. 基因改造细胞

以色列 Shimon Efrat 教授的研究小组将细胞胶囊和细胞工程方法结合起来，对装入"胶囊"的胰岛素制造细胞进行基因改造，能使它抵抗免疫系统蛋白质的损伤，这使得研究者对 1 型糖尿病的治疗又前进了一步。

糖尿病患者移植 B 细胞的一个问题是免疫系统的排斥反应，但是研究者利用细胞胶囊技术，即在细胞群外面覆盖一层多孔聚合体，把细胞对免疫系统隐蔽起来。细胞胶囊的小孔不允许细胞或抗体之类的大分子通过，但是允许营养物质和胰岛素之类的小分子通过。可是研究又发现细胞因子，这种免疫细胞分泌的蛋白质体积很小，足以穿过保护性的胶囊，杀死其中的细胞。现在，Efrat 等通过在细胞中插入一组基因，能防止细胞因子损伤导致的最终结局：程序性细胞死亡（细胞凋亡）。他们已经应用腺病毒的一组基因制造出多种蛋白质对抗细胞凋亡，从病毒的基因组中取出基因，插入哺乳类动物的细胞中来保护这些细胞。Efrat 称他的实验是在小鼠身上做的，但他相信最终能在人类胰腺细胞上获得成功。

6. 口服基因药丸

科研人员及科学家在研究的过程中，曾将人胰岛素编码基因直接导入小鼠的胰腺内，结果发现，在富含各种消化酶的胰腺里，该基因无法正常表达。于是，科学家们便开始着手研究通过消化道来直接进行转基因治疗。他们发明的口服基因药丸的显著优点在于，能够通过患者的消化道将人胰岛素基因直接导入体内，而无须使用病毒载体。患者吞服该药丸后，药丸中的纠正基因会被人体肠道的黏膜上皮细胞吸收，然后在其中合成胰岛素，并分泌入血，发挥治疗作用。由于人体肠道上皮细胞的新陈代谢十分频繁，所以其中的纠正基因便会随着衰老细胞的脱落而不断被排出体外，从而为给药者对该药丸进行剂量控制带来了极大的方便，提高了治疗的安全性和有效性。在先前进行的动物试验中，患有糖尿病的小鼠吞食了该药丸后，其血糖水平很快恢复了正常。

传统的转基因治疗一般是通过对患者进行静脉或肌内注射来导入纠正基因。这些方法普遍存在着纠正基因定位困难、无法控制有效治疗剂量以及患者毒副反应较多等缺点。而通过患者消化道直接给药的基因药丸则很好地解决了这些问题。

（三）2型及其他型糖尿病的基因治疗

1 型 DM 基因治疗的最大问题是建立和鉴定足量忠实模拟正常 B 细胞功能的胰岛素分泌细胞系。2 型 DM 的问题就复杂得多，它是涉及不同程度胰岛素抵抗和 B 细胞功能障碍的多基因疾病，而且胰岛素抵抗及 B 细胞功能障碍的病因不清。许多学者对 2 型 DM 的基因诊断做了大量工作，已发现 2 型 DM 患者有许多基因的突变或多态性变化，并且在深入探讨这些基因突变与 2 型 DM 病变的异常复杂的相互关系。要确立某一基因变异与 2 型 DM 的关系，必须再将这种变异基因利用分子生物学工程技术导入生殖细胞，建立基因缺陷的 2 型 DM 实验动物模型；通过基因校正方法使正常基因替代变异基因，恢复细胞正常功能而达到基因治疗的目的。

胰岛素抵抗的基因治疗：2 型 DM 的血糖升高主要由于肝脏和外周组织利用葡萄糖减少，而肝细胞合成葡萄糖增加，因此，与糖代谢有关酶的基因均被考虑为胰岛素抵抗之列。肝脏葡萄糖激酶（GCK）使葡萄糖磷酸化是葡萄糖代谢中的起始步骤。然而，在糖尿病动物中，GCK 表达非常低，可能与 GCK 基因某一位点多态性有关。有人获得了表达磷酸烯醇式丙酮酸羧激酶（PEPCK）/葡萄糖激酶（GCK）融合基因的转基因小鼠，以研究 2 型 DM 鼠肝中葡萄糖激酶的表达是否可防止糖尿病的代谢改变。结果正如预计的一样，转基因鼠用 streptozotocin 处理后，肝中 GCK mRNA 表达和 GCK 酶活性两者均呈高水平状态，这与肝细胞内葡萄糖-6-磷酸和糖原增加有关。此外，转基因肝中丙酮酸激酶（PK）活性和乳酸产生也明显增加。进一步观察到转基因鼠肝中涉及糖原合成和生酮作用的基因表达正常化，而原代培养的肝细胞中葡萄糖和酮体的产生亦正常化。因此，当阻断表达 GCK 的糖尿病鼠肝中的糖原合成和生酮作用时，可诱导糖酵解，即使缺乏胰岛素，这些转基因鼠的血糖、酮体、甘油三酯及游离脂肪酸也可达正常，而非转基因鼠（对照组鼠）用 Strepozotocin 处理时，则无上述改变。此外，共同表达

PEPCK 和人的胰岛素基因融合基因的转基因鼠也可使 2 型 DM 鼠血糖恢复正常，血清胰岛素水平受生理调控，而胰岛素主要在肝细胞表达。结果提示，糖尿病时，使肝细胞和外周组织细胞中与糖原合成有关基因的表达是恢复正常血糖的有效新途径，胰腺外组织胰岛素的表达治疗 1 型 DM 也是可行的。TGF-β 在糖尿病肾病中发挥重要作用，用 HVJ 脂质体为载体，将 TGF-αⅡ/Fc 嵌合体转染入 STZ 诱导的糖尿病鼠骨骼肌，转染 14 天后，肾小球 TGF-βRNA 表达及肾小球肥大均明显下降。

Leptin 蛋白在 ob/ob 纯合子中呈遗传性缺陷，这种鼠表现出肥胖和轻度 2 型 DM 表型，因此，通过 Leptin 基因治疗纠正肥胖表型，将可能导致糖尿病表型自发性纠正。因此，Muzzin 等将 ob/ob 纯合子鼠用重组鼠 Leptin cDNA 腺病毒处理后，发现鼠的食物摄取和体重呈戏剧性减少，血清中胰岛素水平及糖耐量恢复正常。当血清中 Leptin 水平逐步下降时，鼠的食物摄取及体重又逐渐增加。提示肥胖与高胰岛素血症和胰岛素抵抗的逐渐恢复共同相关。这些结果不仅显示成年 ob/ob 鼠肥胖和 2 型 DM 表型可被 Leptin 基因治疗同时纠正，而且还提示对肥胖患者 2 型 DM 的长期防治过程中，控制体重是非常重要的。

比利时科学家新发现一种与 2 型糖尿病有关的基因，科学家在试验后认为，这一名叫 SHIP2 的基因在胰岛素调节血糖水平的过程中可能抑制胰岛素分泌，降低机体对胰岛素的易患性。该基因不起作用时，胰岛素分泌就会失控，导致血糖水平急剧降低。研究人员指出，适当控制 SHIP2 基因的作用，有可能成为治疗 2 型糖尿病的新方法，并帮助医生在患者出现失明、肾功能衰竭等严重症状之前诊断出 2 型糖尿病。

（何旖婷）

第二节　酮症酸中毒

糖尿病酮症酸中毒（DKA）是生活中最为常见的糖尿病急性并发症，也是糖尿病的一种严重的代谢紊乱状态。它是糖尿病最严重的急性并发症之一。临床上通常表现为血糖明显增高（>13.9 mmol/L），代谢性酸中毒（pH<7.3，HCO_3^-<15 mmol/L），明显脱水，血酮体>5 mmol/L 或尿酮体强阳性，严重者有不同程度的意识障碍甚或昏迷。在糖尿病患者中 DKA 的发生率每年 4.6‰~8.0‰。DKA 多见于年轻患者，尤其是 1 型糖尿病患者，女患者数是男患者的 2 倍。在具有丰富救治经验的医学中心，DKA 的病死率<5%，随着患者年龄的增加病死率明显上升，>80 岁者病死率接近 50%。

一、病因及发病机制

（一）病因

DKA 的病因很多，常见诱因如下。①感染：是平时最常见的诱因，以全身性感染、呼吸道感染最为常见，如肺炎、肺结核等。泌尿系统感染如急性肾盂肾炎、膀胱炎等，此外还有败血症、阑尾炎、盆腔炎、腹膜炎、急性胰腺炎、胃肠道急性感染、化脓性皮肤感染等。②急性心肌梗死、卒中、手术创伤、精神紧张等引起应激状态时。③胃肠道疾病引起呕吐、腹泻、厌食，导致重度失水和进食不足。④胰岛素剂量不足或原使用胰岛素治疗的患者猝然中断使用。⑤妊娠和分娩因素。⑥对胰岛素产生了抗药性。⑦进食过多脂肪含量多的食物、过度饮酒或过度限制进食糖类食物（每天小于 100 g）。⑧其他因素。

（二）发病机制

DKA 发病机制主要有以下两点：①由于激素异常，破坏激素分泌的动态平衡，脂肪代谢紊乱，出现了以高血糖、高血酮、代谢性酸中毒等为特征的 DKA。②在生理状态下，体内的水、糖、电解质等物质的代谢处于神经内分泌系统的精确调控下，保持动态平衡状态，胰岛素作为一种储能激素，在代谢中起着促进合成、抑制分解的作用。当胰岛素绝对或相对分泌不足时，拮抗胰岛素的激素绝对或相对增多而促进体内的代谢分解，抑制合成，引起糖代谢紊乱发展至脂肪和蛋白质的分解加速。当合成受到抑制，脂肪动员增加，酮体生成增多，血浆酮体浓度超过正常时形成酮症，最终导致 DKA。

二、临床表现

DKA 除了感染等诱发因素引起的症状外，早期酮症或酸中毒代偿阶段仅有多尿、口渴、多饮、乏力、疲劳等原有糖尿病症状。当酸中毒发展至失代偿后，病情迅速恶化，临床上还可以出现食欲减退、恶心、呕吐或有腹痛（易误诊为急腹症），形体消瘦，极度口渴，尿量显著增多等症状，常伴有头痛、烦躁、嗜睡、呼吸深大，称酸中毒大呼吸，呼吸中含有丙酮，面颊潮红，口唇樱红。后期患者呈严重失水、尿量减少、皮肤黏膜干燥、弹性差、眼球松软凹陷、眼内压降低、声音嘶哑，脉搏细速、血压下降、四肢厥冷，并发休克或心、肾功能不全。出现低体温或与感染不相称的"正常体温"，当发展至晚期，各种反射迟钝甚至消失，终至昏迷。

1. 肠梗阻　部分患者可表现为腹痛，类似于急腹症，见于 46% 左右的 DKA 患者。其原因可能与肌肉组织脱水、胃排空延迟、代谢性酸中毒和水电解质紊乱导致的肠梗阻有关。

2. 腹痛　那些存在严重代谢性酸中毒的患者往往更多见，并随着 DKA 的有效治疗而缓解。经过有效的治疗后，腹痛在 24 小时内不能缓解者则需要进一步排除其他可能存在的病因。

3. 意识障碍　严重的 DKA 患者可表现为意识障碍甚至昏迷。

4. 脱水与休克表现　脱水达 5% 可有尿量减少、皮肤干燥、眼球下陷等。

5. 循环衰竭　如心率加快、心动过速、心律失常、脉搏细弱、血压及体温下降等。

6. 主要体征　可有头痛、头晕、烦躁、嗜睡、深快呼吸、休克，呼出的气体有烂苹果味。

三、诊断

（一）实验室检查

1. 尿糖、血糖　尿糖多为（++～+++）。血糖多高于 16 mmol/L，一般在 16～30 mmol/L。大于 30 mmol/L 常提示存在肾功能不全。约 15%DKA 患者在就诊时血糖低于 20 mmol/L，有人把这种情况称为"血糖正常性 DKA"，常见于糖异生障碍（如肝病、急性乙醇摄入、禁食时间过长等）或非胰岛素依赖性糖利用增加（如妊娠）两种情况。

2. 尿酮、血酮　目前临床上常用的测定方法为利用酮体粉进行半定量测定。酮体粉的有效成分为硝普钠，主要与乙酰乙酸反应，与丙酮的反应微弱，与 β-羟丁酸不起反应。血酮最低起反应浓度为 10 mg/dL。糖尿病酮症或 DKA 时，尿酮、血酮阳性。

须注意：①酮症消退时，β-羟丁酸转化为乙酰乙酸，而后者与酮体粉的显色反应显著强于前者，故可能发生病情好转而血酮阳性增高的情况。②缺氧时，较多的乙酰乙酸转化为 β-羟丁酸，酮体可假性降低或转阴。

3. 血电解质、酸碱平衡　DKA 患者体内钠、钾、氯、磷缺乏，血清钾、钠、氯常低。但由于体液呈比例丢失、血液浓缩，亦可以正常或稍高；尤其是血钾，由于酸中毒时细胞内钾向细胞外转移，常与体内缺钾的程度不符合。随着补液和酸中毒的纠正，血钾可降低。血二氧化碳结合率及 pH 下降，碱剩余下降，阴离子间隙升高。

4. 肾功能　DKA 患者因蛋白分解增加，有效血容量下降肾脏灌注不足，血尿素氮多升高。肌酐的测定可受酮体尤其是乙酰乙酸的干扰，假性率升高。但肌酐的持续升高提示并发肾功能不全。

5. 其他检查

（1）血常规：白细胞总数和中性粒细胞可升高，反应血液浓缩、感染或肾上腺皮质应激反应。

（2）血脂：可升高。

（3）诱因检查：如胸片提示肺部感染，尿常规提示尿路感染，心电图、心肌酶谱提示心肌梗死等。

（二）诊断与鉴别诊断

1. 诊断　根据糖尿病史，或有诱发因素，原糖尿病症状急剧加重及酸中毒性大呼吸等临床表现，尿糖、尿酮体阳性，血糖、血酮体升高，CO_2 结合率降低等变化，可诊断为糖尿病酮性酸中毒。对昏迷、酸中毒、失水、休克的患者，均应考虑有本病单独或合并存在的可能性，特别对其原因未明、呼吸有酮味或虽血压低而尿量仍较多者，更应警惕本病。

2. 鉴别诊断

（1）高渗性非酮症糖尿病昏迷（简称高渗性昏迷）：多见于高龄糖尿病患者，发病率较酮症酸中毒低，但较严重。常有诱发因素。本病主要有显著高血糖，一般在 33.3 mmol/L 以上，严重失水，常有高钠血症。因而引起血浆渗透压升高（>330 mmol/L），导致神经细胞及各种组织的脱水，出现各种症状如迟钝、嗜睡、谵妄、反射亢进或消失、肢体瘫痪、抽搐，重者昏迷。化验检查尿糖强阳性，尿酮体阴性，或轻度阳性，血糖甚高，而血 CO_2 结合力正常或轻度降低。

（2）乳酸性酸中毒：多见于高龄糖尿病患者，往往有较重的心、肺、肝或肾脏病变。当血压降低或缺氧状态下，容易发生，或当感染、应激、酗酒、服用苯乙双胍等药物而诱发。临床上有酸中毒表现，呼吸深快、恶心、呕吐、脱水、低血压、意识模糊、昏迷等或并发其他脏器功能不全。血乳酸可大于 5 mmol/L。

（3）低血糖昏迷：糖尿病患者有应用胰岛素或口服降血糖药物治疗史，并出现低血糖临床表现如饥饿感、头晕、心悸、手抖、出汗、软弱、乏力、脸色苍白，甚至抽搐、昏迷，但呼吸正常、无脱水、血压正常或偏高。尿糖、尿酮体均阴性。可疑时，可试用 50% 葡萄糖 40 mL 静脉注射，低血糖者迅速好转，发作时血糖明显低于正常为诊断依据。糖尿病患者血糖未低至 2.8 mmol/L 就可以发生昏迷。

（4）脑血管病变：长期糖尿病患者，尤其中年以上，常伴动脉硬化，易并发脑血管病变，起病急骤有神经系统阳性体征。一般尿酮体阴性，血 CO_2 结合力正常。

四、治疗

DKA 是糖尿病的严重并发症，属于急危重症，患者需住院治疗。成功的 DKA 治疗取决于及时、充分地纠正脱水、高血糖、酮症和电解质紊乱。同时应积极救治 DKA 的诱发疾病，如感染、心血管意外事件等。

1. 补液　静脉补液的目的在于迅速纠正脱水及电解质紊乱，扩张细胞内和细胞外液容积，恢复肾脏灌注。补液的速度取决于患者的血流动力学状态及心功能情况。对大多数中、重度 DKA 患者估计失水在 5 L 左右，可以根据患者补液后的反应进一步估计失水量。对于患有严重心血管疾病的患者则应检测中心静脉压。

在入院初的 1 小时内给予 1~1.5 L 的 0.9%生理盐水对大多数患者都是合适的。如患者收缩压低于 100 mmHg 则应考虑给予胶体溶液。随后补液速度可以依据患者的脱水情况、血电解质和尿量等而酌情加以调整。通常来说，在之后的 4 小时内给予 250~1 000 mL/h 较适宜。当血糖下降<14 mmol/L，时，可给予 5%的葡萄糖液 100~125 mL/h（如果补液量不宜过多时可以用 10%的葡萄糖液），同时，继续以较慢的速度给予生理盐水以纠正脱水、补充电解质。

补液不仅可用于补充丢失的体液，同时研究表明静脉补液扩容可减少一系列反向调节激素的分泌，如皮质醇、肾素、醛固酮、儿茶酚胺、生长激素和血管升压素等。这些激素的过多分泌可导致胰岛素抵抗。临床观察表明，即使未用胰岛素，在静脉补液后患者的血糖就已经开始下降。

2. 胰岛素治疗 目前公认的胰岛素治疗方法是持续静脉给予小剂量常规胰岛素，可以提供更符合生理的血胰岛素浓度，同时使血糖逐渐稳定地下降，避免低血糖及低钾血症的产生。

一旦低钾血症的可能性被排除，就应开始持续小剂量给予常规胰岛素，起始速度为 0.1 U/（kg·h），如在起始 1 小时内患者的血糖下降<4 mmol/L，则首先应考察患者的脱水纠正情况，如水液丢失已得到充分纠正则胰岛素的剂量应加倍，直至血糖下降达到 3~4 mmol/（L·h）。当血糖下降到 12~14 mmol/L，胰岛素的滴注速度应减半并同时给予 5%的葡萄糖液。在随后的时间应依据患者的血糖水平调整胰岛素的滴注速度以维持血糖在 8~12 mmol/L，直至代谢性酸中毒得到纠正。

通常尿酮的纠正较血糖需要更长的时间，这是由于酮症消退时，β-羟丁酸转化为乙酰乙酸，而后者与酮体粉的显色反应显著强于前者。因此，只要酮症酸中毒得到纠正（血糖<11.0 mmol/L，$HCO_3^-\geq$ 18 mmol/L，pH>7.3，阴离子间隙<12 mmol/L），患者可以进食，就可以依据患者 DKA 发生前的治疗剂量给予每天多胰岛素皮下注射方案。

3. 补钾 只要高钾血症的可能性被排除或经治疗被纠正，就应开始补钾。如果血钾水平在 3.3~5.5 mmol/L，在治疗初始阶段可给予 20~40 mmol 钾加入每升补液中，继而每升静脉补液中加入 20~30 mmol 钾以维持血钾水平>4.0 mmol/L。如果血钾水平<3.3 mmol/L，可暂时停止给予胰岛素直至低血钾被纠正。如果血钾>5.5 mmol/L 则应暂停补钾直到血钾达到目标值。在补钾治疗时有条件可进行心电监护。

4. 补碱 DKA 时碳酸氢钠的应用仍然是一个有争议的问题。应用碳酸氢钠的理由基于这样一种理论性的假设，即严重的酸中毒将引起多个脏器功能衰竭包括肝、心和脑。碳酸氢钠的应用存在诸多风险：①发生低血钾的危险性大大增高。②导致反常性中枢神经系统酸中毒。③由于二氧化碳的产生增多加剧细胞内酸中毒。④延迟酮症的纠正。

回顾性研究显示，碳酸氢钠的应用与否在改善酸中毒、增强意识状态或纠正高血糖等方面并未产生显著的差异。尽管如此，仍然认为虽经积极补液，1 小时后动脉血 pH 仍小于 7.0 时应给予碳酸氢钠。在这种情况下，应每 2 小时给予低张的（44.6 mmol/L）碳酸氢钠液直至 pH 达到 7.0。如果动脉血 pH 等于或大于 7.0 则无须使用碳酸氢钠。

5. 补磷 补磷被认为可以防止由低磷血症可能造成的潜在的并发症，例如，呼吸抑制、肌肉乏力、溶血性贫血和心功能异常。同时补磷被认为可以纠正 DKA 时降低的 2，3-DPG 水平，从而使氧解离曲线右移，改善组织缺氧。但是过量补磷也存在引起低钙血症、抽搐和软组织钙化的风险，同时多数随机对照的研究迄今未能证明常规补磷的临床益处。

6. 并发症的治疗

（1）脑水肿：在接受治疗的 DKA 患者中，有症状的脑水肿十分罕见。但通过脑电图及 CT 扫描检查发现，在 DKA 治疗开始的 24 小时内，亚临床性脑水肿并不罕见。在治疗过程中很多因素与脑水肿的发生有关，这些因素包括脑缺氧、不当补碱、血糖下降过快等。为了避免增加发生脑水肿的风险，在DKA 的治疗时应控制补充水分及钠盐的速度，同时避免血糖下降过快。

（2）成人呼吸窘迫综合征：成人呼吸窘迫症是 DKA 少见但极严重的并发症。临床表现为在治疗开始时正常的氧分压在治疗过程中进行性下降直至超低水平。研究认为本症的发生与肺组织内水分增加、肺顺应性下降有关。

（3）血管栓塞：很多因素能使 DKA 患者发生栓塞的可能性增加，包括脱水、血容量减少、心排出量减少，血液黏度增加以及在糖尿病患者中常见的动脉硬化。这一并发症更多见于渗透压显著增高的患者，对高危人群可试用小剂量的低分子肝素。

（4）低血糖和低血钾：低血糖和低血钾在小剂量胰岛素治疗中并不常见。预防其发生的方法是充分补钾。一旦血糖降低至 12~14 mmol/L 时，就应给予 5% 的葡萄糖液以避免低血糖的发生。

五、预后

预防本病的发生，在现阶段主要应从避免应激因素着手，常见的应激因素主要如下。

1. 感染　包括细菌感染和病毒感染所致的某些疾病。

2. 长期的精神创伤或剧烈的精神刺激　如忧伤、悲哀、惊惧、紧张不安等。

3. 生活调理　本病的早期发现和诊断、治疗、预后是密切相关的。所以一旦确诊后应适当卧床休息，加强对症治疗、及时补充足够热量和营养。防止过度劳累、精神刺激等诱因。

4. 饮食调理　宜吃清淡、维生素高、营养丰富的不含碘食物，不宜吃肥甘厚腻之味及辛辣香燥之品，烟酒当属禁忌范围。

（孙秀丽）

第三节　非酮症高渗综合征

糖尿病非酮症性高渗综合征（DNHS）是糖尿病的一种严重急性并发症。过去也称糖尿病非酮症性高渗昏迷，国际上通称高血糖高渗状态（HHS）。HHS 是糖尿病常见的严重的急性代谢紊乱，也是导致糖尿病患者死亡的重要原因。大多数发生在老年 2 型糖尿病。HHS 主要原因是在患者体内胰岛素相对不足的情况下，出现了引起血糖急剧升高的因素，同时伴有严重脱水，导致血糖显著升高。本综合征常伴有神经系统功能损害症状，严重者昏迷，病情严重，死亡率高。

一、病因及发病机制

（一）病因

1. 应激和感染　如脑血管意外、急性心肌梗死、急性胰腺炎、消化道出血、外伤、手术、中暑或低温等应激状态。感染，尤其是上呼吸道感染、泌尿系感染等最常诱发。

2. 摄水不足　老年人口渴中枢敏感性下降，卧床患者，精神失常或昏迷患者以及不能主动摄水的幼儿等。

3. 失水过多和脱水　如严重的呕吐，腹泻，大面积烧伤患者，神经内、外科脱水治疗，透析治疗等。

4. 高糖摄入和输入　如大量摄入含糖饮料、高糖食物，诊断不明时或漏诊时静脉输入大量葡萄糖液，完全性静脉高营养，以及使用含糖溶液进行血液透析或腹膜透析等情况，尤其在某些内分泌疾病并发糖代谢障碍的患者，如甲状腺功能亢进症、肢端肥大症、皮质醇增多症、嗜铬细胞瘤者等更易诱发。

5. 药物　许多药物均可成为诱因，如大量使用糖皮质激素，噻嗪类或呋塞米（速尿）等利尿药，普萘洛尔、苯妥英钠、氯丙嗪、西咪替丁、甘油、硫唑嘌呤及其他免疫抑制剂等，均可造成或加重机体的胰岛素抵抗而使血糖升高，脱水加重，有些药物如噻嗪类利尿药还有抑制胰岛素分泌和降低胰岛素敏感性的作用，从而可诱发 DNHS。

6. 其他　如急、慢性肾衰竭，糖尿病肾病等，由于肾小球滤过率下降，对血糖的清除亦下降，也可成为诱因。

总之，临床上几乎所有的 DNHS 患者都有明显的发病诱因，动物实验也说明高渗性昏迷的发生，除原有的糖尿病基础还有明显的促发因素，救治时应予查询和去除。

（二）发病机制

糖尿病非酮症高渗综合征，过去也称糖尿病非酮症性高渗昏迷，国际上通称高血糖高渗状态（HHS）。HHS 是糖尿病严重的急性并发症，是导致糖尿病患者死亡的重要原因。

二、临床表现

HHS 多见于老年、肥胖的 2 型糖尿病患者。这些患者多数存在肾功能受损且摄水不足。HHS 起病较 DKA 为隐匿，虽然患者可表现为多饮、多尿，但在很多老年患者中可没有这些表现。通常在 HHS 时患者的脱水情况较 DKA 时更严重。

患者常有不同程度的神经精神症状与体征，其程度与血浆渗透压升高程度和速度、诱因、年龄等相关，可表现为反应迟钝、神志恍惚、嗜睡，最后发展为不同程度的昏迷。另外，可有各种神经系统体征，包括一过性偏瘫、失语、偏盲等。

三、诊断

（一）实验室检查

1. 尿糖、血糖　尿糖、血糖值常>33 mmol/L。

2. 尿酮、血酮　尿酮多阴性或弱阳性，血酮正常或轻度升高。

3. 电解质　机体总体上丢失电解质。但血钠多数高于 150 mmol/L，个别患者血钠正常甚至偏低，多见于昏迷休克肾功能不全病情严重者。血钾正常或偏低。

4. 血浆渗透压　血浆有效渗透压一般高于 320 mOsm/kg。急救时可以按下列公式估算：血浆有效渗透压（mOsm/kg）= 2（［Na^+］+［K^+］）+血糖/18（mmol/L）。

5. 肾功能检查　常发现不同程度的氮质血症，血容量严重不足时可有肾功能不全。

6. 血常规　白细胞计数增多。

7. 其他诱发或伴发病的表现　如胸片示感染、心电图示心肌梗死等。

（二）诊断与鉴别诊断

1. 诊断

（1）与非糖尿病脑血管意外患者相鉴别，这种患者血糖多不高，或者轻度应激性血糖增高，但不可能>33.3 mmol/L，HbA1c 正常。

（2）有人认为 DNHS 和糖尿病控制不良并伴有无尿的肾衰竭者进行鉴别诊断，在临床上十分重要，两者均可有严重的高血糖和升高的血尿素氮（BUN）及 Cr 水平，但治疗上截然不同。前者需要大量补液辅以适量的胰岛素；而对于后者，单用胰岛素即可降低血糖、减少血容量并缓解心力衰竭，大量输液则十分危险。但是，有肾衰竭的糖尿病患者常有贫血而不是血液浓缩，同时可有低血钠、高血钾、血容量增多及充血性心力衰竭，故两者的鉴别并不困难。

（3）对于有糖尿病史的昏迷患者，还应鉴别是 DNHS、酮症酸中毒、乳酸性酸中毒还是低血糖昏迷。

2. 鉴别诊断　其他原因所致的高渗状态，如透析疗法、脱水治疗、大剂量皮质激素治疗等均可导致高渗状态。因意识障碍就诊者易误诊为脑血管意外而延误治疗。脑血管意外常用药物多对本病有害，例如甘露醇、高渗糖、皮质固醇等均加重高渗状态；苯妥英钠不能制止高渗状态所致的抽搐和癫痫发作，能抑制胰岛素分泌，使高血糖进一步恶化。所以鉴别诊断很重要，应与其他原因引起的昏迷相鉴别。

四、治疗

治疗原则基本上同 DKA，包括搜寻并除去诱因；密切观察病情变化，及时并因人而异地施行有效的治疗；治疗关键是纠正严重脱水，恢复血容量，纠正高渗状态及其相关病理生理变化；治疗方法包括补液、使用胰岛素、纠正电解质紊乱及酸中毒等。

1. 一般措施

（1）立即送监护室按危重症救治，并做好监护及治疗记录（同 DKA）。

（2）立即开放静脉并进行以下检查：血糖、电解质、血肌酐、BUN、血气分析、血培养、血常规、尿常规、尿糖及酮体、心电图。

（3）从开放的静脉立即补液纠正高渗脱水状态。

（4）老年人和有心功能不良者放置中心静脉导管进行监护。

2. 补液　积极地补液是治疗 DNHS 的首要和重要的关键措施，对患者的预后具有决定性的作用。对 DNHS 患者单纯补液即可使其血糖每小时下降 1.1 mmol/L（20 mg/dL）。有人认为，部分 DNHS 患者可单用补充液体和电解质而不用胰岛素的方法获得满意的疗效。反之，如果在未充分补液的情况下即大量使用胰岛素，则可因血糖及血浆渗透压的急剧下降，液体返回细胞而导致血容量的进一步下降，甚至发生休克。

（1）补液总量：DNHS 患者的失水程度多比 DKA 严重。估计可达发病前的体液的 1/4 或体重的 1/8以上。但由于高血糖的吸水作用，其失水的体征常不能充分反映失水的严重程度。补液总量的估计，精确估计困难，一般可按患者体重 10%～12% 估算，补充总量多在 6～10 L，略高于失液总量的估计值。这是因为考虑到在治疗中，尚有大量液体自肾脏、呼吸道及皮肤丢失；按血浆渗透压估算患者的失水量，计算公式为，患者的失水量（L）=［患者血浆渗透压（mmol/L）-300］/［300（正常血浆渗透压）〕×体重（kg）×0.6。

（2）补液种类：包括生理盐水、半渗盐水或半渗葡萄糖液、右旋糖酐、全血或血浆、5%葡萄糖液及葡萄糖盐水等。对于输液种类的选择，归纳起来，原则上可按以下3种情况酌情选择。若患者血压正常或偏低，血 Na$^+$<150 mmol/L 者首先用等渗液，若血容量恢复，血压上升而血浆渗透压仍不下降时再用低渗液；血压正常而血 Na$^+$>150 mmol/L 者，可开始即用低渗液；若患者有休克或收缩压持续<10.7 kPa者，开始除补等渗液外应间断输血浆或全血。

（3）补液速度：原则是先快后慢，第1小时输入 500~1 000 mL，或头4小时输入应补总液量的1/3，头8小时补总液量的1/2（含头4小时输入量）加上当天尿量，余量在24小时内补足。

（4）补液方法：多数主张根据患者实际情况而略有差异。一般情况下，在治疗的前2小时输生理盐水2 L；以后的6小时内，根据患者的血压、血钠及血浆渗透压情况，每2小时输液1 L；治疗的8~24小时内，则可每2小时输液0.5 L，直至体液补足。至于治疗2小时后补液的种类，则根据患者的情况而定。血浆渗透压仍高者可使用半渗溶液，血浆渗透压降至330 mmol/L 或血压仍低者使用生理盐水，血糖降至14 mmol/L 者可用5%葡萄糖液，血糖及血浆渗透压均低者可使用5%葡萄糖盐水等。胃肠道补液，DNHS 时，尤其是老年患者，尽量经胃肠道补充，此法有效而且比较简单和安全，可减少静脉补液的量而减轻大量静脉输液引起的不良反应。能经口服最好；不能口服者（昏迷），可不失时机地下胃管补充。给予温开水即可，速度可达 1~2 L/h，尿量>30 mL/h 后，可每500 mL 加10%氯化钾 10~20 mL。同时配合采用0.9%氯化钠溶液静脉点滴，前4小时可给予总量的1/3，速度以250~500 mL/h 为宜（考虑到心功能状态和老年人），以后2~3小时 500 mL，直至血糖降至 13.9 mmol/L 后，改输5%葡萄糖或糖水（同上）。若经输液4~6小时仍无尿者可予呋塞米40 mg 静脉注射。老年人和心功能不良者，为了防止液体过量引起的充血性心力衰竭、肺水肿和脑水肿等并发症，在输液过程中，应注意观察患者的尿量、颈静脉充盈程度，并进行肺部听诊，必要时测量中心静脉压和血细胞比容，以指导补液。

3. 胰岛素治疗

（1）灵活酌情使用胰岛素：DNHS 患者在治疗过程中，对胰岛素较 DKA 时敏感，所需胰岛素的剂量也比酮症酸中毒小。有人主张在输液的前2 L 中，甚至在整个治疗过程中不给胰岛素，单用补液治疗DNHS。一般倾向于一开始即给予胰岛素治疗，但剂量宜小，并密切观测血糖及尿糖的变化，灵活使用胰岛素。

（2）小剂量胰岛素治疗：对 DNHS 患者，主张一开始就给予小剂量胰岛素治疗。

肌内注射法：首次肌内注射人胰岛素20 U，以后4~6 U/h，直至血糖下降至 14 mmol/L（250 mg/dL）以下。患者如有血压低，肌内注射胰岛素吸收不好，则不宜使用肌内注射法，而应采用静脉法。静脉滴注法：是临床最常采用的方法，使用灵活、方便，血糖下降平稳，不良反应少。在 DNHS 患者有人主张给首次冲击量，即先以人胰岛素 10~16 U，静脉注射，以后按 0.1 U/（kg·h）持续静脉滴注。一旦血糖降至 14~17 mmol/L，（250~300 mg/dL）时，胰岛素剂量可降到 0.05 U/（kg·h）。一般常用胰岛素剂量为 4~6 U/h 静脉滴注，血糖下降速度以每小时 3.3~5.6 mmol/L（60~100 mg/dL）为宜。在已补足液量的前提下，如治疗的前4小时内，每小时血糖下降不足 2 mmol/L（36 mg/dL），或反而升高，说明胰岛素剂量不够，应将胰岛素量增加50%~100%。因此，一般要求在治疗的前12小时内，最好每2小时测血糖1次。应警惕血糖水平下降过快不利于低血容量的纠正，而且会增加发生低血糖的危险性。当血糖降至 14~17 mmol/L 时，应改用5%（或10%）的葡萄糖液，同时将胰岛素用量改为 2~3 U/h 静脉滴注，或 3~4 U/h 肌内注射。经过一段时间的稳定后，可进一步改为每天数次肌内或皮下注射胰岛素，最后逐步恢复到 DNHS 发病前的治疗。在 DNHS 患者，只要充分补液，停用胰岛素后高渗状态很少反复。

4. 纠正电解质失衡　DNHS 时，患者的电解质失衡，主要是失钠和失钾，同时也有不同程度钙、镁、磷的丢失。

（1）补钠：一般在补液（补充生理盐水）同时，血钠失衡多可得到纠正。

（2）补钾：是纠正 DNHS 电解质失衡的主要任务。补钾制剂，临床常用氯化钾溶液，有人认为它可能加重 DNHS 时已存在的高氯血症，故有人主张用醋酸钾，血磷不高时可用磷酸钾。尽量同时口服枸橼酸钾溶液，安全方便，又可减少静脉补钾量及其不良反应。补钾选择恰当时机十分重要。最初有高血钾者，应在补液及胰岛素治疗开始后 2~4 小时再补钾；治疗初血钾正常或降低者，则应在治疗开始时即补钾。根据尿量补钾。尿量过少时静脉补钾有导致危险的高血钾可能，只有当尿量多于 50 mL/h，至少多于 30 mL/h 时，方可静脉补钾。补钾量，临床常用 10% 氯化钾 30 mL（KCl 3 g）加入 1 000 mL 液体中，于 4~6 小时内输入，24 小时可补给 KCl 4~6 g。另有人提出当血钾>5 mmol/L，4~5 mmol/L，3~4 mmol/L 及<3 mmol/L 时，每小时补钾量分别为 0、10、20 及 30 mmol，36 小时内可望补钾 300 mmol。注意事项，由于 DNHS 患者所丢失的体钾在救治过程中，只能得到部分的补充和纠正，故要求在 DNHS 纠正后应继续口服补钾至少 1 周。输液（钾）过程中，应注意对血钾的监测，以防高血钾或低血钾的发生。可每 2~3 小时复查血钾 1 次，并使用心电图监测血钾的变化。

（3）关于补钙、磷、镁：国内临床尚无应用。有人提出 DNHS 患者应常规补充硫酸镁及葡萄糖酸钙，以防低血镁及低血钙引起的抽搐。如患者血磷偏低，可静脉输入或口服磷酸钾缓冲液，补磷时应注意观察血磷及血钙的变化，警惕低血钙的发生。

5. 纠正酸中毒　DNHS 时一般酸中毒不重，可能与血中酮酸或乳酸水平升高有关。

（1）轻度酸中毒：一般经足量补液及胰岛素治疗后，随着组织缺氧及肾功能不全的纠正，不需用碱性药物，酸中毒即可纠正。此时，如不适当地给予碱性药物，反而有可能加重低血钾并引起抽搐。

（2）当 CO_2-CP 低于 11 mmol/L（25 vol/dL）时，可输入 1.4% $NaHCO_3$ 400 mL，4~6 小时后复查，如 CO_2-CP 已恢复到 11~14 mmol/L（25~30 vol/dL）以上时，则停止补碱。

（3）高渗 $NaHCO_3$ 液不宜用于 DNHS 患者，宜用 1.4% 等渗液。乳酸钠可加重乳酸性酸中毒，也不宜用于 DNHS 的治疗。

6. 其他治疗措施

（1）去除诱因：如疑有感染、进行中心静脉压测定或放置导尿管时，应根据对不同病原菌种的估计，采用足量适用的抗生素。既要注意避免滥用抗生素，尤其是可能影响肾功能的抗生素，又要注意有些抗生素能影响胰岛素的效价，如红霉素等碱性抗生素，不可与胰岛素通过同一通路输入。

（2）吸氧：如 PaO_2<10.7 kPa（80 mmHg），给予吸氧。

（3）放置胃管：DNHS 时，患者多处于昏迷或半昏迷，应及早放置胃管抽吸胃液。通过胃管，可给患者补温开水或温生理盐水，还可通过胃管补钾。

（4）导尿：首先应尽量鼓励患者主动排尿，如 4 小时不排尿，应放置导尿管。

（5）守护治疗及病情监测：对 DNHS 患者应进行严密的监测，以指导治疗。患者应每半小时测量血压、脉率及呼吸频率 1 次，每 2 小时测体温、尿糖及尿酮体 1 次；治疗开始 2 小时及以后每 4~5 小时测量血糖、钾、钠和 BUN 1 次，并计算渗透压。详细记录出入量（包括口服液体），保持尿量超过 100 mL/h。

五、预后

1. 加强糖尿病知识的教育和健康检查，早期发现早期治疗，50 岁以上的老年人应定期检测血糖。确诊有糖尿病的患者，应正规服药、控制饮食、加强运动、严格控制血糖水平。

2. 控制各种诱发因素，积极治疗各种感染，对血透、腹透、应用甘露醇脱水等治疗时，应注意是否有脱水现象，及时监测血糖、尿糖。

3. 注意诱发药物应用，如利尿剂、糖皮质醇、普萘洛尔（心得安）。

（罗 琼 王 卓）

第四节 乳酸性酸中毒

乳酸性酸中毒是糖尿病患者组织缺氧，药物使用不当，肝肾功能损害等情况下，造成体内乳酸堆积而出现的代谢性酸中毒。常与长期过量服用双胍类药物有关，尤以老年人多见，儿童较少见。

一、病因及发病机制

（一）病因

病因为：①糖代谢障碍。②糖尿病患者发生急性并发症时，可造成乳酸堆积，诱发酸中毒。③糖尿病患者存在慢性并发症时，可造成组织乳酸堆积，诱发酸中毒。④器官缺氧，可引起乳酸生成增加；此外，肝肾功能障碍又可影响乳酸的代谢、转化和排泄，进而导致乳酸性酸中毒。

（二）发病机制

糖尿病患者容易发生乳酸性酸中毒，这是因为糖尿病患者常有丙酮酸氧化障碍及乳酸代谢缺陷，因此，平时即存在高乳酸血症。糖尿病急性并发症如感染、酮症酸中毒、糖尿病非酮症高渗综合征时，可造成乳酸堆积而诱发乳酸性酸中毒。乳酸性酸中毒可与酮症酸中毒同时存在。另外，糖尿病患者并发的心、肝、肾疾病使组织器官灌注不良，低氧血症；患者糖化血红蛋白水平增高，血红蛋白携氧能力下降，更易造成局部缺氧引起乳酸生成增加；此外肝肾功能障碍影响乳酸的代谢、转化及排出，进而导致乳酸性酸中毒。

二、临床表现

糖尿病乳酸性酸中毒发病急，但症状与体征无特异性。轻症可仅有乏力、恶心、食欲降低、头昏、嗜睡、呼吸稍深快。中至重度可有恶心呕吐、头痛头昏、全身酸重、口唇发绀、呼吸深大，但无酮味、血压下降、脉细弱、心率加快，可有脱水表现，反应迟钝、意识障碍、四肢反射减弱、肌张力下降、瞳孔扩大、深度昏迷或出现休克。

乳酸性酸中毒依据机体是否存在缺氧可分为以下两类。

1. A 型乳酸性酸中毒　发生于机体组织严重缺氧情况下，如心肌梗死、心源性休克、严重的败血症，此时乳酸的大量产生超过了机体的清除能力从而导致乳酸的堆积。这一类型的乳酸性酸中毒并不仅见于糖尿病患者，但是糖尿病患者，尤其是 2 型糖尿病患者发生缺氧性心血管并发症的危险性大大高于非糖尿病患者。

2. B 型乳酸性酸中毒罕见　其发生与机体缺氧无关，可见于多种系统性疾病（包括糖尿病）、药物、毒素和内在的代谢障碍。双胍类药物被认为与 B 型乳酸性酸中毒的发生有关。苯乙双胍因其可引起严重的乳酸性酸中毒而在很多国家中禁止使用，而使用二甲双胍而导致乳酸性酸中毒的发生率很低。

三、诊断

（一）实验室检查

多数患者血糖升高，但常在 13.9 mmol/L（250 mg/dL）以下；血酮体和尿酮体正常，偶有升高；血乳酸升高，常超过 5 mmol/L，血乳酸/丙酮酸比值大于 30（丙酮酸正常值为 0.041 5～0.145 mmol/L）；血二氧化碳结合力下降（可在 10 mmol/L 以下）、pH 明显降低；血渗透压正常，阴离子间隙扩大（超过 18 mmol/L）。

（二）病史

病史为：①糖尿病患者用过量双胍类药物（苯乙双胍超过 75 mg，双胍类药物每日 2 片，二甲双胍超过 2 000 mg/d）后出现病情加重。②糖尿病患者有肝肾功能不全、缺氧或手术等同时使用双胍类降糖药物。③糖尿病患者出现多种原因休克，又出现代谢性酸中毒者，应高度怀疑本病。有代谢性酸中毒呼吸深大、意识障碍等表现。

四、治疗

乳酸性酸中毒现尚缺乏有效的治疗，一旦发生死亡率极高，应积极预防诱发因素，合理使用双胍类药物，早期发现，积极进行治疗。

1. 胰岛素治疗　本病是因胰岛素绝对或相对不足引起，需要用胰岛素治疗，即使是非糖尿病患者，也有人主张胰岛素与葡萄糖合用，以减少糖类的无氧酵解，有利于血乳酸清除，糖与胰岛素比例根据血糖水平而定。

2. 迅速纠正酸中毒　当 pH<7.2、HCO_3^-<10.05 mmol/L 时，患者肺脏能维持有效的通气量而排出二氧化碳，肾脏有能力避免水钠潴留，就应及时补充 5% 碳酸氢钠 100～200 mL（5～10 g），用生理盐水稀释为 1.25% 的浓度。严重者血 pH<7.0，HCO_3^-<5 mmol/L，可重复使用，直到血 pH>7.2，再停止补碱。24 小时内可用碳酸氢钠 4～170 g。但补碱也不宜过多、过快，否则可加重缺氧及颅内酸中毒。

3. 迅速纠正脱水　治疗休克补液扩容可改善组织灌注，纠正休克，利尿排酸，补充生理盐水维持足够的心排血量与组织灌注。补液量要根据患者的脱水情况，心肺功能等来定。

4. 给氧　必要时做气管切开或用人工呼吸机。

5. 补钾　根据酸中毒情况、血糖、血钾高低，酌情补钾。

6. 监测血乳酸　当血乳酸>13.35 mmol/L 时，病死率几乎达 100%。

7. 透析　如果患者对水钠潴留不能耐受，尤其是因苯乙双胍引起的乳酸酸中毒，可用不含乳酸根的透析液进行血液或腹膜透析。

8. 对症治疗，去除诱因　如控制感染，停止使用引起乳酸酸中毒的药物等。

五、预后

乳酸性酸中毒一旦发生，病死率极高，对治疗反应不佳，所以预防比治疗更为重要，具体措施如下。

1. 在糖尿病治疗中不用苯乙双胍　凡糖尿病肾病、肝肾功能不全、大于 70 岁的老年人以及心肺功能不佳者，应采用其他药物。糖尿病控制不佳者可用胰岛素治疗。

2. 积极治疗各种可诱发乳酸性酸中毒的疾病。

3. 糖尿病患者应当戒酒，并尽量不用可引起乳酸性酸中毒的药物。

总之，积极治疗引起乳酸性酸中毒的原发疾病，给予必要的支持护理，碳酸氢钠治疗和血液透析仍然是治疗严重乳酸性酸中毒的关键。

（童慧昕）

第五节　视网膜病变

随着生活水平的提高以及生活方式的改变，糖尿病的发病率呈逐年上升趋势，而糖尿病视网膜病变（DR）作为糖尿病最常见的微血管并发症之一，发病率也呈攀升趋势，其危害最大，是目前成人致盲的主要原因。糖尿病视网膜病变病因、发病机制复杂，与多种因素有关，如血糖水平、发病年龄、病程长短、血脂水平、血压水平、遗传因素等，但研究已证明糖尿病视网膜病变所致的失明是可防治的，因此，做到早期发现、及时治疗有重要意义。

一、发病机制

DR 发病机制十分复杂，至今尚未完全明确，多项研究证明了 DR 发生为持续高血糖诱发血流改变、血液流变学异常，多元醇通路活化，氧化应激增加、晚期糖基化终末产物增多以及细胞因子活化，肾素-血管紧张素及内皮素系统的异常等方面所致的视网膜微循环损害，引起视网膜缺血、缺氧及形成新生血管等一系列病理改变。

1. 毛细血管基底膜增厚　是 DR 早期的病理特征，基底膜异常可导致滤过作用改变和血清分子的异常通过，结果使血-视网膜屏障破坏。

2. 毛细血管周细胞选择性丧失　这也是 DR 早期病理特征，其机制可能为：①与多元醇通路活化有关：多元醇通路是指葡萄糖在醛糖还原酶的作用下还原成山梨醇，后者又在山梨醇脱氢酶的作用下氧化成果糖的代谢通路。在高糖环境中，正常糖酵解过程受阻，多元醇通路活化，使山梨醇在视网膜毛细血管周细胞内增多。②与凋亡有关：高糖使氧化物质产生增多，同时抗氧化作用减弱，两者共同作用使氧化应激增加，氧化应激可能诱导了周细胞的凋亡。周细胞具有收缩性功能，可调节通过该区域的毛细血管的血流量，由于周细胞的丧失，可引起区域性视网膜血流量调节作用丧失，并破坏毛细血管的完整性，还可引起内皮细胞的增生失控。

3. 血液流变学异常　高糖使糖基化血红蛋白增高，血液呈高凝状态，血液黏稠度增加。血小板活性增强，聚集的血小板与增多的血栓素导致视网膜毛细血管微小血栓形成，微血管闭塞。白细胞变形能力下降，细胞间黏附分子（ICAM-1）与血管细胞黏附分子（VCAM）表达增多，白细胞与内皮细胞黏附增加，易致白细胞栓塞在视网膜毛细血管中。红细胞膜磷脂成分的改变以及细胞内山梨醇的堆积，使红细胞的变形能力降低，尤其在 DR 患者中更为明显，致视网膜血流缓慢淤积，最终导致微血栓形成，发生视网膜微循环障碍。

4. 新生血管形成 视网膜毛细血管周细胞丧失，内皮细胞增生以及基底膜增厚，再加上血流变学异常，使毛细血管闭塞，视网膜组织缺血、缺氧，刺激各种生长因子的释放，如碱性纤维母细胞生长因子（bFGF）、血小板源生长因子（PDGF）、胰岛素样生长因子（IGF）、血管内皮生长因子（VEGF）等，这些因子相互作用，诱导视网膜新生血管形成，新生血管的出现是 DR 的标志。在这些因子中，VEGF 在视网膜新生血管形成中起到关键作用。多项研究证实在 DR 患者眼内尤其视网膜局部存在高水平的 VEGF，VEGF 作为血管内皮细胞特异的促有丝分裂素，与细胞表面的相应受体结合后，激活细胞内的一系列信号转导途径，造成内皮细胞增生、迁移，最终形成新的血管腔。

二、临床表现

早期除糖尿病症状外，在眼部可无任何症状，偶在眼科体检时才发现。随着病变进展可出现视物模糊、视力下降、眼前黑影、视物变形，严重者出现眼底出血、视网膜脱离，最后导致失明。

三、诊断

1. 微血管瘤 微血管瘤是检眼镜和荧光血管造影所见的视网膜上最早出现的病变，其发生机制可能与视网膜毛细血管周细胞数目明显减少，减弱对血管的支撑作用有关。其数目多少不等、大小不等，呈红色或暗红色，分散或簇状分布，边界清楚，位于视网膜深层。微血管瘤存在的半衰期约数月到数年，可发生在多种眼底病变过程中，但以 DR 最为多见，数量最多。微血管瘤在检眼镜下表现为边界清楚的红色圆形小点，散布于眼底各处，但较集中于后极部。多数在检眼镜下不易或不能查见的微血管瘤，荧光血管造影可使其清楚显现，表现为边界清楚的圆形小亮点。

2. 出血斑 多为圆形视网膜深层斑点状出血，分布以后极部较多。在检眼镜下，出血斑与微血管瘤同样表现为红色的小点，因此应与微血管瘤鉴别。其鉴别在于出血斑边界不清，血管瘤边界清楚；出血斑会逐渐吸收而消失，血管瘤则较长时期存在。最好的鉴别方法是做荧光血管造影，微血管瘤表现为小亮点，而出血斑因遮蔽了下方的脉络膜荧光而出现暗区。

3. 硬性渗出 硬性渗出为血管内的血浆物质渗出到组织中，水分被逐渐吸收后，所留下的一些不规则的黄白色颗粒状的脂蛋白，边界清楚，可数个或成堆出现，常呈分散、簇状或环形分布在黄斑部或眼底其他处，随着病情好转可逐渐吸收，也随着病情加重而不断出现。

4. 软性渗出 因表现为灰白色边界模糊的梭形或不规则形，如同棉絮，故又称为棉絮斑。软性渗出出现是由于视网膜神经纤维的毛细血管阻塞所致的局部神经纤维的梗阻性坏死，故它的出现提示视网膜有缺血。荧光血管造影下棉絮斑对应的部位是毛细血管无灌注区。

5. 视网膜内微血管异常 视网膜内微血管异常（IRMA）是随着视网膜缺血的发展，在视网膜内出现了连接于动静脉之间的迂曲小血管，即所谓的"短路血管"，或视网膜内的新生血管。如进一步发展，新生血管可从视网膜内长到视网膜表面，而形成视网膜上的新生血管，因此，IRMA 的出现预示将要进展为增生期。

6. 糖尿病性黄斑病变 一旦出现黄斑病变，视力会明显下降。其病变包括黄斑水肿、缺血及增生性改变。

（1）黄斑水肿：分为局灶性黄斑水肿与弥漫性黄斑水肿，其区别在于前者多为局部毛细血管渗漏形成黄斑部轻度视网膜水肿，并伴有硬性渗出，硬性渗出物常呈环状或弧形排列，有时在黄斑部形成蜡样斑块，影响中心视力；后者为弥漫性扩张的毛细血管渗漏所致，少有硬性渗出。

（2）黄斑缺血：荧光造影下可见轻微者表现为黄斑拱环扩大及局部毛细血管消失，严重者可见大片毛细血管无灌注。

7. 新生血管形成　新生血管形成提示病变已进入增生期，常发生在视网膜和视盘表面，并可长入玻璃体内。早期位于视网膜平面内，后穿过内界膜位于视网膜与玻璃体后界面之间，细小的新生血管有的用检眼镜不易察觉，但经荧光血管造影可见大量渗漏荧光素。晚期新生血管逐渐增大，管径增粗，伴随结缔组织增生，明显的新生血管在检眼镜下表现为视网膜大血管邻近迂曲的细血管网。视盘新生血管的出现提示视网膜存在严重的毛细血管无灌注，缺血严重，其形态初始在视盘表面上呈一细的环形或网状，随着数量增多可掩盖整个视盘，并沿视网膜大血管生长，尤其以颞上或颞下血管弓为重。

8. 玻璃体积血　新生血管管壁结构不健全，易破裂出血，当出血较多进入玻璃体内，成为玻璃体积血。出血能逐渐自行吸收，但此过程缓慢，并且由于新生血管的存在，可反复出血。

9. 牵引性视网膜脱离　视网膜新生血管附近纤维细胞增生，形成纤维条带，或由于玻璃体积血及视网膜前出血未被完全吸收而机化，在玻璃体或视网膜前形成大小不等的致密纤维索条，纤维索条也可含少量新生血管，随着病程延长，纤维条索加重，当收缩时可引起牵引性视网膜脱离。

四、治疗

（一）药物治疗

1. 严格控制血糖　无论是 1 型还是 2 型糖尿病患者，严格控制血糖都可降低 DR 发生、发展的危险。

2. 控制血压　研究表明高血压可增加 DR 发生、发展的风险，因此严格控制血压可降低 DR 发生、发展，减少对视力的损害。

3. 特殊药物治疗　DR 发病机制复杂，研究多集中在多元醇代谢通路的异常、蛋白质非酶糖基化终末产物的堆积、氧化应激作用、蛋白激酶 C（PKC）的活化、肾素-血管紧张素及内皮素系统的异常、细胞因子活化等方面，这些因素相互作用引起视网膜微循环障碍，致视网膜缺血、缺氧而出现视网膜病变。因此，对于 DR 的药物治疗研究也建立在对其发病机制的研究之上。

（1）改善视网膜微循环的药物：2，5-二羟基苯磺酸钙，商品名为导升明，是一种血管保护剂，能改善血液流变学中的"三高"现象，即毛细血管的高通透性，血液的高黏滞性与血小板的高凝聚性。预防血管内皮细胞收缩和间隙形成，减少过量的胶原蛋白渗漏，阻止毛细血管基底膜增厚。能降低全血及血浆的高黏滞度，降低血浆内纤维蛋白原的含量，增加红细胞的柔韧性，降低红细胞的高聚性。抑制血小板聚集因子的合成和释放，防止血栓形成。对于单纯型视网膜病变Ⅰ期和Ⅱ期效果较好，而对于单纯型视网膜病变Ⅲ期或严重患者，疗效较差或不明显。本药的不良反应较少，主要为胃肠不适，其次为疲乏、嗜睡、头痛，偶有皮肤过敏，这些反应会在减量或停药后消失。国产 2,5-二羟基苯磺酸钙商品名为多贝斯胶囊，其作用机制与进口商品导升明一样。

胰激肽原酶，曾称为胰激肽释放酶，商品名为怡开，属于丝氨酸蛋白酶类，在生物体内以酶原形式存在。其作用机制为能使激肽原降解成激肽，激肽作用于血管的平滑肌，使小血管和毛细血管扩张，增加毛细血管血流量。能激活纤溶酶，降低血黏度，并促使血管内皮细胞产生前列腺环素，抑制血小板聚集，以预防血栓形成。能激活磷酸酯酶 A_2，促使肾髓质分泌前列腺素 E_2，增加肾血流量，改善肾功能，减少原蛋白。能降低外周血管的阻力，促进水钠排泄，具有较温和的降血压作用；同时能减少心肌耗氧，改善左心室舒张功能，防止心肌产生缺血缺氧性损伤。胰激肽原酶已成为国内预防和治疗早期 DR 的常规用药之一，在使用时注意有脑出血以及其他出血性疾病急性期要禁用。

（2）醛糖还原酶抑制剂（ARI）：多元醇通路的激活，使山梨醇在内皮细胞及周细胞内堆积，细胞高渗透压导致周细胞丧失以及内皮细胞损伤，最终使视网膜毛细血管狭窄，甚至闭塞。醛糖还原酶是多元醇通路中的关键限速酶，按其结构可分为羧酸类和海因类。

（3）糖基化终末产物抑制剂：糖基化终末产物（AGEs）不易降解，沉积在内皮细胞、周细胞以及基底膜，使视网膜毛细血管阻塞，影响血管通透性，改变血流动力学。此外，还可导致周细胞死亡，最终发生 DR。实验研究表明氨基胍和 OPB-9195 能抑制 AGEs 形成，阻止视网膜病变的发展。

（4）蛋白激酶 C（PKC）抑制剂：PKC 通过调节血管内皮细胞生长因子（VEGF）与血管通透性因子（VPF）的表达来改变血管的通透性，导致视网膜血流动力学改变及新生血管形成。对于 PKC-β 抑制剂 Ruboxistaurin 的研究进展最迅速。PKC-β 抑制剂对糖尿病视网膜病变的研究（DRs）结果表明，在 3 年时间内，Ruboxistaurin 虽不能延缓 NPDR 发展到 PDR，但显著将患者发生持续性中度视力丧失（SMVL）的风险降低了 41%。PKC-β 抑制剂对糖尿病黄斑水肿研究（PKC-DMES）的结果表明，Ruboxistaurin 在 30~52 个月能显著降低糖尿病黄斑水肿进一步恶化。

（5）其他：血管内皮生长因子（VEGF）抑制药物，如 VEGF 特异性抗体，选择性 VEGF 拮抗剂（Macugen）以及生长抑素等通过不同机制抑制新生血管形成而改善视网膜病变。

（二）激光治疗

激光是治疗 DR 的一种有效、安全、方便的方法，可延缓增殖前期进一步发展，减少失明的危险。但提高激光治疗的疗效应当把握治疗时机，选择合适的光凝方法，早期发现，及时治疗。

1. 作用机制

（1）通过封闭视网膜内血管或微血管瘤的渗漏，从而减轻视网膜水肿。

（2）大面积激光治疗破坏了外层视网膜的感光细胞和视网膜色素上皮细胞，使视网膜的耗氧量降低。术后形成的视网膜瘢痕使视网膜变薄，使脉络膜毛细血管的氧向视网膜扩散更容易，缓解了视网膜的缺氧，并破坏了毛细血管无灌注区。

（3）减少或清除了血管生长因子的合成和释放，阻止了新生血管的生成和促进已形成的新生血管消退。

2. 激光治疗适应证

（1）中度至严重的非增殖型。

（2）增生前期。

（3）增生型无广泛的纤维增生及视网膜脱离。

（4）黄斑水肿。

3. 激光治疗禁忌证

（1）眼底有广泛的纤维增生。

（2）荧光血管造影有过度的毛细血管闭锁，光凝术后能加重黄斑水肿，甚至引起玻璃体大出血。

（3）严重的肾病性或高血压性视网膜病变。

4. 治疗方法　对伴有黄斑水肿，先行黄斑区光凝，如是局限性黄斑水肿，行局部光凝；如是弥漫性黄斑水肿，行"C"形格栅样光凝。黄斑区光凝之后，再行全视网膜光凝。对不伴有黄斑水肿，行全视网膜光凝。在光凝前后都行荧光血管造影，根据需要补充光凝。

5. 注意事项　全视网膜光凝的严重并发症多数与过度光凝有关，如牵引性视网膜脱离、黄斑水肿、视网膜破孔及新生血管破裂导致的玻璃体积血等。避免的方法是注意光凝斑的大小、数量和分布，使用产生中度反应的能量，并分 3~4 次完成。

（三）手术治疗

增生型糖尿病视网膜病变过程中可出现玻璃体积血及牵引性视网膜脱离，玻璃体手术是减少视力丧失的最佳的治疗方法，不能行激光治疗者，也可考虑行玻璃体手术治疗。

手术适应证：

1. 严重的玻璃体积血引起屈光间质混浊，视力下降数月。

2. 累及黄斑的牵引性视网膜脱离或伴孔源性视网膜脱离。

3. 黄斑前膜或黄斑异位。

4. 光凝治疗无效的严重视网膜新生血管和纤维增生。

5. 致密的黄斑前出血。

6. 黄斑水肿伴后极部玻璃体牵引。

7. 不能控制的血影细胞性/溶血性青光眼。

8. 出现虹膜/房角新生血管伴屈光间质混浊，无法进行激光治疗。

五、预防与调摄

糖尿病性视网膜病变是糖尿病严重的并发症，为 4 大致盲原因之一。对于此病，早期预防十分重要。常见的预防措施有以下几个方面。

1. 饮食限制糖类的摄入量　无氮质血症情况下，适当增加高质量、蛋白质的摄入，如鸡蛋、瘦肉、鱼、牛奶等，以血肉有情之品补养气血，滋肾养肝明目。

2. 注意保护眼睛，做到养眼、护眼、爱眼及合理用眼　用眼不能过度，减少视疲劳。常在户外活动者，应配加膜变色镜保护眼睛，减少紫外线、红外线对眼睛的损害。可通过眼保健操、穴位按摩改善眼部血液循环和神经营养状况，对眼的保健有一定作用。注意眼部卫生，减少感染性眼病的发生。可适当选用眼部保健用药，如珍珠明目液等，对改善眼干涩、疲劳，预防白内障有一定保健作用。

3. 如已发生眼底出血者（活动期）应禁止运动，以卧床为宜。在此期间可加强血糖监测调整运动及其他治疗方案。

4. 本病早期临床症状不明显，易漏诊，对病程较长的糖尿病患者，不论有无视力减退，都应借助检眼镜、裂隙灯、三面镜等仪器查眼底，这是早期发现本病的最好方法。

（邹琪婧）

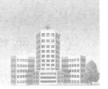

第七章

代谢性骨病

第一节　继发性骨质疏松症的内分泌疾病

继发性骨质疏松症是一类常见的全身性骨病，某些原发病导致骨量减少、破坏骨的微结构，骨强度下降，脆性骨折的风险增加。原发病常常发生在骨质疏松症低风险的人群，原发病掩盖骨质疏松症的症状，很多患者在骨折后才明确诊断，如果能尽早确诊继发性骨质疏松症，不仅可以缓解患者症状，而且可以减少脆性骨折的发生。导致继发性骨质疏松症的常见内分泌疾病有：甲状旁腺功能亢进、甲状腺功能亢进、糖皮质激素性骨质疏松症、糖尿病性骨病、胃肠疾病、肝功能及肾功能不全、部分药物的副作用等。

老年人可能已经存在与年龄相关的骨量及骨微结构的改变，临床上并不是很严重的基础病即可以引起严重的骨质疏松症，轻微的外力即可能导致老年患者骨折，而且骨折愈合不好，各种并发症多见，骨折是老年人常见的致残、致死原因。一项对 50 岁以上新诊断骨质疏松或骨折患者的研究发现，继发性骨质疏松症的比例可达到 3%~55%，在确诊之前很多病例被误认为"生理改变"而延误诊治。因此，对于老年骨质疏松症的患者，排除和治疗基础病非常重要，而患基础病的老年人也要警惕继发性骨质疏松症。

（一）老年甲状旁腺功能亢进合并骨质疏松症的特点

1. 患病率高　原发性甲状旁腺功能亢进（PHPT）发生在任何年龄段，中老年患者比例明显增多，有报道 50~75 岁女性中的患病率为 13.9%。骨质疏松症是老年常见病，两病共患加重老年骨质疏松症的症状，增加不良结局的发生率。

2. 性腺功能减退　性腺功能呈年龄相关的减退，性功能减退是常见的老年健康问题，既是骨质疏松症的重要原因，同时增加机体对甲状旁腺激素（PTH）的反应。

3. 维生素 D 缺乏　多种原因导致老年人普遍存在维生素 D 缺乏甚至严重缺乏，长期维生素 D 缺乏诱发或加重老年骨质疏松症及 PHPT。

4. 症状不典型　老年人 PHPT 症状复杂多变、起病隐匿，临床表现缺乏特异性，老年人骨质疏松症因为患病高常常被"视而不见"，延误诊断的病例时有报道。

（1）无症状：60 岁以上的女性更易出现相对较轻的高钙血症，部分患者的高钙血症是间歇性，甚至少数患者长期没有临床症状，只有在化验血钙或 PTH 升高才发现 PHPT。随着病程的延长，一些无症状 PHPT 患者可能出现症状，包括骨骼改变、肾钙质沉着症或肾结石。

（2）伴随疾病掩盖症状：常见的老年性疾病经常可以解释 PHPT 的症状，骨质疏松、高血压、记忆力减退或认识障碍、乏力、疼痛、食欲下降、便秘等，对老年患者常规筛查血钙及 PTH 是有必要的。

（3）衰老掩盖症状：高钙血症所致的口渴、夜尿增多、虚弱、疲乏、厌食、便秘等，常常误认为衰老的症状。

（4）低蛋白血症：老年人由于营养问题，低蛋白血症比较多见，低蛋白可以掩盖高钙血症，根据血浆蛋白纠正血钙或测定离子钙。

（5）多发性内分泌腺瘤病：多发性内分泌腺瘤病（MEN）是基因异常导致的遗传性疾病，其中 MEN 1 和 MEN 2A 均包括甲状旁腺肿瘤，老年人更有机会出现 2 个以上的内分泌腺肿瘤，对老年甲状旁腺功能亢进症（甲旁亢）患者应询问是否有其他内分泌腺瘤病史，注意筛查及观察其他内分泌腺瘤。

（二）疾病不同阶段的表现

各种类型的甲旁亢均见于老年人，其中 PHPT 最多见，由于老年人是慢性肾脏病、肾功能不全、肿瘤的高发人群，因此，继发性甲旁亢及肿瘤导致的假性甲旁亢临床也常见，血液净化治疗使肾衰竭患者寿命延长，三发甲旁亢有增多。

1. 早期　PHPT 起病缓慢，初始症状缺乏特异性，PHPT 最常见的临床表现是无症状性高钙血症，仅有血生化改变，近年来，无症状 PHPT 有增加趋势。

2. 晚期　晚期导致病理性骨折、复发性肾结石、消化性溃疡、急性和慢性胰腺炎等。"骨头和石头"是临床上最常遇到的问题。

3. 其他老年性疾病　精神神经系统、消化系统、心血管系统的疾病易与 PHPT 症状性混淆。糖尿病、利尿剂、锂剂、甲状腺功能亢进、呕吐、腹泻等既可能加重高钙血症，同时又掩盖高钙危象症状。

4. 预后　有研究认为 PHPT 对心血管的影响是长久的，心血管并发症是重症 PHPT 死亡的主要原因，PHPT 是否增加死亡率，文献报道并不一致。但是，甲状旁腺功能亢进与老年骨质疏松症共患，不良结局的可能性增加。

二、糖皮质激素性骨质疏松症

（一）概述

糖皮质激素性骨质疏松症（GIOP）是继发性骨质疏松症最常见的原因，与绝经后妇女骨质疏松不同，GIOP 在骨密度明显下降之前即可以骨折，说明糖皮质激素导致骨质疏松症的机制复杂。每年约 1 000 万美国人接受各种糖皮质激素治疗，长期体内高浓度的糖皮质激素使 30%～50% 患者发生过椎体骨折，可能很多糖皮质激素性骨质疏松症的病例被忽略了。

人工合成的糖皮质激素种类繁多，临床广泛应用于治疗各种风湿免疫病、呼吸系统疾病、肾脏病、炎性疾病、过敏、器官移植及恶性肿瘤等，包括静脉注射、口服、关节腔内注射、吸入、皮肤外用等。如果患者在接受糖皮质激素治疗前，未能很好地评估骨骼状况，患者就不可能得到预防、监测和及时治疗，CIOP 的患病率高、治疗难度大、预后差。

（二）糖皮质激素性骨质疏松症发病机制

生理状态下肾上腺产生的糖皮质激素刺激成熟的成骨细胞（OB），产生经典 Wnt 蛋白，诱导成骨细胞生成，刺激骨保护素（OPG）的表达，抑制破骨细胞（OC）形成，降低骨吸收，对骨形成有一定的促进作用。无论是内源生成过多还是外源大量应用糖皮质激素，糖皮质激素通过多种途径导致骨质疏松，其间的病理机制并未完全清楚。

1. 减少钙吸收　大量糖皮质激素抑制肠道对钙的吸收、减少肾小管对钙的重吸收。同时，1α-羟化酶表达下调，$1,25-(OH)_2D$ 减少，肠钙吸收进一步减少。骨吸收增加，维持血钙、血磷基本正常，尿钙排除增加或正常，碱性磷酸酶、甲状旁腺素正常或升高。

2. 抑制骨形成　超生理剂量的糖皮质激素直接作用于成骨细胞及骨细胞，或通过多条信号通路，影响成骨前体细胞、成骨细胞、骨细胞。①作用于成骨细胞、骨细胞受体，直接抑制成骨细胞的增生、分化和成骨细胞的成熟。②促进骨细胞、成骨细胞凋亡。③抑制成骨细胞前体细胞的增殖期向成骨细胞转化。④抑制成骨细胞、骨细胞分泌Ⅰ型胶原蛋白及骨钙素。⑤通过升高 DKK-1 的表达，抑制成骨细胞的 Wnt 信号通路，促进成骨细胞脂肪化。糖皮质激素使骨细胞生存力降低。

3. 促进骨吸收　糖皮质激素下调成骨细胞中骨保护素（OPG）的表达，同时上调 RANKL（核因子-κB 受体活化因子配体）基因的表达。OPG、RANKL 是 2 个调节破骨细胞生成的最终调节因子，许多调节骨量的物质均能通过影响 RANKL-OPG 轴来调控破骨细胞生成，超生理剂量的糖皮质激素促进破骨细胞生成、延长破骨细胞的寿命，骨吸收增强。

4. 类固醇性肌病　糖皮质激素减少肌肉量和肌肉力量，表现为近端肌萎缩、肌无力，跌倒概率增加，进而骨折风险增加。

5. 骨坏死　大量的糖皮质激素导致缺血性骨坏死，可能的发病机制：①骨微损伤累积。②脂肪栓栓塞。③骨内脂肪堆积，骨内压升高。④股骨颈的成骨细胞和骨细胞凋亡增加。

6. 继发性甲状旁腺功能亢进　糖皮质激素促进成骨细胞对 PTH 的敏感性，加之钙吸收减少，维生素 D 活化下降等，引起继发性甲状旁腺功能亢进，进一步加重骨质疏松，一般血甲状旁腺素仅轻度升高。

7. 糖皮质激素抑制性激素及促性腺激素的合成和分泌　抑制肾上腺皮质雄激素的合成，直接或间接途径拮抗性腺功能，抑制生长激素和胰岛素样生长因子，最终导致骨形成受抑制。

8. 糖皮质激素与局部骨组织肾素-血管紧张素-醛固酮（RAS）系统相关　糖皮质激素可能激活组织局部 RAS，通过影响 RANKL/OPG 信号传导，参与 GIOP 的发病机制。

（三）糖皮质激素性骨质疏松症的老年特点

1. 随着年龄增加，内源性糖皮质激素生成下降，所以老年人并不是内源性糖皮质激素增多症的高发人群；但是，肾上腺癌老年患者增多，小细胞肺癌等肿瘤老年患者增多，由此引起异位 ACTH 综合征老年患者增多；另外，外源性糖皮质激素老年患者并不少见；估计临床上老年糖皮质激素增多症不是少见病。约 30% 绝经后女性的骨质疏松是与疾病及药物相关的，即便是停用糖皮质激素后，骨折发生仍然高于没有使用过糖皮质激素的人群，糖皮质激素不可避免地促进了老年骨质疏松的进展。

2. 老年人对糖皮质激素作用的敏感性增加，可能的因素有：11β-羟类固醇脱氢酶促进糖皮质激素活化，性激素水平下降使 11β-HSD 在骨骼表达增加。

3. 老年骨骼血容量及含水量减少，血管内皮生长因子（VEGF）生成减少及其诱导的血管生成减少，骨细胞凋亡增加导致骨强度降低。揭示了高龄对骨细胞的作用结果，即骨血管生成和骨血容量及骨细胞-骨陷窝-骨小管液体减少之间的相互关联。

4. 无论是内源性还是外源糖皮质激素诱导的骨质疏松症，患者的 BMD 和骨折风险可能存在不一致性，即在 BMD 降低之前，通过一连串相互关联的发病机制，骨强度已经下降，甚至发生骨折，提示其他机制可促成骨骼脆性增加。炎症、氧化应激、缺氧、维生素 D 缺乏、性激素缺乏、全身疾病、药物等都是可能的因素。

5. 老年骨质疏松症是 GIOP 的病理基础　GIOP 与老年骨质疏松症病理机制上有部分重叠，如果已经存在老年骨质疏松症，无论是内源性糖皮质激素增多症，还是外源糖皮质激素使用，都加重老年人骨脆性，临床上对年轻人是生理剂量的糖皮质激素就可以导致老年患者 GIOP，包括外用及吸入性糖皮质激素。对老年人而言，无论是内源性还是外源性糖皮质激素增多，糖皮质激素都没有安全剂量。

6. 骨折风险与年龄相关　即使是 BMI 相同，年龄增加 20 岁，骨折风险增加 4 倍。骨质疏松、肌力下降、平衡功能及视力减退等都是骨折的原因。

7. 老年性肌病　增龄导致肌肉量及力量减低，糖皮质激素引起的肌肉萎缩、肌肉无力等，通常表现为上肢和下肢的近端运动无力，衰老和糖皮质激素对肌肉的不利影响相互叠加，患者活动能力及稳定性下降，跌倒概率增加，骨折风险增加。

8. 死亡率增高　即便不是恶性肿瘤，内源性或外源性糖皮质激素增多，死亡率均增高。内源性库欣综合征患者合并高血压病、糖尿病、血脂异常明显增多，因心脑血管疾病，包括心肌梗死、脑卒中和血栓栓塞等导致死亡的风险增加，各种感染、GIOP、骨折等明显增加，可能是死亡率增加的原因。

（四）诊断

糖皮质激素性骨质疏松症（GIOP），是各类继发性骨质疏松中最常见的类型，是由外源性糖皮质激素诱发的。在 GIOP 患病群体中，大多数为长期应用糖皮质激素治疗类风湿关节炎、支气管哮喘及 COPD、慢性结肠炎症等疾病，而内源性糖皮质激素增多的库欣综合征的骨质疏松只是次要临床表现和少见病例。服用糖皮质激素的原发病的炎症、营养不良、运动少可加重骨质疏松。中等剂量或大剂量糖皮质激素，即可诱发脆性骨折。用药 3 个月左右后迅速停药，这种骨折亦可发生。

GIOP 发生的原因包括骨吸收增加和骨形成减少。骨吸收增加的原因，包括钙吸收减少及其诱发的继发性甲状旁腺功能亢进（HPT）。骨形成减少的原因，是成骨细胞对糖皮质激素的高度敏感性，糖皮质激素直接抑制成骨细胞。正常人血骨钙素夜间升高，如果睡前仅仅服用泼尼松 2.5 mg，次日晨测定血骨钙素，这种升高的现象被阻滞，长期应用每日泼尼松 2.5 mg，即可增加骨折风险。糖皮质激素减少骨细胞形成，增加骨细胞和成骨细胞的凋亡。糖皮质激素增加尿钙和尿磷的排出。糖皮质激素阻滞黄体生成素（LH）和卵泡刺激素（FSH）促性腺激素的释放，抑制睾酮和雌二醇的生成。男性服用泼尼松 20 mg 及以上，引起睾酮水平降低。外源性（药物性）糖皮质激素抑制垂体促肾上腺素皮质激素（ACTH）的分泌，减少肾上腺雄激素的生成，因此，雄激素经芳香化酶转化为雌激素的量也减少，对绝经后妇女的危害更明显。

临床上，GIOP 类似于原发性骨质疏松症（POP），GIOP 起病时，主要发生在骨小梁（松质骨），检测部位最好选择脊椎骨或桡骨远端。肋骨骨折、股骨头或肱骨头或脊椎骨的无菌性坏死也常见于 GIOP，但仅偶见于原发性骨质疏松症。GIOP 可以逆转，尤其是青年患者患库欣综合征。对于停用糖皮质激素治疗的患者，应用二膦酸盐和甲状旁腺激素（PTH）治疗，作为早期预防性治疗是有效的，可以减少骨丢失，部分地抑制成骨细胞凋亡。二膦酸盐能减少骨折的风险。

（五）鉴别诊断

症状鉴别：糖皮质激素作用广泛，皮质醇增多的病因不同，临床表现复杂多样。

1. 肥胖症 肥胖症的症状和体征类似糖皮质激素增多症，与不典型的皮质醇增多症不易鉴别，病程比较短或临床前期的皮质醇增多症患者仅表现为肥胖。多数单纯性肥胖症患者血皮质醇节律正常，小剂量地塞米松抑制试验被抑制。

2. 糖尿病 糖尿病患者肥胖、高血压，但是缺少典型的皮质醇增多症的症状体征，血皮质醇节律正常，没有垂体、肾上腺影像学变化。

3. 骨质疏松症 老年骨质疏松症与GIOP骨代谢特点相似，但是老年骨质疏松症没有皮质醇增多症的临床表现，血、尿皮质醇浓度正常，皮质醇节律正常。

4. 其他 ①甲状腺功能减退症与皮质醇增多有相似症状，糖皮质激素水平及节律正常。②假性皮质醇增多症多见于抑郁症、酗酒患者，一般原发病症状比较明确，有效的方法是治疗抑郁症、戒酒后复查各项检查。③神经性厌食症及多囊卵巢综合征等，老年人少见，皮质醇浓度及节律多正常。

（六）老年人发生糖皮质激素性骨质疏松症的危险因素

1. 老年人不是内源性糖皮质激素增多症高发人群，但是肿瘤导致的异位ACTH综合征、外源应用糖皮质激素并不少见，所以皮质醇增多症是老年人比较常见的疾病，GIOP发病仅次于老年骨质疏松症。对老年人而言，即便是亚临床糖皮质激素增多，或小剂量糖皮质激素应用，也可以导致GIOP、椎体骨折。

2. 由于性激素、生长激素水平下降，活动减少等原因，肥胖老年人增加。肥胖症、糖尿病、高血压病、骨质疏松症、甲状腺功能减低及抑郁症等是老年人常见病，使内源性糖皮质激素增多症的诊断及鉴别诊断增加困难。老年人易服用"偏方""保健品"，不知情服用糖皮质激素的病例增多，仔细询问病史很重要。怀疑GIOP应行相关检查。

3. 增龄使免疫功能减退，糖皮质激素几乎抑制所有细胞因子的合成，加重免疫功能抑制，不仅感染概率增加，而且感染发生时炎症反应和发热反应减弱，延误诊断，约半数为细菌感染，13.8%为真菌感染，在抗生素治疗感染时易合并真菌感染。

4. 青光眼、白内障是老年常见眼病，是老年人应用外源激素时易出现的副作用，少见的有中心性浆液性脉络膜视网膜病变。

5. GIOP早期症状隐匿，腰背酸痛、骨骼疼痛、乏力、肢体抽搐等症状也是老年人常见的症状，缺少特异性，往往不被重视，直至进展为严重骨质疏松甚至骨折。

6. 糖皮质激素增加血浆凝血因子，降低纤溶活性，血栓风险增加。据一项随访中位数为6~9.7年的报告，内源性皮质醇增多症无论是否手术，血栓形成都高于对照人群，内源性及外源性糖皮质激素增多均增加心脑血管疾病的风险。

7. 内源性皮质醇增多症的主要治疗方法是手术切除腺癌、腺瘤，老年人手术风险高，手术机会更少。外源性糖皮质激素增多，停药是关键，由于老年人肾上腺皮质代偿能力差，长期应用糖皮质激素后肾上腺皮质萎缩，最常见的方法是从大剂量转为替代剂量，完全停药的可能性下降，不利于GIOP的治疗。

（七）治疗

1. 手术治疗

（1）库欣病：经鼻经蝶垂体瘤手术治疗是库欣病的首选治疗。

（2）肾上腺肿瘤：尽可能手术切除肾上腺恶性肿瘤及有分泌功能的肾上腺腺瘤。

（3）异位分泌 ACTH 的肿瘤：尽可能发现并切除分泌 ACTH 的肿瘤，可能转移的病例也要尽量切除。对于未能发现原发病灶的患者，可以行肾上腺切除术，以缓解症状。

2. 外源性糖皮质激素增多　对老年人而言，没有安全剂量的糖皮质激素，包括外用及吸入性制剂，谨慎评估糖皮质激素的必要性、剂量、给药方法、疗程，如果长期用药，积极预防、副作用监控是必要的，已经出现副作用，在原发疾病允许的情况下，糖皮质激素减量是最好的治疗措施。

3. 糖皮质激素性骨质疏松症治疗　在病理机制上与原发性骨质疏松症不同，但是抗骨质疏松症药物的治疗效果可能相似。部分老年患者已经存在老年骨质疏松症，特别是部分老年女性患者在绝经后骨质疏松基础上进入老年骨质疏松，甚至已经发生过骨折，治疗 GIOP 的目的是减少骨折或再次骨折的发生。

糖皮质激素对老年人没有安全量，在确诊老年糖皮质激素增多症或糖皮质激素治疗前，充分评估患者骨骼情况，选择适宜的糖皮质激素剂量，积极预防骨质疏松症，避免骨折，对于重症 GIOP 患者停用或调整糖皮质激素剂量很有必要。

三、老年糖尿病与骨质疏松症

糖尿病和骨质疏松症都是全身代谢性疾病，都有复杂的临床异质性，糖尿病与骨质疏松症之间的相关性目前没有定论，很多观点仍存在争议。根据对糖尿病的认识，以及部分临床观察的结果，一般认为糖代谢异常可能会影响骨代谢，继而影响骨结构及骨密度，也就是说，糖尿病是因，骨质疏松为继发性或并发症，但是，老年糖尿病患者中观察到的骨折风险增加，有多少是由糖代谢异常导致的并不清楚。

（一）老年糖尿病和骨质疏松症的关系

老年糖尿病和骨质疏松症的相关性研究多为临床观察，发病机制尚未完全明确。糖尿病患者可能合并各种骨病，其中骨质疏松最多见，老年人群中究竟有多少糖尿病和骨质疏松症两病共患未见报道，两病之间存在共同的环境因素，是否存在共同的遗传背景目前尚不清楚。两病都存在复杂的临床异质性，1 型或 2 型糖尿病合并的骨质疏松症，病理机制可能并不相同。糖代谢及骨代谢有多种激素、细胞因子、酶、受体、载体等的参与，对某一特定群体的临床研究，不能全面反映两病之间的联系，特别是老年糖尿病与骨质疏松症之间的关系更为复杂。

1. 糖尿病导致骨质疏松

（1）年龄：对 1 型糖尿病和 2 型糖尿病患者的临床观察，都有骨折风险增加的报告，但是 1 型糖尿病多发于青少年，糖尿病使患儿的骨骼生长发育受到影响，峰值骨量下降，导致骨强度下降，骨折风险增加。老年 2 型糖尿病患者，可能是在绝经后骨质疏松症或老年骨质疏松症的基础上，骨量进一步下降，糖尿病促进或加重原有骨质疏松症。年龄与性激素水平相关，性功能障碍也是糖尿病常见的并发症，老年糖尿病合并骨质疏松症与性激素下降明确相关。

（2）糖尿病病程：糖尿病改变骨形成与骨吸收之间的平衡，随着糖尿病病程的延长，骨代谢失衡更明显。很多临床研究发现，糖尿病患者的骨质疏松、骨折与糖尿病病程有关。一项 4 135 人参加，其中 420 例大于 55 岁的糖尿病患者的研究，17 年中 1 068 例发生骨折，糖尿病患者骨折高于非糖尿病患者，有并发症的高于无并发症的糖尿病患者，糖尿病病程与骨折风险相关。

（3）高糖毒性：较早的观点认为，高血糖通过渗透性利尿增加尿钙排泄，钙丢失引起骨密度下降。实验室研究发现，长期高糖毒性通过不同方式影响骨代谢，抑制成骨细胞功能，促进成骨细胞凋亡；刺激破骨细胞前体向破骨细胞转化，糖基化终末产物升高激活破骨细胞；损伤骨髓干细胞，不可逆地消耗骨髓来源的间充质细胞，进一步减少上游成骨细胞数量；骨形成及骨修复受损；高糖毒性促进胶原糖化，导致骨强度下降，骨折风险增加。

（4）糖尿病并发症：包括糖尿病干扰骨代谢，糖尿病视网膜病变、脑血管病、神经病变、低血糖等，且会使跌倒风险增加，骨折风险增加。微血管病变致骨组织血流及能量代谢障碍，减少骨形成。糖尿病肾病导致肾性骨病，$1,25(OH)_2D_3$ 转化减少，钙吸收减少等，骨强度下降，骨折风险增加。一项观察 3 654 例大于 55 岁且有 10 年以上糖尿病病史患者的研究，发现空腹血糖>7 mmol/L，骨折风险与糖尿病脑血管、神经、眼底及肾脏病变相关。对于长病程的糖尿病患者而言，更应该重视预防骨折的发生。

（5）降糖药物：糖尿病治疗对骨组织的影响最早见于噻唑烷二酮（TZDs）的临床试验（ADOPT），新诊断的女性糖尿病，随访 4 年，严格血糖控制没有改善骨骼健康，罗格列酮组骨折增加，与二甲双胍组比较，RR 值为 1.81（95%CI 1.17~2.80），与格列本脲组相比，RR 值为 2.13（95%CI 1.30~3.51）。另一项对多囊卵巢患者治疗的观察发现，吡格列酮降低骨密度。一项对大血管的研究发现，3 年研究中，吡格列酮组女性患者的骨折发生率显著高于对照组，老年及女性患者骨折风险更高，甚至有作者认为糖尿病性骨质疏松症是糖尿病治疗的结果。分析认为，由于低血糖的风险增加，跌倒风险增加，骨折风险增加。

（6）炎症因子：细胞因子在骨质疏松症中有重要的调节作用，胰岛素样生长因子 1（IGF-1）是骨基质中最多的生长因子，对峰值骨量形成及维持成人骨密度有重要意义，在 1 型糖尿病中，低 IGF-1 与低骨密度有关。另外，一些研究报道瘦素、脂联素、骨保护素、转化生长因子-β、肿瘤坏死因子、白介素、C 反应蛋白等细胞因子的变化与糖尿病合并骨质疏松症相关。

（7）胰岛素抵抗：有研究认为体内胰岛素水平与骨量呈正相关，高胰岛素水平骨形成大于骨吸收，骨密度升高。成骨细胞有胰岛素受体，生理情况下胰岛素与受体结合，促进细胞增殖分化，但是，糖尿病患者使用胰岛素治疗，对骨代谢的影响，临床观察的结果并不一致。研究认为，二甲双胍、胰高血糖素样肽-1（GLP-1）等增加骨密度报道比较多。

（8）胰岛素缺乏：1 型糖尿病或 2 型糖尿病晚期胰岛素缺乏与骨密度降低相关，胰岛素是能量代谢的主要激素，胰岛素与相关激素、细胞因子协同作用，刺激成骨细胞功能，抑制破骨细胞功能。胰岛素绝对或相对不足，成骨细胞代谢异常，凋亡增加，成骨细胞 I 型胶原蛋白、骨钙素合成分泌下降，对甲状旁腺素（PTH）、$1,25(OH)_2D_3$ 敏感性降低，肠道钙吸收减少，骨吸收增强，骨形成减少，最终骨强度下降。

（9）骨修复受损：有研究发现，新诊断的糖尿病患者骨密度正常或增高，骨折风险并不增加，早期的分析认为这一现象与糖尿病患者的 BMI 有关，也有分析认为，骨密度增加不受 BMI 影响。有研究发现，糖尿病患者骨折风险增加与骨密度不相关，血糖控制不佳的糖尿病患者，比对照组骨密度升高 1.1%~5.6%，股骨皮质增厚 4.6%~5.6%，股骨颈增厚 1.2%~1.8%，但是，骨折风险增加。微结构研究发现骨骼微裂纹增加，由于骨的微损伤不能修复，并不断地累积，最终导致骨折。另有研究，采用高分辨外周定量计算机断层扫描发现，骨皮质孔隙度增加，这种改变是双能 X 线光吸收法（DXA）无法发现的，解释了老年糖尿病患者骨质疏松症的骨折风险与骨密度不一致，同时说明老年糖尿病性骨质疏松症的特殊性。

2. 骨组织对糖稳态的影响　骨组织不仅具有机械支撑及保护功能，同时也是造血、内分泌及代谢活跃的器官。近年研究发现，成骨细胞、骨钙素、胰岛素间的网络信号对糖代谢平衡有重要意义。

（1）骨钙素：骨钙素分为完全羧化、不全羧化、脱羧化及骨钙素片段等，不全羧化骨钙素进入循环可以增加 β 细胞分泌胰岛素，提高胰岛素敏感性，调节肝、肌肉对葡萄糖的摄取，同时骨钙素下降，骨形成受损，骨骼为糖稳态"贡献"骨密度，机制尚未完全清楚。骨钙素不仅参与骨代谢，同时影响糖和脂肪的代谢，可能是一种新的糖调节激素。

（2）胰岛素抵抗：胰岛素受体广泛分布于肌肉、骨骼、脂肪组织细胞，成骨细胞的胰岛素受体有别于经典的胰岛素受体，可能是成骨细胞羧化酶底物，胰岛素抵抗时，成骨细胞胰岛素受体表达下调，胰岛素信号转导阻滞，骨钙素分泌减少，成骨细胞凋亡增加，骨形成减少；并且诱导破骨细胞前体向破骨细胞转化，骨吸收增加，最终导致骨量下降。

（3）骨代谢生化标记物：骨代谢生化标记物可以预测糖尿病的风险，机制尚不清楚，研究多集中在信号转导、受体调节、细胞因子等。

（二）老年糖尿病合并骨质疏松症的特点

老年性生理变化是明显的，年轻老年人与高龄老年人之间存在明显不同，肌肉量减少、力量下降、活动能力下降、代谢减缓、营养不均衡、稳定性及视力变差等，是糖尿病与骨质疏松症共同的基础，也是跌倒骨折增加的常见原因。

1. 肌少症　老年人机体组织结构退行性改变，参与能量代谢的组织减少，主要是肌肉量减少，脂肪组织增加，活动能力下降，并且基础代谢率下降，能量消耗减少。老年人肥胖与营养不良的比例均高于非老年人，老年人是糖尿病、骨质疏松的高发人群，年龄是两病共同的风险因素。

2. 胰岛素抵抗　老年人肌肉量减少，活动能力下降，外周组织糖利用减少；肝糖代谢下降，肝糖异生增加，肝糖输出增加，肝脏对胰岛素的敏感性下降；老年人脂肪代谢能力下降，游离脂肪酸水平升高，特别是肥胖老年人；胰岛素抵抗在老年人中常见，是糖尿病的病因，也可能是糖尿病的早期阶段，胰岛素抵抗致使骨代谢失衡。

3. 拮抗激素下降　老年人的胰岛素拮抗激素减少，老年人胰高血糖素、生长激素、性激素、甲状腺素水平下降，对低血糖的预警能力下降，严重低血糖跌倒概率增加，骨折风险增加。

4. 药代动力学　老年人机体结构和肝肾功能的变化，无论是胰岛素还是口服降糖药物在吸收、分布、代谢、清除等方面出现与非老年人不同的变化，影响老年人治疗药物的选择。

5. 胰岛素分泌不足　老年人胰岛 β 细胞功能下降，特别是病程长的老年人，胰岛素分泌减少，也可能胰岛素抵抗与胰岛素缺乏共存。

6. 跌倒风险增加　老年人稳定性、反应能力、平衡能力远不如非老年人，肌肉量减少、力量变差、视力障碍、心脑血管疾病等，致使跌倒风险增加，骨折风险增加。

7. 维生素 D 缺乏　老年人维生素 D 缺乏比较普遍，户外活动及日照时间减少，皮肤合成维生素 D 及胃肠道吸收维生素 D 的能力下降，钙吸收减少，但是血钙值很少下降。

（三）诊断

糖尿病性骨质疏松症，从字面上理解糖尿病是病因，骨质疏松为继发性，或属于糖尿病并发症范畴，糖尿病被控制后，骨质疏松应该有所缓解。但是，经典的文献中未见将骨质疏松症列为糖尿病慢性并发症，因此，糖尿病与骨质疏松症仍然作为两个独立的疾病诊断。也就是说，既符合糖尿病的诊断标准，同时要符合骨质疏松症的诊断标准。

（四）鉴别诊断

糖尿病性骨质疏松症的鉴别，主要是排除原发性骨质疏松症，或证实骨质疏松的进展与糖尿病病程、血糖控制、药物治疗及糖尿病并发症等相关，同时排除其他疾病或药物导致的继发性骨质疏松症。老年人是骨软化症的高发人群，骨软化症的骨密度降低与骨质疏松症相似，注意鉴别。

四、老年甲状腺疾病与骨质疏松症

（一）老年甲状腺疾病合并骨质疏松症的发病机制

1. 甲状腺功能亢进症　临床最常见的甲状腺功能亢进症（简称甲亢）有甲状腺性甲亢，包括弥漫性甲状腺肿、高功能腺瘤、甲状腺炎、甲状腺癌等；另外还有垂体性甲亢、异位 TSH 综合征、绒毛膜促性腺激素相关甲亢、药物性甲亢及碘甲亢等。临床及试验研究认为，甲亢性骨质疏松症为高转换型骨质疏松。

（1）甲状腺素：生理状态下的甲状腺激素是维持正常骨代谢的重要激素。过高的甲状腺素，通过复杂的机制，既促进骨形成也刺激骨吸收，骨吸收大于骨形成，甲亢患者骨密度下降。张云良对 146 例（未绝经女性及 <60 岁的男性）未经治疗的甲亢患者研究发现，69.8% 的甲亢患者骨量减少及骨质疏松。有实验证实，大剂量 T_3 抑制成骨细胞增殖。

（2）甲状腺素受体：Allain 及 Abu 分别研究骨细胞的甲状腺素受体，发现甲状腺素作用于成骨细胞、破骨细胞及软骨细胞，与甲状腺素核受体家族结合，并继续与其他核转录因子结合，还能识别和结合甲状腺素反应元件（TRE），调节靶基因表达，调整特定蛋白的合成，影响骨代谢。

（3）骨代谢激素：甲亢影响其他骨代谢激素。

1）甲状旁腺素（PTH）：很多临床研究发现，甲亢患者血钙水平升高，可能与甲亢促进骨代谢，动员骨钙有关，升高的血钙抑制 PTH 分泌。郭晓惠报道甲亢合并继发性甲状旁腺功能减低、骨质疏松症，认为骨质疏松症主要是甲亢性代谢性骨病所致。

2）维生素 D：一项研究发现，新诊断的甲亢患者 $1,25(OH)_2D_3$ 减低，维生素 D 的水平与骨密度相关。维生素 D_3 下降，肠钙吸收减少，PTH 升高，长期下去导致负钙平衡及骨质疏松症。

3）血降钙素（CT）：CT 受体在骨骼中主要分布在破骨细胞及其前体细胞上，CT 与受体结合抑制破骨细胞分化、成熟，增加骨密度，减少骨丢失，CT 下降，破骨细胞活性增强。

4）生长激素（GH）：有研究发现，GH 随骨量的减少而升高。可能是甲亢患者骨量下降的代偿反应，也有人认为，GH 对骨形成有重要作用，GH 的下降是骨形成减少的原因之一。

5）胰岛素：胰岛素是骨代谢的重要激素，部分甲亢患者存在不同程度的胰岛素抵抗及糖代谢异常，胰岛素抵抗抑制骨钙素的合成、分泌及活化，骨形成降低。

6）性激素：激素是维持骨量的重要激素，甲亢患者部分合并性功能障碍，女性月经紊乱，男性阳痿，性激素下降是骨质疏松的重要原因。

（4）骨吸收：骨重建的周期变短，微结构研究发现，骨形成和骨吸收活跃，很多研究证实甲亢患者的骨代谢标志物，如：碱性磷酸酶、骨钙素升高。

（5）酶功能障碍：生理状态下，T_3 促进骨钙素的合成释放，甲亢通过信号转导及酶功能的变化，消耗骨钙素，促进破骨细胞功能及前破骨细胞的转化，增加骨吸收。

（6）促甲状腺素（TSH）：TSH 抗骨吸收，原发性甲亢患者 TSH 降低，骨吸收增加。对亚临床甲亢的研究发现，长期 TSH 低下的患者骨密度下降，骨质疏松及骨折风险增加，部分原因与低 TSH 有关。但是，也有研究发现，在纠正了增龄因素后，低 TSH 与骨质疏松无关。有研究显示，对照患有甲亢的野生型和 TSH 受体敲除鼠的骨标志物和骨密度发现，缺乏 TSH 受体的鼠比野生型鼠的骨吸收及骨丢失更多。

（7）血清蛋白：几乎所有 T_4 和 T_3 都与血清蛋白结合，包括甲状腺素结合球蛋白（TBG）、甲状腺素视黄质运载蛋白（TTR）、白蛋白和脂蛋白等。甲亢患者蛋白分解代谢增快，负氮平衡，体重减轻，不仅甲状腺素的储备、缓冲功能减弱，而且加重骨丢失。

（8）细胞因子：成骨细胞膜表达破骨细胞分化因子（ODF），并受白介素-6（IL-6）等多种细胞因子的调节，引导破骨细胞分化、成熟及分子表达，增强 PTH 的作用，促进骨吸收。甲亢患者 IL-6 升高，抑制肿瘤坏死因子（TNF），胰岛素样生长因子-Ⅱ（IGF-Ⅱ）水平降低，IGF-Ⅱ是骨骼生长、发育及重建的重要因子，甲亢患者 IGF-Ⅱ下降，骨密度下降。

（9）继发性甲亢：垂体性甲亢、异位 TSH 综合征、绒毛膜促性腺激素相关甲亢、药物性甲亢等，除甲亢本身的致病因素外，还与原发疾病有关。

（10）脂肪组织：脂肪组织对骨骼具有保护作用，甲亢消耗脂肪，体重下降，脂肪细胞产生的各种脂肪因子异常，影响骨代谢。

2. 甲状腺功能减退症　导致甲状腺功能减退症（简称甲减）的病因众多，其中甲状腺性甲减最多见，包括各种甲状腺炎、甲状腺肿、甲状腺术后、甲亢同位素治疗后、颈部放射治疗后、药物诱发甲减、先天性甲状腺发育异常及激素合成异常等，另外还有垂体性甲减、甲状腺激素不敏感或抵抗综合征等。甲减性骨质疏松症为低转换型骨质疏松。

（1）甲状腺素：甲减时甲状腺素水平下降，直接刺激成骨细胞的作用减弱，骨形成减少。细胞因子介导的破骨细胞的活性减弱，但是甲减导致的骨形成下降更明显，也就是说，甲减患者骨丢失多于骨形成。

（2）降钙素：甲减时降钙素水平较低，一方面抑制肾小管对钙、磷的重吸收的作用减少，尿钙、尿磷丢失减少；另一方面抑制破骨细胞活性的作用减弱；调节成骨细胞活性、促进骨形成的作用也减弱；总效应是骨转化减慢，骨矿化周期延长，骨密度下降。

（3）促甲状腺素：促甲状腺素（TSH）有抑制骨吸收的作用，但是过高的 TSH 并不升高骨密度。①有研究发现，TSH 与骨钙素呈负相关，TSH 越高，骨钙素越低，骨形成减少。②原发性甲减 TSH 水平越高，在给予甲状腺激素治疗时越容易发生骨质疏松。③TSH 的 α 亚单位与黄体生成素、卵泡刺激素及绒促性素的 α 亚单位同源，TSH 升高导致性激素异常是骨质疏松的重要原因之一。

（4）甲减的治疗：有报道，甲状腺素替代治疗最初几个月至 1 年，甲减患者骨密度下降。甲减状态下骨细胞对甲状腺激素的敏感性增加，甲状腺功能由减低转为正常时，即可见骨重建加速，但是骨吸收仍大于骨形成，总效应是骨丢失增加。

（5）硒缺乏：脱碘酶含硒蛋白，硒蛋白缺乏或活性下降，加重自身免疫性及碘缺乏甲状腺疾病所致的甲减，T_4 向 T_3 转换减少，T_3 转入细胞减少，不利于骨组织能量代谢。

（6）甲状腺受体：甲状腺激素进入靶细胞需要受体及多种转运蛋白介导，甲状腺素受体存在不同的异构体，不同的类型及数量决定了激素反应强度，不同部位的骨组织对甲状腺激素的反应不同。TSH 受体基因突变，转入细胞内的甲状腺素减少，临床上多表现为甲状腺素缺乏，以神经系统症状多见，少数可伴有骨质疏松症。

（7）甲减性肌病：79%～90%的甲状腺功能减退症患者有肌无力、痉挛、肌痛主诉，血清肌酸激酶升高等肌肉问题，肌病与T_3、T_4水平不成正比，肌病影响患者的运动、稳定性、关节灵活性及跌倒增加等，能量供给不足，代谢产物清除减慢、炎性改变等是肌病和骨代谢异常共同因素。

（8）手术后甲减：甲状腺切除术后，特别是甲状腺全切术后，降钙素明显下降，降钙素水平与骨密度相关，术后甲状腺素过量替代或抑制治疗，骨密度下降。

（二）老年甲状腺疾病合并骨质疏松症的类型

1. 甲亢合并骨质疏松症　甲亢性骨质疏松症不同于老年性骨质疏松症，为高转换型骨质疏松症。甲亢的病因不同、病程、病情的严重程度及治疗对骨质疏松症有明确的影响。甲亢患者以股骨上端的BMD减低为主，腰椎的BMD受T_3、T_4及甲亢病程的影响较小，甲亢病程越长，骨量丢失越多。自身免疫性甲状腺炎糖皮质激素治疗、甲状腺癌术后左甲状腺素长期抑制治疗，加重骨质疏松症。

2. 甲减合并骨质疏松症　甲减性骨质疏松症为低转换型骨质疏松症，这点与老年性骨质疏松症相重叠，增加甲减性骨质疏松症诊断难度。甲状腺素治疗的老年患者，骨代谢由低转换变为高转换，加重骨质疏松，故原发性甲减患者，小剂量甲状腺素起始治疗，以减少骨质疏松的危险性。调脂药考来烯胺降低T_4吸收，苯妥英和卡马西平增加T_4清除率，胺碘酮抑制T_4向T_3转换，这些老年常用药可能诱发甲状腺素治疗中的老年患者再次甲减。

3. 老年骨质疏松症合并甲状腺疾病　部分老年患者在原有老年骨质疏松症的基础上患甲状腺疾病，无论是甲亢还是甲减，均加重骨代谢异常。纠正甲状腺功能异常的初始治疗，并不能改善骨代谢异常，随着甲状腺功能趋于正常，骨代谢逐步改善。

4. 甲减治疗持续到老年　自身免疫性甲状腺疾病、甲状腺肿或甲状腺肿瘤术后替代治疗，多数患者需要长期甚至终身治疗，特别是甲状腺癌抑制治疗的患者，TSH长期被抑制，骨质疏松症的预防是一个现实的临床挑战。

（三）不同时期甲状腺疾病的骨代谢变化

1. 甲亢　甲亢早期，患者以高代谢和交感神经兴奋为主要症状，骨丢失增加，骨质疏松症的症状不明显，随着病程的延长，骨质疏松甚至骨折风险增加。

2. 亚临床甲亢　一项对65岁以上老年人的前瞻性队列研究发现，内源性亚临床甲状腺功能亢进的男性患者髋部骨折风险增加4.9倍，而绝经后妇女中未发现此种关联。早期的观察发现，绝经前女性接受抑制剂量的T_4治疗并不影响BMD，也有人认为该研究结果与TSH没有过度抑制有关。

3. 甲亢恢复期　接受治疗的甲亢患者，血清甲状腺素水平正常后，TSH仍然可能被抑制数月或更久，提示骨代谢异常不会随着T_3、T_4的恢复立即改善。提高对甲亢骨质疏松症的认识，积极预防和治疗骨质疏松症很重要。

4. 甲减治疗期　甲减患者的骨细胞对甲状腺素的敏感性增加，在外源性甲状腺素初始治疗时，骨丢失增加。所以，小剂量甲状腺素起始治疗，逐渐调整至有效剂量是关键。

（四）甲状腺性骨质疏松症的诊断

甲状腺性骨质疏松症，属于继发性骨质疏松症，一般认为是甲状腺疾病的并发症，随着甲状腺疾病的治疗好转，骨代谢异常有所缓解。目前甲状腺疾病与骨质疏松症仍然作为两个独立的疾病诊断。也就是说，符合甲亢、甲减的诊断标准，以及甲状腺术后、同位素治疗后的甲状腺素治疗，符合骨质疏松症的诊断标准，同时除外其他病因的骨质疏松症。

（五）甲状腺性骨质疏松症的鉴别诊断

甲状腺性骨质疏松症的鉴别，是排他性诊断，排除原发性骨质疏松症，或证实骨质疏松症的进展与甲状腺疾病或甲状腺素治疗相关，同时排除其他疾病或药物导致的继发性骨质疏松症。

（六）老年甲状腺疾病合并骨质疏松症的治疗

1. 甲亢治疗　有效地治疗原发性甲亢 9~12 个月，腰椎和髋 BMD 增加，似乎因甲亢降低的 BMD 恢复，但是，在甲亢治疗后 18~24 个月，骨密度仍低于对照组，提示甲亢导致的骨丢失部分是不可逆的。其他病因的甲亢，治疗后骶骨骨质疏松症的影响缺少临床资料。

（1）甲巯咪唑：小样本的临床观察发现，甲亢合并骨质疏松症的老年男性治疗，与甲巯咪唑治疗组比较，甲巯咪唑和阿仑膦酸盐联合治疗组，腰椎 BMD 增高（6.2% vs 2.0%），股骨颈 BMI 增加（2.1% vs 1.4%）。

（2）同位素治疗：89 例甲亢继发骨质疏松症患者，用 ^{131}I 治疗甲亢，联合治疗组加用 $^{99}Tc-MDP$（^{99}锝−亚甲基二膦酸盐）和钙剂、维生素 D 治疗 12 个月，BMD 较对照组增加（0.62 g/cm^2 vs 0.49 g/cm^2）。^{131}I 治疗甲亢对骨代谢造成的影响仍存在争议。

（3）手术治疗：甲状腺全切术后降钙素水平下降，术后甲状腺素替代或抑制治疗对骨代谢有不利影响，如果合并甲状旁腺功能降低，导致骨形成及矿化障碍，势必导致骨质疏松症。甲状腺次全切除术可能部分减少副作用。

2. 甲减治疗　引起甲减的病因很复杂，多数患者最终需要甲状腺素治疗。外源性甲状腺素治疗，骨重建活跃，骨形成和骨丢失均增加，治疗的前 6 个月骨丢失大于骨形成，随着甲状腺功能的稳定，骨代谢趋于正常。所以强调小剂量甲状腺素起始治疗。

3. 亚临床甲减　亚临床甲减患者，可能自愈，甲状腺功能转为正常，部分进展为临床甲减。一般认为 TSH>10 mU/L 或大于正常上限 2 倍的亚临床甲减患者，需要甲状腺素替代治疗。少数亚临床甲减患者也可能有轻微的临床症状，比如乏力、便秘、腹胀、水肿等，或血脂异常、高滴度的抗甲状腺抗体等，对这些患者治疗可能缓解症状，最好是在治疗前，评估骨骼状况，仍然强调的是小剂量开始，监测 TSH 变化，最好监测骨代谢的变化。

（袁紫东　刘　佳）

第二节　老年骨质疏松症与绝经后骨质疏松症

骨质疏松症可发生于不同性别和任何年龄，但多见于绝经后妇女和老年男性。骨质疏松症分为原发性和继发性两大类。原发性骨质疏松症又分为绝经后骨质疏松症（Ⅰ型）（PMOP）、老年性骨质疏松症（Ⅱ型）（SOP）和特发性骨质疏松症（包括青少年型）三种。绝经后骨质疏松症一般发生在妇女绝经后 5~10 年内；老年性骨质疏松症一般指老人 70 岁后发生的骨质疏松；而特发性骨质疏松症主要发生在青少年，病因尚不明。

一、病因与发病机制

（一）老年性骨质疏松症

骨质疏松症是一种退化性疾病，随年龄的增长患病风险增加。老年性骨质疏松症是原发性骨质疏松症中的一种，是严重威胁老年人身心健康的常见疾病。老年性骨质疏松症是在增龄衰老过程中成骨细胞及相关的骨形成因素衰老改变而发生的骨骼退行性改变。病理上表现为骨皮质孔隙明显增多，骨质变脆，因而骨折发生率也明显增高。老年性骨质疏松症的发生除与性激素减少有关外，涉及的因素较多。其病理生理特点主要为低转换型骨质疏松，发病机制主要如下。

1. 骨形成功能衰退　骨形态计量学表明，老年骨基质病理表现为骨形成表面降低，骨吸收表面增加的低转换型特点。成骨细胞在增龄衰老过程中，不仅数量明显减少，其形态和合成分泌功能也发生明显的退行性改变，Ⅰ型胶原和骨形成细胞因子减少，因而骨重建中的成骨细胞数量不足和功能衰退引起新骨质生成不良。同时，老年人成骨细胞合成护骨素（OPG）减少，对破骨细胞的抑制调控作用减弱，而核因子 KB 受体活化因子配体（RANKL）的调控作用相对偏高，因而老龄期破骨细胞骨吸收功能仍较活跃，而成骨细胞骨形成功能明显减弱，表现为低转换型骨质疏松。

2. 生长激素轴变化　血生长激素和胰岛素样生长因子-1（IGF-1）随着年龄下降而下降，在老年男性年龄相关的骨丢失可能与生长因子和细胞因子的生理学改变有关。生长激素依赖的胰岛素样生长因子结合蛋白-3（IGFBP-3）和 IGF-1 与男性的骨密度（BMD）呈负相关。IGF-1 与性激素和性激素结合球蛋白相关，提示其与骨代谢的这种相关性至少部分是与性激素作用相关的。男性特发性骨质疏松患者 IGF-1 更低，IGF-1 与老年男性的脆性骨折发生率呈负相关。骨骼中重要的生长因子，包括 IGF-1 和转移生长因子（TGF-β），在男性中随年龄下降而下降。

3. 钙和维生素 D 不足　维生素 D（VD）是骨代谢的重要调节激素之一，与 PTH 协同在维持血钙稳定中发挥重要作用。维生素 D 缺乏或抵抗为骨质疏松的致病因素。维生素 D 由胆固醇衍生而来，来自食物中（外源性）和皮肤光合作用转化（内源性）的维生素 D 需经肝、肾羟化转化成二羟基维生素 D 才具有生物活性，发挥对骨代谢的调节作用。成骨细胞含丰富的 $1,25(OH)_2D$ 受体，与 $1,25(OH)_2D$ 结合后可促进Ⅰ型胶原、ALP、BGP、IGF-1 和 TGF-β 等合成分泌，并促进类骨质矿化，最终促进骨形成。$1,25(OH)_2D$ 可促进骨髓间充质干细胞向成骨细胞的分化增殖，增加成骨细胞数量。此外，$1,25(OH)_2D$ 还可促进破骨细胞碳酸酐酶的活性，使泌酸功能增强，促进骨吸收，因此 $1,25(OH)_2D$ 具有明显的骨吸收生物活性。然而 $1,25(OH)_2D$ 还具有对骨吸收的明显抑制作用，其机制是通过间接（增加肠钙吸收）和直接（抑制甲状旁腺细胞增生和 PTH 合成）作用而减少 PTH 的分泌。生理剂量的 $1,25(OH)_2D$ 的主要效应是促进骨形成和骨基质矿化，而大剂量的 $1,25(OH)_2D$ 会导致骨吸收。老年人对维生素 D 的吸收、转化和靶器官的反应出现明显的障碍，因而存在维生素 D 不足的倾向。在年轻人维持骨矿平衡的钙量较少，需要每日从饮食中摄入 400~600 mg 钙。而在老年人其需要量会明显增高，美国国家健康和营养调查提示至少需要摄入 800 mg 钙才能保持骨矿平衡。在 Baltimore 老年长期研究中，男性的低骨密度和更高的 PTH 水平和更低的 250HD 相关。更低的 250HD 与更低的BMD、骨丢失和更高的骨折风险相关。在 250HD 低于 20 ng/mL，在男性骨丢失更明显。在老年男性 250HD 低与更高的骨折风险有关，提示此人群 BMD 可能更低。

4. 维生素 D 的摄取、吸收减少　老年人由于户外活动减少、日照不足、含维生素 D 食物摄取减少、小肠吸收功能减弱和皮肤光合作用减弱等原因，体内维生素 D 的含量降低。与 20~30 岁年轻人比较，60 岁以上血 250HD 含量可降低 30%，70 岁以上可降低 50%；老年人皮肤合成维生素 D 的能力仅为年轻人的 1/3，日照不足等原因会进一步导致老年人维生素 D 缺乏。

5. 肾合成 $1,25(OH)_2D$ 的能力降低　肾近曲小管上皮细胞含有 1-α 羟化酶，是 25(OH)D 合成 $1,25(OH)_2D$ 的部位。老年人的两侧肾皮质萎缩，肾小管数量减少，80 岁时肾的重量约为 180~200 g，肾血流量可较成人降低 50%，肾小球滤过率和肾小管吸收功能也减退，因而 1-α 羟化酶活性相应降低。肾 1-α 羟化酶活性降低导致 25（OH）D 转化为 1,25（OH）$_2$D 的减少。

6. 靶器官对维生素 D 的反应性降低　成骨细胞、小肠上皮细胞维生素 D 受体（VDR）数量随年龄降低，亲和性也减弱，影响骨形成和钙的吸收。由于上述原因，老年人容易出现维生素 D 不足和代谢障碍，维生素 D 不足和肠钙吸收减少刺激甲状旁腺细胞增生和合成 PTH，因而老年人活性维生素 D 不足常伴有 PTH 分泌增高所致的继发性甲状旁腺功能亢进，这是老年骨质疏松症的主要的病理生理特点。一般认为血 25（OH）D<30 nmol/L 时可致骨矿化不良，因而老年人骨基质病理除存在疏松改变外，可同时存在不同程度的骨软化症，出现类骨质矿化抑制、骨样组织堆积等病理改变。在一些男性中，年龄相关的骨丢失也可导致脆性骨折。在其他导致骨丢失的因素存在时更明显，这些因素包括低性激素和酗酒，增量带来的骨丢失当然导致骨量减少并最终导致骨折风险增加。

7. 性激素的改变　男性的衰老与下丘脑-垂体-性激素轴的改变有关，最终导致总的和游离睾酮的明显下降。这些变化导致的低睾酮水平与肌少症和老年人的衰弱有关，一些证据显示睾酮作用于骨骼肌量，但还没有明显的证据显示骨密度与睾酮的关系。在一些研究中，睾酮与骨密度相关，在另一些研究中两者没有关系。低生物利用度雌激素和高的性激素结合蛋白与更低的骨密度和更快速的髋关节骨密度丢失相关。但在年轻男性中，性激素结合球蛋白与更高的髋关节骨密度相关。这些发现提示芳香化酶在骨骼稳态调节过程中对雌激素和雄激素的作用。雄激素明显地影响了骨骼，这种作用可能是独立于或与雌激素协同作用的结果。雌激素、雄激素、性激素结合球蛋白的联合作用都是十分重要的。

（二）绝经后骨质疏松症

绝经后骨质疏松症是妇女绝经后引起的骨骼退行性改变，为妇女更年期综合征之一。妇女绝经前卵巢内的卵泡合成分泌雌激素、孕激素和雄激素，调节妇女生理功能，维持骨代谢平衡。一般来说妇女自 45 岁开始步入围绝经期，卵巢功能逐渐衰退。50 岁左右绝经，卵巢停止分泌雌激素。绝经前血液中雌二醇约在 50~120 pg/mL，绝经后减少到 0~15 pg/mL。雌激素是影响骨代谢的因素之一，绝经后雌激素迅速减少，骨量丢失加快，形成高转换型为病理特点的骨质疏松症。发生的主要机制为：

1. 对骨转换的抑制作用减弱　成骨细胞和破骨细胞均含有雌激素受体，雌激素促进成骨细胞 I 型胶原、碱性磷酸酶和 IGF-1、TGF-β 等骨形成因子的合成分泌，因而促进骨形成，并促进成骨细胞合成分泌 OPG，OPG 抑制破骨细胞的分化和功能。雌激素对破骨细胞的活性有直接抑制作用，并通过抑制骨髓基质细胞、单核细胞和成骨细胞分泌 GM-CSF、M-CSF、IL-1、IL-6 等细胞因子而间接抑制破骨细胞的分化发育和骨吸收功能，因此雌激素是骨转换功能的抑制剂。绝经后雌激素缺乏则加快骨髓基质细胞向破骨细胞的诱导分化，骨吸收因子（IL-1、L-6 等）分泌增多，促进破骨细胞骨吸收功能，使骨转换率增加，最终导致骨形成和骨吸收的失衡。雌激素刺激破骨细胞的凋亡和抑制成骨细胞和骨细胞的凋亡，导致破骨细胞寿命增加而成骨细胞寿命减少。雌激素抑制炎症前细胞因子的作用，包括 IL-6 和 TNF-α，绝经后的雌激素缺乏，炎症前细胞因子活性增加，这些因子增加导致破骨细胞前体细胞分化增殖，RANKL 的产生和活性的增加，RANKL 是破骨细胞活化的关键调节因素。这些生理改变的结果就是骨量的减少。

2. 肾 1-α 羟化酶活性减弱　雌激素对肾 1-α 羟化酶活性有促进作用，因而促进 1,25（OH）$_2$D 的合成。绝经后雌激素缺乏影响肾 1-α 羟化酶的活性，使 1,25（OH）$_2$D 合成减少，并伴有 PTH 分泌升高，不仅影响小肠对钙的吸收，也是骨转换率增高的因素之一。

3. 降钙素（CT）合成分泌减少 降钙素由甲状腺滤泡旁细胞（C细胞）合成，通过破骨细胞膜的CT受体（CTR）直接抑制破骨细胞活性，并抑制破骨细胞的成熟，因而抑制骨吸收。女性CT储备能力较低，对血清钙离子升高的反应也较差，雌激素增加甲状腺C细胞对钙的敏感性，促进CT的合成分泌，控制破骨细胞的骨吸收活性。绝经后雌激素减少，甲状腺C细胞合成CT的活性降低，对钙的反应性也降低，绝经后骨质疏松症患者血清CT浓度和对钙的反应性较绝经前和绝经后对照组明显降低。CT减少对破骨细胞的抑制作用明显减弱，使骨吸收功能增加，骨转换率提高。研究还发现成骨细胞内含有CT受体，体外试验表明CT对成骨细胞的增殖分化有刺激作用，因而CT减少也影响成骨细胞的功能。

4. 早期的横断面研究描述 绝经后女性的BMD较绝经前女性下降，但尚不能揭示BMD具体的时间变化规律。长期的随访研究发现绝经期女性的BMD在整个绝经期的变化。第一个长期的队列研究发表在1986年，对139名绝经女性随访2年，观察骨丢失特点，发现在绝经后桡骨和椎体BMD下降速度为1%/年。这些研究第一次确定在围绝经期就开始出现骨量的丢失，尤其是在松质骨，雌酮和雌二醇浓度与骨丢失速度相关。并发现骨钙素作为骨转换标记物的变化，提示雌激素对骨量丢失的作用是通过骨转化介导的。美国国立卫生院资助的对中年女性健康的研究（SWAN研究）是多中心、多种族的研究，在此研究中对3 302名女性每年测量脊柱和全髋BMD，发现在围绝经期晚期脊柱和髋关节每年骨量平均下降1.6%和1.0%，而在绝经后女性，脊柱和髋关节的骨量下降速度分别为2.0%和1.4%。日本和中国女性下降速度最快，在非裔美国人中最低，高加索人居中。以最末次月经为界，最末次月经前5年到前1年，BMD下降不明显，从末次月经1年开始，脊柱和股骨颈BMD下降明显，一直持续到最末次月经后2年，下降速度逐渐放缓。在随访10年间，中年女性腰椎和股骨颈BMD分别下降10.6%和9.1%。中国女性骨丢失最多，腰椎骨量10年累计丢失12.6%。在快绝经和刚刚绝经时髋部和脊柱的BMD丢失较之前加速2~3倍。

5. 低体重 低体重女性在围绝经期和绝经后骨量丢失更多，在上述SWAN研究中，对体重进行三分位，BMD在体重最低三分位组下降最快，在围绝经期晚期，脊柱和髋部骨丢失比体重最高三分位组快35%~55%。

二、骨量的影响因素

出生后的骨骼逐渐发育和成熟，骨量不断增加，在30岁左右达到一生的骨量最高值（PBM）。青春发育期是人体骨量增加最快的时期，至PBM年龄以后，骨质疏松症（OP）主要取决于骨丢失的量和速度。PBM主要由遗传素质决定，但营养、生活方式和全身性疾病等对PBM也有明显影响。固有因素包括人种（白种人和黄种人患骨质疏松症的危险高于黑种人）、老龄、女性绝经、母系家族史。非固有因素包括低体重、性腺功能低下、吸烟、过度饮酒、饮过多咖啡、体力活动缺乏、制动、饮食中营养失衡、蛋白质摄入过多或不足、高钠饮食、钙和/或维生素D缺乏（光照少或摄入少）、有影响骨代谢的疾病和应用影响骨代谢药物。

（一）遗传因素

80%的PBM的变异是由遗传因素所致。研究发现，多种基因参与了骨量的获得和骨转换的调控，这些基因主要包括：①受体基因（维生素D核受体、雌激素受体、降钙素受体、β_3-肾上腺素受体、糖皮质激素受体）等。②细胞因子、生长因子、激素和基质蛋白基因（TCF-β_1、IL-6、IL-1、PTH、IGF-1、Ⅰ型胶原、α_2-HS-糖蛋白、骨钙素等）。③OP易感基因（11q12-13，11q，1p36，2p23-24，4q32-34

等）。④其他基因（载脂蛋白 E、HLA 标志物等）。BMD 仅仅是决定骨生物质量的一个方面，骨基质的质和量对 OP 和骨折的发生与否也起着重要作用。人们已开始注意到基质胶原和其他结构成分的遗传差异与 OP 性骨折的关系。

（二）钙和磷的摄入量

钙是骨矿物质中最主要的成分。钙摄入不足必然影响骨矿化。在骨的生长发育期和钙需要量增加时（妊娠、哺乳等），摄入钙不足将影响骨形成和 PBM。增加钙摄入量有助于防治 OP，降低骨折危险，但还必须同时考虑其他食物和营养成分的摄入量。磷也是人体非常重要的元素之一，血磷水平的稳定是人体骨骼生长、矿化的必要条件。低磷可刺激破骨细胞，促进骨吸收，延缓骨胶原合成，降低骨矿化速度；高磷可使细胞内钙浓度降低，促进 PTH 分泌，骨吸收增加，骨营养不良，诱发骨质疏松。

（三）运动负荷运动

主要通过直接刺激和肌肉牵拉两种机制增加骨负荷。由于肌肉量的下降，老年人活动减少，又可形成消瘦和 OP 之间的恶性循环；由此而导致的体力活动功能下降，食欲不振，身体平衡能力差，易摔倒等又进一步加重肌肉消耗和 OP。当作用于骨组织的重力减弱或消除后，成骨活性下降，导致 OP。这种 OP 的特点是发生于经常负重的骨骼部位，局部的细胞数减少、活性不足。在制动性动物模型中，BMD 可下降 60%，骨丢失首先发生于失用骨的骨髓衬面，骨吸收增加，而骨形成减少。至慢性期，成骨和破骨活性处于新的高水平的平衡状态。由于主动或被动原因使机体制动，骨骼失去机械应力的刺激，成骨细胞活性被抑制，而破骨细胞活性增强，导致失用性 OP，主要见于长期卧床、骨骼肌麻痹、严重外伤和昏迷患者。骨组织的病理特点是骨小梁变粗、数目减少和皮质骨吸收变薄。如果患者原有 OP，则可发生自发性骨折。

（四）新生儿体重

胎儿在官内的生长发育状况对个体成年以后的骨量有很大影响。Godfrey 等发现，胎儿的生长发育受遗传因素和众多环境因素的影响。父母的遗传素质、母亲吸烟和体力活动量等均对胎儿骨的发育有影响。妊娠期间母体雌激素的剧烈变化亦影响胎儿骨组织的发育，甚至可产生出生后的永久性骨病变。

（五）峰值骨量

PBM 是决定成年后是否发生 OP 及 OP 严重性的一个主要因素。PBM 越高者越不易发生 OP，相反，PBM 越低，发生 OP 的危险性越大。PBM 是遗传因素和环境因素共同作用的结果，一般自幼体健，个体具有健康素质，青春期发育正常者 PBM 较高。在遗传因素中，现认为维生素 D 受体、雌激素受体、I 型胶原 α_1 基因的多态性是最主要的。在后一类因素中，出生时体重、生活习惯、健康状态、体力活动为主要的影响因素，而男、女性的 PBM 的影响因素又有所不同。虽然遗传因素决定了 PBM 的 60%~80%，但后天性的、不利于获得最高 PBM 的因素多是可以预防的。例如，保证钙的摄入量和加强体育运动即有助于获得更高的 PBM。

（六）吸烟和饮酒

吸烟不但引起心血管疾病（高血压、动脉硬化和冠心病），诱发恶性肿瘤（肺癌、胃癌、肠癌、膀胱癌等），而且是 PMOP 的最主要病因。无论是动物实验还是临床研究都肯定了吸烟与 OP 的关系。吸烟量越多、时间越长，OP 也越严重。虽然吸烟导致 OP 的机制尚未阐明，但其病理生理特征是骨吸收过多、破骨活性过强，可能与烟草中的多环芳香烃化合物（PAHs）有关。大鼠经 PAHs 处理后，BMD

明显下降，与去卵巢大鼠相似。由于 PAHs 也存在于污染的大气、汽车尾气和液化石油气中，故长期接触这些物质的人群也易发生 OP。20 世纪末至今，在许多国家流行一种无烟香烟，抽吸这种香烟虽然危害可能少一些，但仍可引起 OP。此外，吸烟也可通过干扰骨骼肌功能而引起 OP。长期饮酒对骨代谢不利，慢性酒精中毒可伴有严重的 OP。除肝功能不全、脂代谢紊乱和蛋白质缺乏等因素外，乙醇对骨组织也可能有某种直接作用，如促进破骨细胞增殖与分化，而骨保护素（OPG）可抑制乙醇的这一作用，促进成骨细胞的增殖。

（七）股骨颈几何形态

由遗传因素决定的股骨颈部的几何形状和生物质量存在很大的种族差异。股骨颈骨折的原因与其他骨折有一些特殊之处，股骨颈在同等外力作用下，是否骨折与股骨颈的长度、宽度等有重要联系。此外，股骨颈骨折与股骨颈的直径及股骨头的直径、Ward 三角的形状等有关。因而，预测股骨骨折危险性时，除必须考虑局部的 BMD 外，还应将该部位的几何形态参数（如轴长、轴宽及 Ward 三角的面积等）作为预测因素。

三、临床表现

骨质疏松症状往往隐匿，在出现微骨折或脆性骨折后才出现相关症状。

（一）骨痛

周身疼痛是骨质疏松症的最常见和最主要的症状。其原因主要是骨转换高，骨吸收增加。在骨吸收过程中，骨小梁的破坏、消失，骨膜下皮质骨的破坏等均会引起全身性骨痛，以腰背疼痛最为多见。轻者无任何不适，症状较重的患者通常有腰背疼痛或全身骨痛等主诉，严重者可出现身材变矮或发生驼背。约 67% 为局限性腰背疼痛，9% 为腰背痛伴四肢放射痛，10% 伴条带状疼痛，4% 伴四肢麻木感等。骨痛常于劳累或活动后加重，导致负重能力下降或不能负重。由于患者的负重能力减弱，患者活动后常出现肌肉劳损和肌痉挛，使疼痛加重。肌肉（尤其是深部肌肉）疼痛常见于老年人肌肉萎缩、肌无力者。不伴骨折时，体格检查无法发现压痛区（点）。另一个引起疼痛的重要原因是骨折，即在受外力压迫或非外力性压迫脊椎压缩性骨折，扁平椎、楔形椎和鱼椎样变形而引起的腰背痛。四肢骨折或髋部骨折时肢体活动明显受限，局部疼痛加重，有畸形或骨折的阳性体征。因为疼痛，患者常常卧床，运动减少，导致随后出现的周身乏力感。身材缩短，在无声无息中身高缩短，或者驼背是继腰背痛后出现的重要临床体征之一。人体的脊椎椎体属于松质骨，骨量的丢失导致骨结构松散，骨强度下降，使脊椎的承重能力减弱，即使承受体重的重量也可以使椎体逐渐变形。原有的呈立柱状的椎体，每个约高 2 cm，受压变扁后，每个椎体可以减少 $1 \sim 3$ mm，最终人体的身高可缩短约几厘米。如果椎体前方受压，会出现楔形改变，胸$_{11}$到腰$_3$椎体最常见。多个椎体变形后，脊柱随之前倾，腰椎生理性前凸消失，出现了驼背畸形。驼背曲度加大，增加了下肢各个关节的负重，出现关节疼痛，尤其是膝关节的周围软组织紧张、痉挛，膝关节不能完全伸展，疼痛更加明显。

（二）脆性骨折

脆性骨折是指低能量或者非暴力骨折，如从站高或小于站高跌倒或因其他日常活动而发生的骨折为脆性骨折。多发部位为脊椎、髋部、桡尺骨远端和肱骨近端；但其他部位亦可发生，如肋骨、盆骨、锁骨和胸骨等。脊椎压缩性骨折多见于绝经后 OP 患者，发生骨折后出现突发性腰痛，卧床而取被动体位，但一般无脊髓或神经根压迫体征。髋部骨折以老年性 OP 患者多见，通常于摔倒或挤压后发生；骨折部位多在股骨颈部（股骨颈骨折，完全性股骨颈骨折多需手术治疗，预后不佳）。如患者长期卧床，会进一步加重骨质丢失，常因并发感染、心血管病或慢性器官衰竭而死亡。髋部骨折后一年内的死亡率高达50%，幸存者有50%~75%的患者伴活动受限，生活自理能力明显下降或丧失。发生一次脆性骨折后，再次发生骨折的风险明显增加。

（三）呼吸障碍

严重骨质疏松症所致胸、腰椎压缩性骨折，常常导致脊柱后凸、胸廓畸形，胸腔容量明显下降，可引起多个脏器的功能变化，其中呼吸系统的表现尤为突出。脆性骨折引起的疼痛，常常导致胸廓运动能力下降，也造成呼吸功能下降。虽然临床患者出现胸闷、气短、呼吸困难及发绀等症状较为少见，通过肺功能测定可发现呼吸功能受限程度，可表现为肺活量、肺最大换气量下降，极易并发上呼吸道和肺部感染。胸廓严重畸形使心输出量下降，心血管功能障碍。

四、辅助检查

（一）骨质疏松症诊断常用方法和仪器

1. X线照像法　骨质疏松症患者由于骨量减少、骨密度下降，X线片的透光密度增加，骨小梁减少、稀疏或消失。一般骨丢失30%以上X线片才能被发现。

2. 骨密度仪　WHO推荐使用双能X线骨密度仪（DXA）测量髋部和腰椎。DXA测量的BMD会受椎体退变和骨质增生的影响。定量CT（QCT）采用临床CT机加QCT体模和分析软件进行测量，其测量所得的是体积骨密度，不受人体骨骼大小和体重的影响，比DXA测量的BMD更准确。QCT能避免DXA因受椎体退变骨质增生影响造成的漏诊，现在在国内已经有临床应用。磁共振检查不能直接测量骨密度，主要用于骨折的显示和鉴别诊断。周围型双能X线骨密度仪（pDXA）主要测定前臂为主骨密度，前臂骨周围软组织相对少，因此测量结果的准确性和精确性较好。pDXA的优点是测量仪器小、设备费用低，辐射剂量低，体积小便于携带和搬运、扫描程序简单实用，故此类设备适于中小医院使用和社区普查。

3. 骨形态计量学方法　由于此项分析技术属于创伤性检测，故一般很少用于患者的诊断，但在动物实验和药物疗效观察中经常采用。

4. 超声诊断法　超声诊断是应用超声波在不同密度和结构的介质中传播速度（SOS）及其波幅的衰减（BUA）的差异，测定结果可代表骨量和强度的参数，从而显示骨量变化，多用于体检筛查和儿童、孕妇的骨量检查。临床中主要使用跟骨和周围骨超声测量仪，超声测量不能用于诊断骨质疏松症。

（二）骨质疏松症实验室检查

1. 基本检查项目　检测血常规、尿常规、便常规、肝功能、肾功能及血尿中有关矿物质含量与钙、磷代谢调节指标，以评价骨代谢状况。临床常用的指标有血钙、磷、镁，尿钙、磷、镁。

2. 骨转换标志物　骨转换标志物是骨组织本身的代谢（分解与合成）产物，分为骨形成标志物和骨吸收标志物，前者代表成骨细胞活动及骨形成时的代谢产物，后者代表破骨细胞活动及骨吸收时的代谢产物，特别是骨基质降解产物。在正常人不同年龄段，以及各种代谢性骨病时，骨转换标志物在血液循环或尿液中的水平会发生不同程度的变化，代表了全身骨骼的动态状况。这些指标的测定有助于判断骨转换类型、骨丢失速率、骨折风险评估，了解病情进展、干预措施的选择及疗效的监测等。骨转换标志物分为骨形成标志物和骨吸收标志物两大类，共14项。前者包括血清碱性磷酸酶、骨特异性碱性磷酸酶、骨钙素、骨保护素、血清Ⅰ型胶原C端前肽、血清Ⅰ型胶原N端前肽；后者包括血清抗酒石酸酸性磷酸酶、Ⅰ型胶原交联C末端肽、Ⅰ型胶原氨基末端肽、尿吡啶啉（Pyr）、尿脱氧吡啶啉（D-Pyr）、尿Ⅰ型胶原羧基末端肽、尿Ⅰ型胶原氨基末端肽、尿钙/肌酐比值。在以上诸多指标中，国际骨质疏松症基金会（IFO）推荐血清Ⅰ型胶原N端前肽（PINP）和血清Ⅰ型胶原交联C末端肽（S-CTX）是敏感性相对较好的骨转换生化标志物。

3. 酌情检查项目　为进一步鉴别诊断的需要，可选择性地进行以下检查，如血沉、性激素、25（OH）D、1,25（OH）$_2$D、甲状旁腺激素、尿钙和磷、甲状腺功能、皮质醇、血气分析、血尿轻链、肿瘤标志物甚至放射性核素骨扫描、骨穿刺或骨活检等检查。

五、诊断与鉴别诊断

临床上诊断骨质疏松症的完整内容应包括两方面：确定骨质疏松和排除其他影响骨代谢疾病。

（一）骨质疏松症的诊断

临床上用于诊断骨质疏松症的通用指标：发生了脆性骨折和（或）骨密度低下。因此，骨密度或骨矿含量测定是骨质疏松症临床诊断及评估疾病程度的客观的量化指标。

1. 脆性骨折　指非外伤或轻微外伤发生的骨折，这是骨强度下降的明确体现，故也是骨质疏松症的最终结果及并发症。发生了脆性骨折临床上即可诊断骨质疏松症。

2. 诊断标准（基于骨密度测定）　骨质疏松性骨折的发生与骨强度下降有关，而骨强度是由骨密度和骨质量所决定。骨密度约反映骨强度的70%，若骨密度低同时伴有其他危险因素会增加骨折的危险性。因目前尚缺乏较为理想的骨强度直接测量或评估方法，临床上采用骨密度测量作为诊断骨质疏松症、预测骨质疏松性骨折风险、监测自然病程及评价药物干预疗效的最佳定量指标。诊断参照WHO推荐的诊断标准，基于DXA测定：骨密度值低于同性别、同种族正常成人的骨峰值不足1个标准差属正常；降低1~2.5个标准差之间为骨量低下（骨量减少）；降低程度等于和大于2.5个标准差为骨质疏松；骨密度降低程度符合骨质疏松症诊断标准同时伴有一处或多处骨折时为严重骨质疏松。骨密度通常用T值表示，T值=［测定值（g/cm²）-骨峰值均值（g/cm²）］/正常成人骨密度（g/cm²）标准差。T值用于表示绝经后妇女和年龄大于50岁男性的骨密度水平，对于儿童、绝经前妇女及年龄小于50岁的男性，其骨密度水平建议用Z值表示，Z值=［测定值（g/cm²）-同龄人骨密度均值（g/cm²）］/同龄人骨密度（g/cm²）标准差。T值为-2.5，负号代表丢失，2.5意为丢失量为同性别骨峰值（均数±标准差）的2.5个标准差。例如T值为-2.7，则丢失量为2.7个标准差。

（二）骨质疏松症的鉴别诊断

骨质疏松症可由多种病因导致。在诊断原发性骨质疏松症之前，一定要重视排除其他影响骨代谢的疾病，以免发生漏诊或误诊。需要鉴别的疾病：影响骨代谢的内分泌疾病（性腺、肾上腺、甲状旁腺及甲状腺疾病等），类风湿关节炎等免疫性疾病，影响钙和维生素D吸收和调节的消化道和肾脏疾病，多发性骨髓瘤等恶性疾病，以及各种先天和获得性骨代谢异常疾病等。

六、原发性骨质疏松症的预防

一旦发生骨质疏松性骨折，生活质量下降，出现各种并发症，可致残或致死，因此骨质疏松症的预防比治疗更为现实和重要。骨质疏松症预防包括三个层次，即无病防病（一级预防）、有病早治（二级预防）和康复医疗（三级预防）。一级预防着重在两大方面、两个生理时期：青少年时期，合理营养、足量运动、避免形成不良生活习惯，以尽可能获得最高的峰值骨量；围绝经期，对加速骨丢失的危险因素进行控制，及时有效给予雌激素替代治疗，以避免或延缓骨质疏松症的发生。二级预防着重于对高危人群的骨密度检查，以早期发现骨质疏松症患者，并进行针对性和有效的治疗，防止骨量继续快速丢失和骨折的发生。三级预防主要针对已发生骨折的患者进行必要的康复治疗，尽可能地改进生活质量，避免再发骨折。

（一）注重饮食的营养平衡

充分摄取钙等矿物质和维生素等营养物质，对骨质疏松症的防治至关重要。体重减少，即体质指数过低，PTH 和骨代谢指标就会增高，进而促使骨密度减少，但可通过补充营养和补钙而抑制骨密度的降低。因此，为了维持骨量，首先要改善营养不良，如充分摄取蛋白质、钙、钾、镁、维生素类（维生素 C、D、K），保持健康的体重。

（二）纠正不良生活习惯

通过调整生活习惯，减少对骨代谢产生不良影响。钠的过量摄入将使绝经后的妇女骨吸收增加，并使骨密度降低。同时大量摄入钙可抑制由于钠盐过量所致的骨密度降低。中国营养学会建议我国成年人每日钠盐摄入量应小于 6 g。有报道认为若大量摄入碳酸饮料、咖啡因和酒精，可导致骨量降低、骨折增多。吸烟者脊椎压缩性骨折发生率增高，且使峰值骨量降低，女性吸烟者绝经后骨量减少明显，吸烟对骨密度有负面影响。另外吸烟有抗雌激素作用，妨碍钙的吸收，促进尿钙的排泄等。

（三）合理适当的体育锻炼

体育锻炼对于骨骼健康的特殊影响已得到随机临床试验的证实。青少年参加体育锻炼非常有助于提高峰值骨量，抗阻性和高冲击性的运动效果更好。老年人在足够钙和维生素 D 摄入的前提下进行锻炼可明显增加肌肉体积和力量，可能会在某种程度上减缓骨量丢失。还有证据表明老年人进行锻炼也能改善机体功能状态和独立生活能力，从而提高生活质量。NFPP 研究显示，骨质疏松症患者体育锻炼可以降低跌倒发生率，跟踪调查显示经过运动干预最终可使跌倒相关的致残率下降。

（四）钙营养

多数文献报道，摄取高钙食物或钙制剂可促进儿童和青少年骨量增长、抑制老年人骨量丢失和减少骨折发生率。我国营养学会推荐成人每日钙摄入推荐量 800 mg（元素钙）是获得理想骨峰值，维护骨骼健康的适宜剂量，绝经后妇女和老年人每日钙摄入推荐量为 1 000 mg。饮食上建议每天摄入大豆及豆制品、黄绿色蔬菜和鱼类、贝壳类海产品和乳制品，以保证每日能够摄入 800 mg 的钙元素。如果饮食中钙供给不足可选用钙剂补充，目前的膳食营养调查显示我国老年人平均每日从饮食中获取钙 400 mg，故平均每日应补充的元素钙量为 500~600 mg。钙摄入可减缓骨的丢失，改善骨矿化，用于治疗骨质疏松症时，应与其他药物联合使用。钙剂选择要考虑其安全性和有效性，高钙血症时应该避免使用钙剂。此外，应注意避免超大剂量补充钙剂潜在增加肾结石和心血管疾病的风险。

（五）维生素 D

维生素 D 促进钙的吸收，对骨骼健康、保持肌力、改善身体稳定性、降低骨折风险有益。维生素 D 缺乏可导致继发性甲状旁腺功能亢进，增加骨吸收，从而引起或加重骨质疏松。成年人推荐剂量为 200 IU（5 μg/d）。老年人因缺乏日照及摄入和吸收障碍常有维生素 D 缺乏，故推荐剂量为 400~800 IU（10~

20 μg/d)。维生素 D 用于治疗骨质疏松症时，剂量可为 800~1 200 IU，还可与其他药物联合使用。建议有条件的医院酌情检测患者血清 250HD 浓度，以了解患者维生素 D 的营养状态，适当补充维生素 D。此外，临床应用维生素 D 制剂时应注意个体差异和安全性，定期监测血钙和尿钙，酌情调整剂量。

七、抗骨质疏松治疗

(一) 抗骨重吸收药物

1. 雌激素　雌激素是在骨代谢平衡中起重要作用的调节激素，它可直接抑制造血干细胞和单核细胞产生刺激破骨细胞前体增殖的细胞因子，抑制成熟破骨细胞分化，促进破骨细胞的凋亡，从而抑制骨吸收，其作用呈时间和剂量效应关系。女性在绝经后，体内雌激素水平迅速下降，从而导致骨吸收的增加。因此，在绝经后开始使用雌激素替代疗法，可预防由雌激素水平降低而造成的骨量急剧丢失；此外，雌激素还可改善脂代谢，维护内皮细胞功能和抑制平滑肌细胞移行，从而预防动脉粥样硬化和保护心血管功能。长期以来雌激素一直被视为保护绝经后妇女骨密度的标准制剂，由于长期补充雌激素可出现子宫内膜异常增生和乳腺癌等副作用，因此雌激素在临床并没有得到广泛应用。植物雌激素有雌激素样效用，而无雌激素样副作用，备受学者们的关注，研究表明它可通过多种机制促进骨形成、抑制骨吸收，对切除卵巢的大鼠骨量有很好的保护作用而不具有致癌作用。

2. 降钙素　降钙素是甲状腺滤泡旁细胞分泌的一种 32 肽激素，是人体调节钙代谢的内源性激素，在人体内其分泌和储备随年龄增加而逐渐下降。降钙素对骨的作用有三，一是抑制破骨细胞的活性和增生，从而抑制骨吸收，降低骨转化率；二是直接作用于成骨细胞促进骨形成，有效增加骨钙含量，改善骨结构；三是能够有效降低血清钙和血磷，主要用于高钙血症、骨质疏松症引起的疼痛，机制可能与其作用于中枢感受区的特异性受体，抑制前列腺素及刺激内源性镇痛物质释放有关，也降低骨质疏松症患者的椎体骨折率。目前人工合成的降钙素有鲑鱼降钙素、鳗鱼降钙素、人降钙素、猪降钙素等。临床使用较多的为鲑鱼降钙素，其活性比人降钙素强 40 倍。Nieves 等认为降钙素与钙剂联合应用可减少腰椎的骨质丢失，明显改善腰椎 BMD。由于降钙素有可引起神经、胃肠道系统反应的副作用，还可引起低钙血症，使用时应定期检测血钙和部分生化指标。

3. 二膦酸盐　二膦酸盐主要用于治疗合并有骨量丢失的骨骼疾病，临床主要用来治疗骨髓瘤、骨转移和成人骨质疏松症等疾病。二膦酸盐已作为有效治疗绝经后和其他形式骨质疏松症的一线药物。首先运用于临床的是依替膦酸钠，接着是阿仑膦酸盐和利塞膦酸盐，这些药物可以增加骨量，降低椎体骨折风险 30%~50%，其机制是抑制骨吸收和减少骨结构重塑的频率而增加骨量，从而增加了骨单位的矿化作用。二膦酸盐可以抑制破骨细胞活性和诱导其凋亡，减少骨重吸收、降低骨流通量和维护骨代谢平衡；二膦酸盐还可以预防糖皮质激素治疗引起的骨流失。二膦酸盐的主要副作用为上消化道不适和食管炎，为了预防副作用，患者服药时应大量饮水，并于服药后保持坐立姿势，采用这种方式既可减少消化道反应，又可增加药物吸收。唑来膦酸盐是每年 1 次静脉注射用二膦酸盐，在我国和多个国家被批准用来治疗绝经后妇女骨质疏松症。多个临床研究证实，相对于口服二膦酸盐，每年 1 次静脉注射唑来膦酸盐的绝经后骨质疏松或低骨密度妇女药物依从性更好。

(二) 促骨形成药物

1. 氟化物　氟化物对成骨细胞有很强的刺激作用，且它对成骨细胞具有双重作用，一方面对骨细胞具有毒性作用，减弱矿化作用而导致骨软化；另一方面，它对中轴骨骨量的调节呈正效应，对椎骨和非椎骨的作用优于四肢骨。氟化物能增加椎体 BMD，但并不能降低椎体骨折率，长期使用会增加四肢骨折的概率和加重胃肠道副作用。饮水中氟化物含量高的地区骨质疏松症发病率低，但过量的氟可使大量的钙沉积于骨骼中，造成血钙下降，引起患者继发性的甲状旁腺功能亢进。上述不良反应，限制了这些药物的使用。

2. 甲状旁腺激素　合成代谢疗法可以诱导新的骨形成。人甲状旁腺激素是一种由 84 个氨基酸组成的肽类激素，在维持钙的动态平衡方面起重要作用。不同给药方式影响甲状旁腺激素的作用效果。每日间歇皮下注射给药可以增加骨小梁和皮质骨的机械强度和骨量；持续维持高剂量的激素水平会引起骨重吸收增强。间歇给药时，甲状旁腺激素通过诱导前体细胞分化为成骨细胞来增加成骨细胞的数目和活性，并且还可以抑制成骨细胞的凋亡；新骨形成发生在静态的表面，结果使骨小梁结构变得更加接近于正常骨结构。甲状旁腺激素还可以诱导新的骨膜成骨，使得长骨半径增大。甲状旁腺激素还能显著提高因糖皮质激素引起的骨质疏松症患者的腰椎及股骨颈 BMD。报道使用 PTH1-34 会增加骨肉瘤的患病概率，长期应用甲状旁腺激素少数病例还出现了高钙血症和高尿钙症。

（三）骨矿化类药物

1. 钙剂　对于骨质疏松症患者给予钙剂治疗是非常重要的策略。研究表明，钙剂和维生素 D 联合应用可减少骨流失量，显著增加 70 岁以下患者的 BMD，减少老年患者的骨流失。钙是骨矿物质的基本成分，大多数专家认为，最佳钙摄取的准则是持续摄入钙。美国国立卫生院建议绝经后使用雌激素治疗的妇女每日应摄入 1 000 mg 元素钙，而未使用雌激素的妇女每天应摄入 1 500 mg 元素钙。

2. 维生素 D　维生素 D 及其衍生物可促进肠道钙的吸收，抑制骨吸收，稳定 BMD，也用于治疗骨质疏松症。老年骨质疏松患者维生素 D 缺乏较常见，且常伴有典型的钙吸收不良。维生素 D 和钙剂联合使用可以显著减少骨流失。每天身体所需的维生素 D 绝大多数来自日照下皮肤合成，这远远超过了每日推荐的口服剂量。以往推荐每日维生素 D 口服剂量是 400 IU/d，但有报道每日口服维生素 D 剂量在 700~800 IU/d 可降低髋部和非椎体骨折的危险。所以维生素 D 的推荐剂量还需要商榷，但是充足的日光照射是必要的。

3. 活性维生素 D　活性维生素 D 包括 1,25（OH)$_2$D$_3$（骨化三醇、钙三醇）和 1α（OH)$_2$D$_3$（α 骨化醇）两种，后者在肝和骨通过 25-羟化酶的作用转化为 1,25（OH)$_2$D$_3$ 而发挥作用。两者口服后在小肠内很快被吸收，1,25（OH)$_2$D$_3$ 在服用后 3~4 小时达到血药浓度的高峰，半衰期约为 8~10 小时，单一的药理剂量作用约持续 3~6 天，停药 3~6 天作用逐渐消失。服用 α 骨化醇，血中浓度缓慢升高，在 8~18 小时出现宽广的峰值。活性维生素 D 除了有促进小肠钙和磷的吸收及骨矿化的经典作用外，有研究显示其亦有促进骨前体细胞分化成熟，促进成骨细胞产生骨钙素，增加碱性磷酸酶活性，促进胶原的生成和胰岛细胞样生长因子等促进骨形成的作用，也有研究显示活性维生素 D 可增加肌力，防止跌倒。活性维生素 D 可作为肾功能不全的骨质疏松患者或无法获得普通维生素 D 治疗的患者的治疗选择。其不良反应主要是高钙血症和高尿钙症，使用时应定期监测血钙和尿钙水平，避免上述不良反应。

（四）新的药物

1. 狄诺塞麦　狄诺塞麦是 RANKL 的特异性单克隆抗体，可以特异性和 RANKL 结合，从而提高 OPG/RANKL 比例，促进成骨细胞的增殖、分化与活性，抑制破骨细胞的成熟。临床试验表明狄诺塞麦能显著提高腰椎与髋部 BMD。该药由于缺乏大量的统计资料，所以其与骨折率的关系有待进一步的研究。

2. 护骨素（OPG） 护骨素是防治骨质疏松症领域最重要的发现。它与 RANKL 组成的 OPG/RANK/RANKL 系统使人们对骨质疏松疾病的发病有了更深的认识。骨保护素由成骨细胞分泌，属于肿瘤坏死因子受体超家族。OPG 通过与 RANKL 结合，阻断 RANK 与 RANKL 的结合，从而抑制破骨细胞的分化和活性，抑制骨重吸收过程。现在已经有重组骨保护素用于临床试验，显示可以明显抑制骨吸收过程，降低骨流失量。目前对骨保护素的研究还集中在生物治疗手段上，主要是将骨保护素基因通过特定的载体于体内表达。同时，骨保护素的不良作用也在研究中，其中有可能会影响免疫系统和促进肿瘤的生长。

能否将几种治疗骨质疏松症的药物联合运用以提高其临床功效；能否发掘、整理和优化传统的中药方剂，提高其治疗骨质疏松症的效果；能否利用基因工程技术寻找一些能够提高骨密度的生物治疗或者预防措施；能否针对破骨细胞的形成过程设计新的生物学治疗靶点；能否设计一些疫苗来预防骨质疏松症等，都还需要进一步研究和探索。随着对骨质疏松症发病机制认识的深入，将会有更多更好的筛查、诊断和治疗方法。

（王　冬　袁　琳）

第三节　甲状旁腺功能亢进症

一、病因

根据病因的不同，甲状旁腺功能亢进可以分为原发性、继发性、三发性和假性（也称异位性）。

（一）原发性甲状旁腺功能亢进

原发性甲状旁腺功能亢进（PHPT）是由于甲状旁腺本身的病变引起甲状旁腺激素合成过多而导致严重的代谢紊乱，其病因尚不清楚，最可能的是与基因突变相关，部分可表现为常染色体显性遗传倾向，另外，颈部放射线治疗也可能致病。PHPT 的发病率存在显著的性别差异，女性发病率明显高于男性，为（2∶1）～（4∶1），最常见于成年女性，发病高峰在妇女绝经后，60 岁以上女性显著高于其他年龄组。按病理表现的不同可将 PHPT 分为如下几类。①腺瘤：80%～90% 的原发性甲旁亢是由腺瘤引起，且绝大多数为单发性腺瘤，多发性腺瘤极少见，腺瘤多有完整包膜，大小从数毫米至几厘米，并可发生出血、囊性变、坏死和钙化，无论是增生或腺瘤都是细胞成堆排列紧密，病理切片检查有时很难区分，但腺体直径超过 2 cm 者腺瘤可能较大。②增生肥大：约占 10%，常同时累及 4 个腺体，但各个腺体增生的程度不一定相同，可仅有个别腺体增生显著，故术中应仔细探查，以免遗漏病变腺体，增生肥大的腺体外形多不规则，无包膜，但由于局部增生可对周围组织压迫形成假包膜，故应与腺瘤鉴别。③腺癌：我国仅有不到 3% 的原发性甲旁亢是由甲状旁腺癌所致，肉眼见肿瘤组织色泽发白、质地偏硬、组织脆弱，并侵犯周围组织形成粘连，并有显著的恶性表现，出现淋巴结或远处转移，体检约有 30% 的患者可触及颈部肿块，实验室检测的典型表现为血钙异常上升，可达 3.75 mmol/L（15 mg/dL）。

特殊类型的原发性甲旁亢：①遗传性甲旁亢，此型约占所有 PHPT 的 10%，但其病因、临床表现等均与一般的 PHPT 不同，主要包括多发性内分泌腺瘤综合征（MEN1 及 MEN2）、甲旁亢-颌骨肿瘤（HPT-JT）综合征、家族性甲旁亢。②甲状旁腺外组织合成 PTH 类似物引起的甲旁亢或假性甲旁亢。

（二）继发性甲状旁腺功能亢进

继发性甲状旁腺功能亢进（SHPT）是由于各种继发性因素引起低血钙、低血镁或高血磷等刺激甲状旁腺增生、肥大，并释放过多的甲状旁腺激素，代偿性维持血清钙、磷代谢平衡。常见的继发性因素有慢性肾功能不全、维生素 D 缺乏症、小肠吸收不良、骨软化症等。

1. 慢性肾功能衰竭 肾脏是维持机体钙、磷代谢的重要器官之一，慢性肾病的患者，肾脏重吸收钙、排泄磷的功能出现障碍，同时肾功能不全时可引起维生素 D 活化障碍，使功能性的 $1,25(OH)_2$ 维生素 D_3 严重缺乏，促使胃肠道吸收钙的能力减弱，以上原因共同引起血钙下降，血磷上升，刺激甲状旁腺激素过度释放，刺激甲状旁腺增生。

2. 消化系统疾病 胃肠道功能障碍（如胃切除术后、脂肪泻、肠吸收不良综合征）及肝、胆、胰慢性疾病时，可引起维生素 D 吸收及代谢过程出现障碍，导致血钙过低，刺激甲状旁腺增生。

3. 营养性维生素 D 缺乏症 当机体维生素 D 摄入不足或妊娠、哺乳期钙需要量增加时，肠道吸收钙的功能受到抑制，可使血钙下降，从而引起 PTH 过度释放。

4. 假性甲状旁腺功能减退 属遗传缺陷性疾病，是由于外周靶器官（肾和骨）组织细胞对 PTH 的刺激部分或完全失去反应，使血钙过低，血磷过高，从而刺激甲状旁腺增生。

5. 长期磷酸盐缺乏和低磷血症 如遗传性低磷血症、肾小管性酸中毒、长期服用氢氧化铝等均可刺激甲状旁腺合成 PTH。

6. 药物因素 长期服用抗癫痫药物可引起肝内 25-羟化酶活性下降，引起体内维生素 D 活化受阻，肠钙吸收减少；长期服用缓泻剂或考来烯胺可导致肠钙丢失；苯巴比妥可抑制维生素 D 的活化。以上因素最终均可诱发甲状旁腺合成过量的 PTH 而发生甲旁亢。

7. 其他 甲状腺髓样癌时体内降钙素过多，糖尿病、原发性皮质醇增多症，以及妊娠及哺乳期等均可刺激甲状旁腺增生。

（三）三发性甲状旁腺功能亢进

三发性甲状旁腺功能亢进（THPT）是在继发性甲旁亢的基础上，甲状旁腺长期受到刺激并过度活跃，腺体不断肥大增生，引起部分腺体增生转变成为自主功能性腺瘤，即使在继发性因素消除后，甲状旁腺仍可不断合成过量的 PTH，引起一系列的临床症状，多见于肾移植后的患者。

二、代谢变化

由甲状旁腺合成的甲状旁腺激素是维持人体钙、磷和维生素 D 代谢平衡的关键物质，对维持骨骼健康起着重要的作用。PTH 最初是在甲状旁腺的主细胞（chief cells）以前甲状腺激素原（pre-pro-PTH，115 个氨基酸）的形式产生，随后又在酶的作用下转变成甲状腺激素原（pro-PTH，90 个氨基酸），并最终形成由 84 个氨基酸构成的多肽类激素 PTH（分子量为 9 500），储存在细胞内，在适宜的刺激下，PTH 即可分泌入血发挥作用，其作用的靶器官是骨、肾脏和小肠。

机体 PTH 的正常合成主要受到血清钙离子水平的调控，一般情况下两者呈负相关，并通过以下几个途径实现其生物效应：①抑制肾近曲小管对磷的再吸收，并通过调控 Na^+-Ca^{2+} 交换的活性而减少尿钙的排泄，增强肾小管对钙的重吸收。②根据机体的需要，通过负反馈调控机制，即可刺激破骨细胞的活动，使钙和磷酸盐从旧骨中释放出来，同时又可增强成骨细胞的活性增加新骨的形成，并实现两者的动态平衡。③PTH 作用于肾近曲小管细胞，增强羟化酶的活性，从而使低活性的 25（OH）维生素 D 转

化为高活性的 $1,25(OH)_2$ 维生素 D，后者可增强肠道钙的吸收，维持血钙的稳定。

甲旁亢时，过量的甲状旁腺激素被释放到血液循环中，作用于骨骼使溶骨活性增强，骨中钙被大量动员到血液循环中，同时，肾小管和肠道吸收钙的能力均上升，导致高钙血症。开始时可仅有血钙的轻微升高（2.7~2.8 mmol/L），随着病情的进展，甲状旁腺激素长期持续上升，可出现持续性高钙血症，尿磷排出增加和血磷下降，出现高尿磷、低血磷、血浆钙磷比值显著增大，使骨骼广泛脱钙，当血钙水平超过肾阈值时，钙滤过负荷增加，由肾小球滤过的钙增加，尿钙排出增多，并远远大于远端肾小管对钙的重吸收能力，引起高尿钙。

甲旁亢患者释放过量的甲状旁腺激素可促进破骨细胞和成骨细胞的活性，加速骨的吸收和破坏，血清碱性磷酸酶（ALP）可显著上升，并最终引起甲旁亢相关性代谢性骨病。当 PTH 轻度上升时，仅导致骨转换增加和皮质骨骨密度下降而不影响松质骨，当 PTH 严重上升时，则导致骨膜下骨吸收甚至髓质的纤维化和囊性变，临床上表现为棕色瘤和纤维囊性骨病。如果在饮食中补充足够的钙和磷，则可在一定时间内维持骨质吸收和形成，延缓显著骨改变的发生，而我国的甲旁亢患者因为多属晚期，病情多较重，且可能饮食中摄入钙含量较低，故骨骼病变较为广泛而严重。甲旁亢的骨骼病变通常以骨吸收增强为主，也可呈现为骨质疏松或同时伴有骨质软化。

三、临床表现

本病起病缓慢，早期常缺乏特异性症状，我国患者以中晚期居多，较多患者以尿路结石或关节疼痛、骨痛为首发症状，并收入泌尿外科、骨科等相关科室治疗，但因为根本病因并未消除，治疗效果常不满意，因此，临床医生只有对甲旁亢的临床表现有充分的认识，树立全局观念和增强思维能力，方能察觉该病的蛛丝马迹，及早诊治患者，减少漏诊和误诊。

（一）隐匿性甲状旁腺功能亢进

亦称为无症状性甲状旁腺功能亢进（AHPT），早期甲旁亢的患者或轻度的甲旁亢可无明显症状及体征，而只有高血钙和 PTH 上升，故命名之。但是，通过仔细询问病史，此类患者还是有疲乏、情绪易激动、性欲减退等表现，随着近年来诊断技术的提高，甲旁亢的检出率不断提高，此类患者的比例呈现逐年升高的趋势，在临床工作中应引起注意。

（二）高血钙低磷血症

高血钙低磷血症可引起全身多系统的病变，并产生相应的临床表现，这也是引起甲旁亢易被误诊为其他疾病的主要因素。

1. 泌尿系统症状　由于高钙血症时大量的钙自尿液排出，尿钙显著上升，同时骨基质分解所致黏蛋白、羟脯氨酸等代谢产物随尿排出增加，上述物质可与草酸根、磷酸根等结合形成结石，沉积于肾盂或输尿管中，故甲旁亢患者尿路结石的发生率显著上升，可达 60%~90%，而在所有患尿路结石的患者中，2%~5% 是由甲旁亢所引起，此类患者常以肾绞痛、血尿等症状求治，其结石常具有双侧、多发、反复发作等特点，并有逐渐增多、变大等活动性表现，常可继发尿路感染，随着病情的进展，可出现慢性肾盂肾炎、肾积水，并逐渐加重对肾功能的损害，同时，由于钙盐在肾实质内沉积，最终将导致肾功能衰竭。

2. 肌肉系统症状　由于血钙上升，患者可出现四肢肌肉松弛、张力减退，并以近端肌肉为主，下肢先于并重于上肢，患者常感疲乏、无力，严重者甚至出现肌痛、肌萎缩，活动受限，查体可有腱反射迟钝或消失。肌电图提示短时限、低振幅的去神经样多相电位图像，肌肉活检常显示第Ⅱ类肌纤维萎缩，均呈现肌源性损害，有助于诊断，本症状并不常见，且具有显著的可逆性，多在有效的手术治疗后即可消失，可与其他肌肉病变相鉴别。

3. 消化系统症状　可有食欲下降、恶心、呕吐、腹胀、便秘和胃肠蠕动减慢等症状，此外，据文献报道，甲旁亢的患者溃疡病的发病率高，可能与高血钙刺激胃泌素释放增多，以及 PTH 直接刺激胃酸释放增多相关，少数患者可同时伴有胰岛胃泌素瘤，释放大量胃泌素导致消化道顽固性溃疡或胃十二指肠多发溃疡，称为 Zollinger-Ellison 综合征，是多发性内分泌腺瘤综合征的一种。偶有极少数患者以急性胰腺炎为首发症状起病，其病因可能与长期高钙血症所致胰管及胰腺内钙质沉积，并最终阻塞胰管而激活胰酶。在临床上，难治性溃疡和（或）慢性胰腺炎伴血钙上升是拟诊甲旁亢的重要线索。

4. 循环系统症状　可表现为心动过缓、心律不齐等症状，心电图显示 Q-T 间期缩短，T 波增宽，P-R 时间延长，伴房室传导阻滞或室性心律失常，易发生洋地黄中毒。患者还可有顽固性血压上升，其病因主要与甲旁亢所致的肾功能损害有关，并可能与甲状旁腺合成的异常升压物质有关。

5. 关节和软组织　钙盐沉积于关节软骨、肌腱等处，可出现软骨钙化症、钙化性肌腱炎，表现为关节疼痛，常累及手指关节，也可出现心、肺、肾、胸膜等脏器的异位钙化，引起上述器官的功能障碍。钙盐沉积在眼角膜时，可出现带状角膜炎，在裂隙灯下见到典型的角膜带状条纹即可诊断。另外，皮肤钙质沉积的患者可出现皮肤瘙痒，亦有研究发现血中 PTH 上升可促进皮肤中肥大细胞分泌组胺而导致瘙痒。在极少数的甲旁亢患者可表现全身血管的广泛钙化即钙过敏综合征，表现为皮肤网状青斑、紫红色痛结或痂皮，与皮肤血管炎相似。

6. 其他　长期透析的继发性甲旁亢的患者可出现严重的血管病变，表现为肢体的进行性缺血性坏疽；此外，继发性甲旁亢患者还可表现出与肾功能衰竭相关的症状，如皮肤黏膜苍白（肾性贫血）、颜面及下肢水肿（低蛋白血症引起）等。

（三）神经系统症状

甲旁亢的患者可出现记忆力减退、反应迟钝、失眠或嗜睡、嗅觉缺失等神经系统症状。部分患者早期可有性格变化、抑郁或焦虑等精神障碍，严重者可出现幻觉、精神失常等，症状的程度常与血钙浓度呈正相关。

（四）甲状旁腺危象

甲状旁腺危象亦称为高血钙危象，见于严重高钙血症的患者，此类患者多因诊治延误，在长期严重的甲旁亢和高钙血症的基础上，受到应激刺激后诱发症状加重所致，常见的诱因有感染、服用过量钙剂或维生素 D、外伤及手术应激等，此时患者血钙浓度多在 3.8 mmol/L（15.2 mg/L）以上，临床常表现为乏力、食欲下降、恶心、呕吐、多尿等症状，进而出现脱水及神志变化，严重者甚至出现休克和昏迷，若救治不及时可导致死亡，需立即处理高钙血症并行手术治疗。实验室检查除血钙显著上升外，血清 PTH 常在正常上限值的 5~10 倍及 10 倍以上，尿素氮上升，并出现低钾低氯性碱中毒，心电图可见 T 波增宽，Q-T 间期缩短，P-R 时间延长，并可有室性心律失常。由于甲旁亢在我国的发病率较低，加上过去诊断手段缺乏，各级医务人员对本病缺乏了解，故确诊病例以晚期为主，导致甲状旁腺危象时有出现，但随着诊疗水平的提高和技术手段的进步，近年来，我国甲旁亢的患者在较早期即可获得明确的诊断和合理的治疗，甲状旁腺危象的发生率已大大下降。

（五）代谢性骨病

由于PTH引起的破骨活动的增强，钙质逐渐由骨中释放出来，引起广泛的骨矿质吸收及纤维囊性骨炎，在早期即可表现为骨骼疼痛，可伴有压痛，骨痛多起于腰背部，并逐渐累及髋部、肋骨和四肢，特别以承重的下肢、腰椎及足底最为多见，活动时可加重，以至于肢体负重不能，行走受限，此后将出现骨质疏松，病变部位易出现自发性病理性骨折，此种病理性骨折患者一般无明显的外伤史，仅轻微动作如穿衣、弯腰、下蹲、咳嗽等即可以是骨折的原因，严重者可因多发性骨折而致残或导致畸形，如长骨或肋骨膨出、椎体变形导致驼背、胸廓塌陷引起鸡胸、局部骨质隆起、骨盆畸形等，以下肢、脊柱等负重骨骼明显，晚期患者常有身长缩短（严重者可缩短达数十厘米），下颌骨因骨吸收出现牙槽骨疏松及下颌骨痛，也是本病常见的早期症状之一，易误诊为牙科疾病。重症或久病患者常出现纤维性囊性骨炎，是骨受累较特异的表现，其病理特征是骨小梁数目下降，骨表面扇形区中出现较多的多核破骨细胞，正常的细胞核骨髓成分被纤维组织所取代；颌骨出现由破骨细胞、成骨细胞及纤维组织形成棕色瘤，因其常伴有陈旧性出血而呈棕黄色而得名；软骨下发生骨折引起侵蚀性损害而导致关节痛，以及指关节广泛性疼痛，故易被误诊为类风湿关节炎；软骨钙质沉着可导致假性痛风发作。若同时伴有钙及维生素D摄入不足者，则除出现骨质疏松外，常同时并发骨软化。典型的X线表现：全身骨骼弥散性脱钙，颅骨内外板影消失，颅骨斑点状脱钙呈毛玻璃样，指骨骨膜下皮质吸收和骨纤维囊性变等。

四、实验室检查

1. 血钙浓度　血钙的正常值参考值为2.25~2.75 mmol/L（9~11 mg/dL），测定血钙浓度是反映甲状旁腺功能的最基本手段，在甲旁亢的早期即可出现血钙上升，对诊断的价值很大。检测时，患者应空腹（禁食8~12小时），抽取外周静脉血予以检测，由于血清钙水平波动性较大，极少数"血钙正常性甲旁亢"实际上是血钙呈间歇性增高，故需反复多次检测（一般至少测3次）血钙水平异常方可确定诊断，另外，由于PTH仅影响游离钙而对与血浆白蛋白结合的钙无影响，通常生化法检测的血钙为离子钙与蛋白结合钙的总和，故只有在血浆蛋白正常的情况下测得血钙上升时方可诊断为甲旁亢，否则应对测得值进行相应的校正，一般以40 g/L白蛋白为基准，每变化（升高或降低）10 g/L，血中总钙值就相应调整（减少或增加）0.2 mmol/L。此外，当甲旁亢伴有肾功能衰竭、软骨病、维生素D缺乏、胰腺炎以及甲状旁腺腺瘤坏死出血时可无血钙上升。

2. 血清甲状旁腺激素　抽取外周静脉血检测血清PTH浓度是诊断甲旁亢的敏感指标和最可靠的直接证据。其与血钙水平检测结合即可达到很好的诊断目的，若能结合定位诊断手段，其诊断的准确性将更加可靠。常用放射免疫法检测甲状旁腺激素，具有很高的灵敏度和特异性，通常可检测PTH的羧基端、中间段、氨基端和完整的PTH，这些均与临床有良好的相关性。其中，PTH的羧基端和中间段属非活性片段，经由肾脏排泄，故肾功能减退时，上述片段可在体内累积而使测定值上升，出现假阳性；而PTH全分子及氨基端片段则经由肝脏及外周组织代谢，受肾功能的影响较小，故目前在临床上采用较多。原发性甲旁亢时，PTH上升的程度与病情轻重及血钙浓度相平行，但也应注意到某些药物及生理因素对PTH检测的影响（表7-1），高钙血症伴PTH上升是诊断PHPT的最重要的直接依据，而继发性甲旁亢时，血清PTH与血钙水平呈负相关。此外，PTH全分子具有非常短的半衰期（2.5~4.5分钟），基于此生理学特性发展起来的术中PTH测定技术已成为甲状旁腺外科重要的辅助检查，尤其是对微创外科的发展具有强大的推进作用。

表 7-1 影响血 PTH 水平的因素

增加 PTH 分泌的因素	维生素 A、前列腺素 E、肾上腺素、乙醇等
降低 PTH 分泌的因素	1,25 (OH)$_2$ 维生素 D$_3$、低镁血症、普萘洛尔等

3. 血磷浓度 对甲旁亢的诊断价值不如血钙水平，常须与血钙结果结合来评估甲状旁腺功能，血磷正常值为 0.97~1.45 mmol/L，甲旁亢患者其值多低于 1.0 mmol/L。由于高碳水化合物饮食会使血磷下降，而高蛋白饮食则增加血磷浓度，故检测血磷水平须在空腹状态下进行。由于磷主要通过肾脏代谢，故晚期甲旁亢患者出现肾功能减退时，血磷水平将上升，但血磷>1.83 mmol/L 则不支持甲旁亢的诊断。高血钙伴低血磷更支持甲旁亢的诊断，并可据此与恶性肿瘤骨转移导致的高血钙伴血磷正常或增高相鉴别。

4. 血清碱性磷酸酶（ALP） 是反映骨骼有无病变的常用指标，其与骨转换的活跃程度相关，在甲旁亢的早期多无异常，当后期出现骨骼破坏时，患者血清 ALP 上升，可以间接反映甲状旁腺的功能，其浓度的高低与疾病的严重程度无明显关系，但通常与甲旁亢的骨质破坏程度相平行。

5. 血浆 1,25 (OH)$_2$ 维生素 D 测定 由于 PTH 可兴奋肾脏 1α-羟化酶的活性，刺激 25 (OH) 维生素 D 转化成 1,25 (OH)$_2$ 维生素 D，甲旁亢时，过量的 PTH 可引起 1,25 (OH)$_2$ 维生素 D 的分泌显著上升，故检测血浆 1,25 (OH)$_2$ 维生素 D 的水平可以间接反映甲状旁腺的功能。但应注意，其结果同样会受到饮食及光照的影响。

6. 尿钙浓度 原发性、三发性和假性甲旁亢的患者尿钙水平上升，继发性甲旁亢的患者则尿钙水平正常或偏低。尿钙水平检测应予低钙饮食 3 天后（每天摄钙量<150 mg）进行，正常人 24 小时尿钙排泄量应≤37 mmol/L（150 mg），而甲旁亢的患者则一般>50 mmol/L（200 mg）。值得注意的是，尿钙排泄量受到尿路结石、糖皮质激素、日光照射及维生素 D 摄入等因素的影响，另外，由于钙盐沉淀会影响结果准确性，故标本采集后应予以酸化处理。

7. 尿中环磷酸腺苷（cAMP）检测 正常尿中总 cAMP 是 18.3~45.5 nmol/L，而 PTH 可与肾小管上皮细胞内的特异性受体结合，使 cAMP 的分泌增多，故尿中 cAMP 上升可作为甲旁亢的间接诊断依据，与血钙及血 PTH 水平相互印证，可为甲旁亢的诊断和鉴别诊断提供重要的参考价值。

8. 肾上腺皮质激素抑制试验 大剂量的糖皮质激素可抑制活性维生素 D 的产生及其作用，同时还能抑制肠道钙的吸收及骨质形成，并加速尿钙排泄，故可抑制由维生素 D 中毒、甲状腺功能亢进症、多发性骨髓瘤及骨转移癌等导致的高钙血症，但对由 PHPT 及 THPT 引起的高钙血症无影响。方法：先测 2 次血钙作为对照，然后口服泼尼松 12.5 mg（或氢化可的松 50 mg），每天 3 次，连服 10 天，同时隔天测血钙 1 次，甲旁亢患者的血钙浓度在服用糖皮质激素后无显著下降，而非甲旁亢所致的高钙血症在服用糖皮质激素后明显降低。

9. 钙耐量试验及钙抑制试验 方法是经静脉快速滴注钙 180 mg，即相当于 10% 葡萄糖酸钙溶液 20 mL，随后检测血清 PTH 浓度，正常人在输注钙剂后，PTH 受到显著抑制，甚至测不出，尿中排磷下降，而甲旁亢患者由于其 PTH 多呈自主性释放，故输注钙液后对 PTH 水平影响较小，表现为 PTH 不下降或轻度下降，但其值始终在正常低限以上，且尿磷无显著下降（<20%）甚至仍继续增加。此项试验有助于发现轻型早期的 PHPT。

10. 低钙试验 甲旁亢患者在低钙饮食后，24 小时尿钙排泄量仍>50 mmol/L（200 mg）。

11. 限磷试验（磷剥夺试验） 正常人在行低磷饮食并同时服用氢氧化铝后，由于血磷下降而肠道钙吸收增加，故可阻抑 PTH 的合成，导致尿磷代谢下降，Up/Ucr 明显降低。而甲旁亢患者则表现为血钙显著上升而尿磷不下降，Up/Ucr 无明显改变，24 小时尿钙排泄>62.5 mmol/L（250 mg）。

12. 其他　血氯/血磷值、尿磷及尿羟脯氨酸排泄量和血抗酒石酸酸性磷酸酶等均有助于甲状旁腺功能的评估，在此不予赘述。

五、非手术治疗

（一）原发性甲状旁腺功能亢进的药物治疗

目前认为，并非所有的原发性甲旁亢都需要行手术治疗，对部分无症状的患者，如年龄>50 岁，肾功能正常，血钙<3 mmol/L，可考虑予以内科保守治疗，除嘱患者多饮水，适当运动，保持饮食中摄入适度的钙（1 000~1 200 mg/d）和维生素 D（400~800 IU/d），避免使用碱性药物和噻嗪类利尿剂外，还可应用以下药物治疗。

1. 磷酸盐制剂　磷酸盐可增加原发性甲旁亢患者的血磷浓度，促进骨钙沉积，降低血钙，减少尿钙排泄，抑制肾结石的进展，防止高钙血症对肾脏及其他器官的损害，最初 2~3 天宜给相当于 2 g 元素磷的磷酸盐，分次口服，并逐渐减量至 1.0~1.5 g/d，维持 1 年以上。常用的有 Na_2HPO_4/NaH_2PO_4（3.66∶1）混合溶液（10 mL，3 次 1 天）或帕米膦酸等新型二磷酸盐制剂，用药期间应密切监测血钙磷水平，防止血钙过低，以免导致骨脱钙及并发转移性钙化，有肾功能减退者尤需防范，必要时可暂时加用普卡霉素 25~50 μg/kg 静脉滴注，以抑制骨吸收，但不宜反复多次使用，防止发生骨髓的毒副反应。

2. 雌激素替代疗法　适用于绝经后的妇女患者，可降低血钙，防止骨质丢失，但对 PTH 分泌物作用，远期疗效尚不确定。

3. 西咪替丁　可能具有阻抑 PTH 产生和（或）释放的作用，停药后可出现反跳，可用于慢性甲旁亢高钙血症的治疗，亦可作为甲旁亢患者术前准备药物，或不宜手术治疗的甲状旁腺增生的患者，或甲状旁腺癌已转移或复发的患者。常用西咪替丁 0.6~0.8 g/d，分次口服。服用西咪替丁后可引起血浆肌酐上升，故肾功能减退或继发性甲旁亢的患者应慎用。

4. 普萘洛尔（心得安）　为 β-受体阻滞剂，与甲状旁腺细胞肾上腺素能 β-受体结合，可能有抑制 PTH 合成的作用，由于不同个体的甲状旁腺细胞肾上腺素能 β-受体对其反应性的不同，仅对部分患者有效。

5. 降钙素　可用于甲旁亢患者高钙血症的治疗及术前准备。如鲑鱼降钙素每千克体重 4~8 U，肌内注射，每 6~12 小时 1 次，可酌情加减剂量；另有人工合成的鲑鱼降钙素（商品名为密钙息），50~100 单位/次，肌内注射，每天或隔天 1 次；人工合成的鳗鱼降钙素（商品名为益盖宁），每周肌内注射 1 次即可有效阻抑骨吸收，与二磷酸盐共用时还可快速降低血清钙。目前，原发性甲旁亢的内科治疗效果尚不满意，对于行保守治疗的患者，需定期进行复诊，内容主要是详细询问甲旁亢相关的症状和查体，通常每隔 3~6 个月复查各项实验室指标，若随访过程中病情持续进展或出现以下情况，则应考虑改行手术治疗：出现高钙血症的临床症状；血钙>3 mmol/L；尿钙>6 mg/（kg·d）；肌酐清除率下降（小于正常的 70%）；骨密度降低。

（二）继发性甲状旁腺功能亢进的药物治疗

主要是针对不同的病因采取相应的药物治疗，以维持血钙磷的正常浓度，消除各种继发性因素对甲状旁腺的刺激，达到抑制甲状旁腺增生，防止血管钙化和维持正常骨代谢的目的。目前用于治疗继发性甲旁亢的药物主要有以下几类。

1. 钙制剂　对于血钙降低伴有低血钙症状的甲旁亢患者，应适量补充钙剂，以碳酸钙、醋酸钙较为常用，通常每天钙摄入量 1.0~1.5 g 较为合适，同时辅以维生素 D 治疗，可纠正机体缺钙状况并抑制甲状旁腺合成 PTH，服用钙剂治疗过程中应注意监测血钙水平（通常 2~4 周即测血钙 1 次），适时调整药物剂量，尽可能维持血钙在正常值低限。

2. 维生素 D　尤其是活性维生素 D（即骨化三醇）是治疗继发性甲旁亢的一线药物，对于单纯由维生素 D 缺乏引起的 SHPT 或假性甲状旁腺功能减退，通常只需补充适量的维生素 D 即可维持血钙磷正常，抑制 PTH 的过量释放，阻止甲旁亢的发展，而对于慢性肾功能减退的甲旁亢患者，由于维生素 D 不能在肾脏转化成活性形式，故只有应用骨化三醇才有效。开始时，可每天口服维生素 D 5 万~6 万 U，或骨化三醇 0.25~1.0 μg，并逐渐增加剂量至维生素 D 40 万 U，服用过程中同样应注意监测血磷和血钙浓度，对于血钙显著上升者应予停用。此外，由于甲状旁腺细胞对维生素 D 的抵抗作用，对甲状旁腺增生显著的患者，维生素 D 治疗通常是无效的。

3. 磷结合剂　继发于慢性肾功能衰竭的甲旁亢患者，其血磷常增加且较难控制，如果单纯通过限制饮食中磷的摄入往往难以达到理想的血磷浓度，而且，过分限制饮食通常是以营养不良作为代价的，因此，在避免含磷食物摄入的同时，使用磷结合剂是目前较为有效的降低血磷的途径。常用的磷结合剂有氢氧化铝和碳酸铝，其主要作用在于能有效抑制胃肠道磷的吸收，由于食物中约 70% 的磷可经胃肠道被吸收，故磷结合剂的使用可以大大降低磷吸收，达到降低血磷浓度的目的。由于上述磷结合剂均为含铝制剂，应用过程中应注意避免铝吸收过多而引起中毒，可致抗维生素 D 的骨软化，并加重骨对 PTH 的抵抗，故血铝水平一般不应超过 100 mg/L。此外，前面所提到的钙制剂也具有一定的降磷作用，但钙与磷的结合会受到 pH 的干扰，其降磷效果常不如铝制剂。

4. 普卡霉素（光辉霉素）　为抗肿瘤药物，可通过抑制肠道钙吸收、阻抑 PTH 对骨骼的溶解作用以及可能的抗肿瘤作用使血钙下降，常用量为每千克体重 10~25 μg 用适量生理盐水稀释后静脉滴注，若血钙在 36 小时后无显著降低，可再次使用，每周 1~2 次，用药 2~5 天后血钙通常可降至正常范围。长期使用时，每周不应超过 2 次，必要时可与其他降钙药物同时使用。普卡霉素具有较大的肝、肾及骨髓毒性，故应严格把握指征，谨慎使用，用药期间应严密监测血钙磷浓度及肝肾功能。

5. 新型药物

（1）新型磷结合剂：为非磷非钙的磷结合剂，其疗效与含钙制剂类似，个别甚至可达到与含铝磷结合剂相近的程度，但可避免发生高钙血症及肾性骨病的风险，也不存在含铝磷结合剂引起中毒的风险，具有较高的实用价值，目前进入临床使用的主要有盐酸司维拉姆和镧制剂（碳酸镧）2 种。

（2）维生素 D 类似物：学者们通过对骨化三醇侧链的各种不同的改进，开发出了一系列具有全新生物学效应的维生素 D 类似物制剂，如 paracalcitol ［19-nor-1,25（OH）$_2$ 维生素 D$_2$］、alfacalcidol ［1α-（OH）维生素 D$_2$］、doxercalciferol ［1α-（OH）维生素 D$_2$］ 等，这些制剂对甲状旁腺具有更强的组织选择性及亲和力，在能够更好地控制甲旁亢症状的同时，可尽量降低对肠道钙磷吸收和骨代谢的影响。有研究表明，接受 paracalcitol 和 doxercal-ciferol 治疗的患者其病死率及住院率要比接受骨化三醇治疗者低。

（3）钙离子受体（CaR）激动剂：是甲状旁腺细胞上 CaR 的变构激动剂，可增强 CaR 对钙离子的敏感性，从而降低甲状旁腺细胞内的钙水平，达到抑制 PTH 合成的目的，同时还能降低血钙磷浓度和钙磷乘积，有效改善矿物质代谢紊乱，其不仅可以在继发性甲旁亢的患者中应用，对于原发性甲旁亢的患者也同样有效。有研究显示，CaR 激动剂与维生素 D 制剂联用时可增强维生素 D 的作用，降低其使用剂量，此外，CaR 激动剂还能抑制甲状旁腺细胞的异常增殖，并降低甲旁亢患者的骨折风险和心血管病住院率。

（三）甲状旁腺功能危象的非手术治疗

甲状旁腺危象是危及患者生命的严重临床综合征，需要紧急抢救及手术处理，其主要的处理原则：纠正脱水状态；加快肾脏钙的排泄；抑制骨吸收；治疗原发疾病。主要措施包括大量补液、利尿剂、降钙素（calcitonin）、破骨细胞抑制剂的应用等，以对抗高血钙对机体造成的严重伤害，为手术治疗争取宝贵时间，待术前准备完善后应急诊行手术治疗。

1. 大量补液　根据脱水情况经静脉大量补充生理盐水，纠正脱水，恢复循环血容量，同时可增加尿量，增加钙的排泄，这是首要的治疗。第 1 小时补液量可达 1 000 mL，此后每 2~4 小时补充 2 000~4 000 mL，12 小时的总补液量为 4 000~6 000 mL，并随时监测心肾功能，避免过度扩容和出现心力衰竭。

2. 利尿剂　在充分扩容的基础上，可静脉或口服利尿剂呋塞米（速尿），其主要作用于肾小管髓袢的升支，阻抑钠及钙的重吸收，可促进尿钙排出而降低血钙，而噻嗪类利尿剂如氢氯噻嗪有减少尿钙排出的作用，故不宜使用。每次用量为 40~100 mg，每隔 2~6 小时使用 1 次（每天累积剂量不超过 1 000 mg），治疗过程中注意维持电解质平衡，特别是防止低钾和低镁，应根据生化结果适时予以补充，通常情况下，每排出尿量 1 000 mL 须补充 20 mmol 氯化钾和 500 mmol 氯化钠。利尿仅能暂时性降低血钙，故应与其他治疗措施结合使用。

3. 降钙素　作用于破骨细胞受体以降低骨钙和羟磷灰石的释放，经皮下或肌内注射 4~8 U/（kg·d），每 6~12 小时 1 次，连用 2~3 天，其作用迅速，一般在数分钟内起效，但持续时间较短，部分患者可有恶心、面部潮红等不良反应。

4. 帕米膦酸　为二磷酸盐制剂，可抑制破骨细胞介导的骨质吸收，增加钙质沉着，常以 30~90 mg 静脉滴注，使用后血钙多在 3~7 天后降至正常，并可持续数周，肾功能减退和高血磷时禁用。

5. 乙二胺四乙酸二钠（EDTA-Na$_2$）　为钙离子螯合剂，可与离子钙结合成可溶性络合物而降低血钙水平，常以 1~3 g 加入 5% 葡萄糖液 500 mL 中静脉滴注，紧急情况下可直接以 5% 的浓度静脉注射，因具有一定的肾毒性，应谨慎应用。

6. 透析疗法　血液透析或腹膜透析可快速降低血钙浓度。

（四）酒精注射坏死疗法

本法主要用于治疗甲状旁腺腺瘤，将酒精局部注射到甲状旁腺腺瘤处，使其凝固坏死而达到治疗甲旁亢的目的。具有操作简便，对机体影响较小等优点，其主要适用于：年龄较大，有严重的心、肝、肾等基础疾病而不能耐受手术治疗的甲旁亢患者；甲旁亢术后复发，再次手术在技术上难度较大，或双侧腺瘤的患者，由于行单侧探查术导致遗留病变者；腺瘤可以在 B 超下准确定位；患者同意施行此法。主要步骤如下：在 B 超下定位后，用 2% 利多卡因行局部浸润麻醉至瘤体，使用 2 mL 注射器抽取 95% 无水乙醇约 1 mL，使用 25 号细针，在 B 超引导下穿刺进入瘤体，并将乙醇缓慢注入其内，在 B 超下可见乙醇在腺瘤内的分布情况，若使用多普勒超声进行定位，则可清楚显示腺瘤的血运情况，使定位更准确，注射完后即可见血运消失，应尽量行多方位腺瘤内注射，以争取一次性使腺瘤全部坏死，无水乙醇的用量通常是 0.6 mL，一般不应超过 1 mL，以免对周围正常组织造成不必要的损伤。注射后腺瘤可能有坏死不彻底的情况，边缘可能残留有腺瘤组织，可在几个月后再次注射。该法的主要缺点是可引起喉返神经损伤，同时无水乙醇可导致炎症反应而引起局部组织粘连，严重影响日后手术的进行。

六、外科治疗

（一）手术适应证

1. 有症状的原发性甲旁亢　如出现反复发作的肾或输尿管结石、神经肌肉症状、精神异常、骨骼病变、胰腺炎、顽固性消化道溃疡等。

2. 无症状的原发性甲旁亢　若患者强烈要求行手术治疗，或符合以下各项之一也须行手术治疗。

（1）血清钙水平大于正常值上限 0.25 mmol/L。

（2）肌酐清除率下降到 60 mL/min 以下。

（3）任一部位骨密度下降和（或）既往病理性骨折史。

（4）年龄<50 岁。

（5）长期随访有困难的患者。

3. 已明确诊断为多发性内分泌腺瘤综合征（MEN）者。

4. 继发性甲旁亢符合下列要求者，应考虑行甲状旁腺次全切除或全切除加前臂肌内自体移植。

（1）出现肌肉骨骼系统并发症：如骨和关节疼痛，全身肌肉乏力，连续监测发现骨密度进行性下降，或出现病理性骨折者。

（2）出现广泛的软组织钙化和严重皮肤瘙痒者。

（3）在内科治疗过程中特别是在停止使用钙剂和活性维生素 D 后仍出现血钙持续增高，提示疾病已向三发性甲旁亢转化者。

（4）慢性肾功能不全或肾功能衰竭继发甲旁亢，拟施行肾移植术者，应在行肾移植的同时做甲状旁腺次全切除术。

5. 三发性甲旁亢者若有症状性高钙血症，或血钙>3.0 mmol/L 持续 1 年以上，或肾移植后即出现血钙>3.13 mmol/L 者，应行甲状旁腺探查和次全切除术。

6. 出现甲状旁腺危象者，应急诊行手术治疗。

7. 甲状旁腺癌有颈部淋巴结转移但尚未有远处转移者。

（二）手术方式选择

1. 颈部探查术　双侧颈部探查术和单侧颈部探查术。

（1）双侧颈部探查术：是甲状旁腺的传统术式，术中按照右下、左下、左上、右上的顺序在甲状腺深面依次探查 4 个甲状旁腺，并切除病变腺体，该方法具手术成功率高（通常在95%以上）、对术前定位要求低的优点，但手术创伤较大、耗时长、术后并发症多，故随着术前定位诊断技术的进步，特别是高频率超声和 ^{99m}Tc-MIBI 显像的应用，该术式已逐渐被其他创伤较小的术式取代，然而，该术式作为其他甲状旁腺手术方式的基础，对于多腺体病变，特别在技术手段相对薄弱的基层医院或某些术前无法明确定位的病例，仍然具有重要的实用价值。

（2）单侧颈部探查术：即术中只显露病变侧的甲状腺腺叶，探查确认病变属实并行病灶切除，该术式是在精确的术前定位手段支持下对传统双侧探查术的简化，如结合术中快速冰冻病理或术中 PTH

检测技术，可达到较为良好的手术成功率（达90%以上），同时其手术时间短、创伤小、术后并发症少等优势较为明显，必要时还可随时转为双侧探查术，故具有较高的临床应用价值。

2. 微创甲状旁腺手术　随着科学技术的发展，甲状旁腺疾病的外科治疗也朝着微创模式发展，目前主要包括微创小切口甲状旁腺切除术和腔镜辅助下甲状旁腺切除术。

（1）微创小切口甲状旁腺切除术：指在局部麻醉下取病灶表面小切口（2~4 cm），逐层切开，直达病变腺体并予切除，并在5~10分钟后监测PTH值，若PTH较术前下降达50%或以上，则表明手术成功。该方法具有切口小、手术时间短、出血少、术后康复快等优点，对于以单发病变为主的甲状旁腺腺瘤具有较高的应用价值，并可以满足部分有特殊美容要求的女性患者。其主要适用于经明确定位的单发性甲状旁腺腺瘤及位于颈动脉鞘或上纵隔内的异位甲状旁腺腺瘤。但下列情况除外：①甲状旁腺癌。②伴有Ⅲ度以上结节性甲状旁腺的甲状旁腺腺瘤。③未能明确定位的甲状旁腺腺瘤。④多发性内分泌腺瘤或有类似家族史的患者。

（2）腔镜辅助下甲状旁腺切除术：在术前准确定位的前提下，在腔镜下行甲状旁腺探查和切除术，结合术中PTH快速检测技术，可以达到满意的治疗效果，其具有微创、术后康复快、美容效果明显等优点，在特定情况下还可行双侧甲状旁腺探查，以及切除位于前上纵隔的异位甲状旁腺病灶而无须劈开胸骨，但其对设备要求高、治疗费用高昂。该式应用的指征：①术前明确定性定位的单发甲状旁腺病变，肿物直径在1~4 cm。②无伴发结节性甲状腺肿或甲状腺炎。③除外多发性内分泌腺瘤。④除外甲状旁腺癌者。⑤既往无颈部手术、外伤或放射治疗史。⑥无颈部骨骼或软组织严重畸形及病态肥胖。⑦除外其他不能耐受腔镜手术的严重全身性疾病。但随着目前腔镜技术的不断发展以及医师手术技巧的进步，腔镜在甲状旁腺手术当中的应用范围也在不断扩大，术者应根据实际情况加以选择。

（三）术前准备

1. 明确定位　由于术前定位准确与手术成功与否有很大的关系，并可直接影响术式的选择，故术前应充分利用各种定位诊断方法，特别是影像学检查，例如超声、放射性核素显像、CT等，尽可能明确是单发病灶还是多发病灶、病灶的具体位置及其与周围结构的关系，以求在手术时可以做到有的放矢，保证手术的顺利进行。

2. 术前常规行生化检查，并针对异常结果做出相应的处理，包括纠正高血钾、低血镁，处理高钙血症，改善低蛋白和贫血，同时评估心、肾、肺功能情况，出现心律失常者应在术前行相应的内科治疗，肾功能减退的继发性甲旁亢患者应常规透析至手术前1天，术后2天继续透析。

3. 应行喉镜检查以了解双侧声带情况，以及颈部X线摄片了解气管位置是否正常。

（四）麻醉与体位

1. 麻醉方式　颈部探查术目前常用的麻醉方式主要有颈丛阻滞麻醉和气管内插管全身麻醉，可根据手术方式和患者的具体情况加以权衡，颈丛阻滞麻醉时，用利多卡因阻滞一侧，而对侧用利多卡因行局部浸润的方式，可避免双侧喉返神经麻痹、声门关闭而导致气道阻塞。如须行全面的探查手术，则应考虑选择气管内插管全身麻醉。若行微创小切口甲状旁腺切除术，通常可采用局部麻醉或颈丛神经阻滞麻醉，儿童、不能配合者以及对局麻药物过敏者则应选用全身麻醉。腔镜辅助下甲状旁腺切除术的麻醉方式可根据手术路径及手术空间的维持方式加以选择，对采用非颈部切口及气体灌注法进行手术时，应行气管内插管全身麻醉，如用颈部切口及颈阔肌悬吊法时可采用颈丛神经阻滞麻醉，但为确保手术的顺利进行，亦建议在全身麻醉下进行手术。

2. 体位　取仰卧位，床头抬高15°，肩胛部以软枕垫高，使头部自然后仰，充分暴露颈前区，同时应注意保护颈椎，防止损伤颈部脊髓（尤其是对少数出现严重骨质疏松或多发病理性骨折者）。若行腔镜下甲状旁腺手术，则还应将患者双腿分开，手术时术者立于患者右侧，操镜助手立于患者两腿之间。

（五）手术步骤

1. 颈部探查术

（1）在胸骨切迹上两横指，顺皮纹方向做与甲状腺手术相似的低颈弧形切口，两端达胸锁乳突肌外侧线，长度为5~8 cm，以能够暴露双侧颈动脉鞘为佳。

（2）分别切开皮肤及皮下组织，离断颈阔肌，提起切口上下缘，在颈阔肌深面与颈深筋膜的疏松结构之间分离皮瓣，范围上至甲状软骨上缘，下至胸骨切迹。

（3）沿颈白线纵行切开颈深筋膜，并向两侧牵开舌骨下肌群，显露甲状腺侧叶。

（4）游离甲状腺侧叶，结扎并切断甲状腺中静脉和甲状腺下静脉。

（5）在甲状腺叶外侧上、中、下部分别缝粗线作为牵引，将腺体牵向内侧，暴露甲状腺侧叶背面并开始探查甲状旁腺。由于甲状旁腺腺瘤通常仅累及单个腺体，加上术前超声、^{99m}Tc-MIBI显像等辅助检查可提供较为准确的定位诊断，故目前主张可以仅行肿瘤侧探查，若同侧另一腺体已废用萎缩，则证实病变性质属腺瘤，行单纯腺瘤切除即可，如同侧另一腺体亦有肿大，则提示病变可能为增生，应加做对侧探查。甲状旁腺增生多同时累及4个腺体，故对甲状旁腺增生或术前定位困难的病例，应常规行双侧颈部探查（图7-1）。

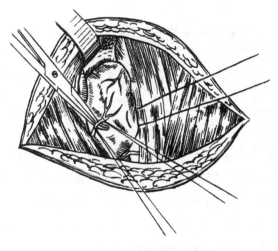

图7-1　牵引甲状腺

（6）探查一般先由右侧开始，在甲状腺叶侧后方行钝性分离，通常需分离至食管和颈后肌群显露为止，多数腺瘤好发于右下甲状旁腺，故可由右甲状腺下动脉分支处（即甲状旁腺热区处）开始探查，但应注意，下甲状旁腺通常位于甲状腺侧叶下极后方、贴近甲状腺下动脉及喉返神经的前面，故须小心避免损伤喉返神经，如能将喉返神经事先分离并加以保护，则可最大限度地保证手术的安全进行。此外，在探查过程中应仔细解剖分离，动作轻柔，止血彻底，尽可能保持术野无血染，以便结构可以清晰暴露（图7-2、图7-3）。

（7）随后再探查甲状腺背面上极和上极上方甲状腺上动脉周围，上甲状旁腺位置较为固定，多位于环状软骨下缘平面、甲状腺腺体与其包膜之间，与食管的后外侧缘相近，探寻较为容易。

（8）当常规探查未能发现病变的甲状旁腺时，应扩大手术范围行系统性的探查，这就要求术者对甲状旁腺常见的位置异常（表7-2）有较深刻的了解，探查异位的上甲状旁腺时，应仔细检查甲状腺腺体及其假包膜，并可在距甲状腺下动脉上方约1 cm处切开颈深筋膜的气管前层（即甲状腺的假包膜），手指伸入该筋膜后进行探查；对于异位的下甲状旁腺，一般可由甲状腺下极下方的前上纵隔探查至胸骨处，也可将手指深入后纵隔气管旁进行探查，必要时还可劈开胸骨，寻找纵隔胸腺内是否存在异位甲状旁腺。

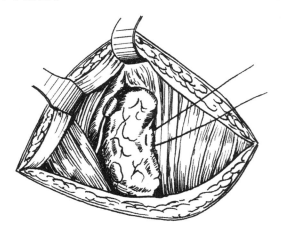

图7-2　探查甲状旁腺

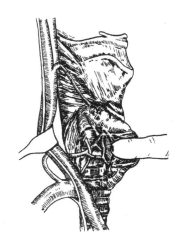

图7-3　喉返神经易损伤区

表7-2　异位甲状旁腺的常见部位

腺体名称	异常部位
上甲状旁腺	食管后方或侧壁、甲状腺实质内、颈动脉血管鞘内、后纵隔
下甲状旁腺	气管前或气管旁、胸骨甲状肌内、前纵隔、胸腺内

（9）在探查过程中，应注意甲状旁腺与甲状腺结节、脂肪组织和淋巴结的区别：甲状腺结节不能在甲状腺内移动，而甲状旁腺多位于甲状腺真假包膜间，故可在甲状腺表面移动，异位腺体位于甲状腺实质内或难以鉴别时，可在术中行细针穿刺活检，并将所得组织送冰冻病理切片检查即可明确；脂肪组织一般无固定形态，表面色泽光亮，置入生理盐水中可上浮，而甲状旁腺则具有一定的形态，呈棕黄色，置入生理盐水中可下沉，此外，由于甲状旁腺有较丰富的血供，故其断面可见渗血；淋巴结质地较硬而不易变形，甲状旁腺质软而易变形。同时，也应能准确评估病变的甲状旁腺：典型的甲状旁腺腺瘤常呈红褐色样肿大，形状较圆，质地偏硬，比较容易识别，必要时可行冰冻病理切片以确认；如腺体颜色正常，但较正常腺体增大且4个腺体大小不一者，则提示为甲状旁腺增生；甲状旁腺癌则被膜多增厚呈灰白色，形状欠规则，切面呈分叶状，且与周围组织发生粘连。

（10）对于甲状旁腺增生者，应切除增生较明显的3个腺体以及1个最接近正常大小腺体的1/2～3/4，或行全甲状旁腺切除加部分甲状旁腺组织自体移植术，即切除全部4个甲状旁腺，取其中增生较轻者的1/4～1/2切成1 mm左右的组织块，并移植到患者前臂肌肉或胸锁乳突肌内，保留或移植的甲状旁腺组织通常以50～70 mg为宜，同时可在甲状旁腺残端或移植处放置小金属夹作为标记，以方便术后复诊，为避免日后发生甲状旁腺功能减退，可将其余甲状旁腺组织冷冻保存备用（图7-4）。

（11）单发甲状旁腺瘤或多发腺瘤未累及全部腺体者，单纯性病变腺体切除即可；多发甲状旁腺瘤的患者且经探查发现 4 个甲状旁腺均有肿大者，应行甲状旁腺次全切除术（仅保留半个腺体）。Ⅰ型多发性内分泌腺瘤综合征（MEN）的患者，无论其余腺体是否正常，均应切除 3 个半腺体（图 7-5）。

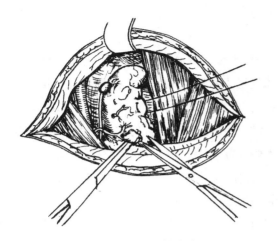

图 7-4　切除甲状旁腺

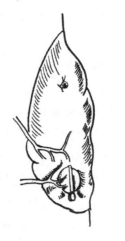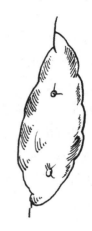

图 7-5　甲状旁腺次全切除

（12）若为甲状旁腺癌，应整块切除甲状旁腺肿瘤及其侵犯的邻近组织（如同侧甲状腺及峡部、气管周围淋巴组织、肌肉和颈动脉鞘等），由于其恶性程度较低，通常不必行根治性颈部淋巴结清扫，若有明确的区域颈淋巴结转移，可行联合根治术。

（13）术毕应常规留置负压引流，单纯甲状旁腺瘤切除者，可不放置引流，并依次缝合颈白线，间断缝合颈阔肌瓣和皮肤。

2. 微创小切口甲状旁腺切除术

（1）根据术前定位，若为下甲状旁腺病变，可在肿物上方切 3~4 cm 的小型颈部切口；若为上甲状旁腺或可能病变者，则可在患侧颈前（沿胸锁乳突肌前缘）切横向或斜形小切口，具体长度可根据肿物大小加以选择，但应尽可能保证微创及美观。

（2）依次切开皮肤，离断颈阔肌，向上下适当分离皮瓣，纵行切开颈前筋膜，牵开颈前肌，暴露颈中线 4~5 cm，直至看见气管及甲状腺包膜。

（3）将带状肌向外侧牵拉，使甲状腺外缘显露，必要时可结扎并离断甲状腺中静脉。

（4）用甲状腺拉钩或组织钳将甲状腺拉向内侧，游离甲状腺下极后在甲状腺背面寻找甲状旁腺病灶，适当拉开并分离周围组织，暴露病变部位。

（5）直视下由外向内、由上向下在甲状旁腺肿物包膜外行钝性分离，注意保护周围重要血管和神经，如可将喉返神经找出并加以保护，同时避免出血，必要时可将甲状腺下动、静脉分支予以结扎离断。

（6）将甲状旁腺肿物四周分离清楚后可予摘除，标本送冰冻病理切片检查以进一步明确病变性质，有条件者，建议行术中 PTH 检测，若术后 10 分钟内患者血清 PTH 水平较术前下降 50% 以上，提示手术成功。

（7）确认病变已完全切除后，可对创口进行彻底止血，同时放置引流条，如肿瘤体积较小，放置小胶片引流条即可，若肿物体积较大，术后残留较大死腔者，应予放置橡皮管引流，逐层缝合皮下各层及皮肤，无菌敷料覆盖伤口并加压包扎。

3. 腔镜辅助下甲状旁腺切除术

（1）手术径路选择：根据术后颈部有无瘢痕可将腔镜辅助下甲状旁腺手术分为颈部小瘢痕径路和颈部无瘢痕径路，前者主要是指经胸骨切迹上径路，后者主要有胸前-乳晕径路、腋窝径路及锁骨下径路，选择何种径路进行手术，均应根据手术的实际情况及患者的意愿来决定，并以保证手术的顺利完成和患者的安全为前提。

1）胸骨切迹上径路：于胸骨切迹上方 1.5~2 cm 处切一长 1.5~3.0 cm 的切口，钝性分离至颈阔肌深面，用血管钳、刀柄等手术器械钝性分离颈阔肌下间隙到达甲状腺层面，用小拉钩提起皮瓣暴露手术野，经小切口置入腔镜和手术器械即可施行甲状旁腺手术，此路径具有操作简单方便、路径短、无须 CO_2 注气等优点，故可避免与 CO_2 注气有关的并发症，另外，该径路对术者的腔镜外科手术技术要求也相对较低，必要时可延长切口转为开放式手术，但有术野显露较差、术后颈部留有瘢痕等缺点。为了获得更好的手术视野，该径路也可采取注入 CO_2 来构建操作空间，方法是在颈阔肌深面潜行分离完成后，经切口置入 5 mm Trocar，同时用线缝合切口并固定 Trocar（防止漏气），并向间隙内注入 CO_2 气体，一般使压力维持在 6~8 mmHg，另外在患侧胸锁关节附近做 2 个小切口，用于置入腔镜及超声刀等器械，在腔镜监视下进一步分离，扩大操作间隙，最终形成上至舌骨附近，外侧至胸锁乳突肌内侧缘的空间。

2）胸前-乳晕径路：该径路可根据患者的意愿，在锁骨下 3 cm 至双乳头连线的区域选择 3 个部位置入 Trocar，最常用的方法是在胸骨前、平双乳头连线中点处切一约 10 mm 的小切口作为观察孔，经皮下潜行分离后，置入 5 mm Trocar 并缝合固定在切口上，注入 CO_2 气体并维持压力在 6~8 mmHg，同时在双侧乳晕内上缘分别做 0.5 cm 和 1 cm 的弧形切口作为操作孔，主操作口在右侧，分别置入 Trocar 后即可沿胸大肌筋膜浅层钝性分离至颈部，构成手术操作空间。该径路由其切口远离颈部，颈部无瘢痕遗留，故美容效果较好，且在必要情况下可同时处理双侧甲状旁腺病变，但其出现 CO_2 注入相关并发症的发生率相对较高。另外，由于该径路皮下分离范围较大，故人们对其是否符合微创原则尚存在争议，事实上，只要保证分离是在胸、颈部筋膜浅层之间潜行进行，由于此两层之间为疏松结缔组织，易于分离和推进，故对组织的创伤并不会太大，其他径路亦是如此，但如果分离操作在皮下而非在上述疏松间隙内进行，则有可能出现"巨创效应"，特别值得注意的是，在胸骨上凹区域的深浅筋膜之间的组织较为致密，经由此区域进入颈部腔隙的过程中易发生"错层"，从而引起皮肤缺血坏死、皮肤穿孔、误伤颈前肌群和器官等情况。

3）腋窝径路：悬吊患侧上肢，充分暴露腋窝，于腋窝前缘做一 15 mm 切口，钝性分离胸大肌筋膜表面至颈阔肌下间隙，置入直径 10 mm Trocar 并缝合固定，注入 CO_2 气体建立手术操作空间，在腔镜引导下，在第 1 个 Trocar 下方进行穿刺（也可将其中 1 个穿刺点置于其旁），分别置入 2 个直径 5 mm 的 Trocar，用以置入抓钳、超声刀等腔镜器械，用超声刀锐性分离暴露颈阔肌下间隙，建立皮下隧道至颈部。该方法将手术瘢痕置于更加隐蔽的部位，具有更加理想的美容效果，还可以充分游离出甲状腺上下极，清晰暴露甲状腺上下极血管及喉返神经，距离病灶较乳晕径路短，游离皮瓣范围相对较小，创伤相对较小。其主要缺陷是处理对侧病灶（尤其是对侧甲状腺上极）较困难，故仅适用于单侧病变，其操作复杂且难度较大，相关并发症的发生率也较高。

4）锁骨下径路：于患侧锁骨下近胸锁关节处切一长 10~15 mm 的小切口，沿胸大肌筋膜浅层分离至颈阔肌下，该处主要用于放置超声刀，插入 5 mm Trocar 固定后注入 CO_2 气体，也可采取悬吊法构建人工空间，具体方法是于颈阔肌下穿过 2 根直径 1.2 mm 的 Kirschner 钢丝，将钢丝悬吊固定于支架上，在颈阔肌下建立手术操作空间，另外分别在对侧锁骨下的相对应处及患侧的颈部分别切一约 0.5 cm 切口，供抓钳和腔镜通过。

5）其他径路：包括颏下径路、下颌下径路、腋窝乳晕径路、耳后径路等，临床上应用较少，方法与上述径路类似，但同样都具有切口瘢痕隐蔽、术后美容效果较好等优点。

（2）手术空间的构建和维持：颈部缺乏自然的腔隙，而腔镜手术通常需要在一定的操作空间内完成，以避免对周围组织的损伤和保证器械具有充足的活动度，故需构建和维持有效的操作空间才能使手术顺利进行。

1）手术空间构建：目前常用的方法主要有 2 种，一种就是直接使用器械在皮下行钝性分离；另一种是用肾上腺素加生理盐水配置成"膨胀液"，在拟分离的皮下进行注射，随后行皮肤穿刺并注入 CO_2 气体，最后在腔镜直视下使用超声刀分离皮下间隙。

2）手术空间的维持：常用的有气体灌注法和悬吊法 2 种。气体灌注法最常用的是向术腔内注入 CO_2 气体，并使压力维持在 6~8 mmHg，该法的优点是手术空间开阔，便于腔镜下操作，主要缺点是 CO_2 气体易被组织吸收，可能引起高碳酸血症、室上性心动过速，故临床也有用 N_2、He 等气体代替 CO_2 者，另外，当注气压力过高时，还可引起脑血流及脑脊液回流障碍而出现脑水肿；悬吊法是在分离形成颈部人工空间后，在颈前皮下置入 2 根 1.2 mm 的 Kirschner 钢丝，并固定在 L 形支架上，由此构建形成一篷式操作空间，该法既可维持一定的手术操作空间，同时又避免了注入 CO_2 气体所导致的并发症，不足在于其所构建的操作空间相对较小，术野显露较差。

（3）解剖分离：在置入 Trocar 后，在内镜监视下进一步扩大操作空间，腔镜下用超声刀或电钩锐性分离颈阔肌下疏松组织，上达甲状软骨上缘，两侧达胸锁乳突肌内侧缘，切开颈白线，牵开带状肌，暴露甲状腺腺体后，在术前定位的病变部位游离甲状腺上极或下极，用超声刀处理相关血管及止血，防止术野血染，将甲状腺外缘近上极或下极处提起牵向内侧，充分暴露其背面，内镜寻找甲状旁腺肿物位置。

（4）肿物摘除：明确肿物位置后，用超声刀分离其周围疏松组织，应注意防止损伤喉返神经，可将其分离后予以保护，然后再分离甲状旁腺肿物背面及内侧，直至将肿物完全游离，经切口放入小标本袋，将游离出来的肿物装入袋中，收紧袋口后将标本取出，送冰冻病理切片检查，同时行术中测定血清 PTH 水平并与术前对照，进一步明确手术是否成功。

（5）处理创口：在镜下仔细检查手术野是否有出血，并用超声刀凝固止血，吸尽间隙内残留的 CO_2 气体，如为悬吊法则拔出钢丝，撤出内镜及相关器械，通常可不放置引流，若肿物较大或采用创面较大的径路，考虑术后渗出较多时，可放置橡皮引流管，缝合皮肤切口，局部加压包扎。

（六）术中意外的应急处理

1. 颈部皮肤损伤及皮下出血瘀斑　常发生在腔镜手术建立操作空间时，如前所述，由于胸骨上凹区域的深浅筋膜间的组织较为致密，经胸前皮下间隙分离进入颈部颈阔肌下间隙时容易出现错层，分离过浅时可引起皮肤灼伤坏死，分离过深则导致颈浅静脉出血，皮下出现血肿或瘀斑而影响皮瓣分离。避免这种情况发生的关键在于术中应仔细辨认各层结构，小心向前推进。

2. 术中意外出血　其发生主要与术中误伤重要血管或组织有关，如甲状腺上、下动脉的误断及损伤甲状腺等，在开放手术中，可迅速予以压迫出血部位，同时仔细寻找出血点后，予以上钳结扎，由于颈部操作空间狭小，可用于暴露术野的器械少等缺陷，腔镜下甲状旁腺切除术术中意外出血的发生率较高，多于分离皮下隧道及建立两侧乳晕通道时出血或甲状腺血管处理不当引起出血，一旦出血量较大时可使术野模糊而影响操作，故术中应注意操作仔细，离断甲状腺周围血管时超声刀钳夹力量不宜太大，血管张力也应适度，以免止血效果不佳，如发生出血，可在吸引器吸引下用超声刀止血，如未能止血，可用纱布压迫 5~10 分钟后再次止血，出血量大而难以控制时应立即中止开放手术。

3. 高钙危象　对于部分年龄大、病程长、病情严重的患者，手术应激有可能诱发病情加重而发生高钙危象，术中可表现为严重的心律失常，故此类患者在术前应积极行内科相关处理，将血钙控制在相对安全的水平内，同时也要做好高血钙危象的抢救工作，术中进行血钙和心电监测，一旦发生高血钙危象，应给予充足的补液并应用各种降血钙药物。

（七）术后处理

1. 术后患者取半卧位，并适当使用镇静剂、止痛剂，但应避免应用吗啡类药物，因其可导致 Oddi 括约肌痉挛而易诱发急性胰腺炎。

2. 由于全身麻醉气管插管损伤及手术刺激，术后前几天患者咽喉部常可出现不同程度水肿，患者诉咽痛、咳嗽等不适，给予雾化吸入、吸氧等对症处理后多可缓解，严重时，可引起气道梗阻，出现吸气性呼吸困难、发绀、三凹征阳性等表现，故床边应常规配备气管切开包，出现上述情况应紧急行气管切开术。

3. 术后应常规监测血钙磷和尿钙磷情况，手术成功后，患者甲旁亢的相关症状迅速好转并可在术后 48 小时内出现暂时性的甲状旁腺功能减退，通常在术后 6~12 小时即可出现血钙下降，1~3 天内血钙可下降至正常浓度以下，并在 1~2 周内恢复至正常水平。导致这种情况的因素有：骨饥饿综合征和骨修复；甲状旁腺异常组织长期处于高释放状态，抑制其他正常的甲状旁腺功能；长期大量甲状旁腺激素的作用导致骨、肾等靶器官对甲状旁腺激素产生抵抗作用，通常术前 ALP 很高，且伴有纤维囊性骨炎的患者术后易出现严重的低钙血症，此时患者可出现口唇麻木和四肢抽搐等临床症状，重者有肌强直、癫痫样发作及精神障碍，查体主要表现为面神经征及陶瑟征阳性。由于术后低血钙可促进甲状旁腺的分泌，促进正常甲状旁腺功能的恢复，故一般不主张长期补钙，补钙量以维持血钙水平达 2.12 mmol/L（8.5 mg/dL）即可，轻者可予口服相当于 1~3 g 元素钙的乳酸钙 12~36 片 1 天或葡萄糖酸钙 10~30 片 1 天，若血钙降低严重，出现抽搐时，可用 10% 葡萄糖酸钙 10 mL 静脉推注以纠正低钙血症，同时应注意补充维生素 D，以促进钙剂的吸收和利用，也有人建议不宜过早使用维生素 D，因其作用可达数月至 1 年，可干扰血钙水平而影响永久性甲旁低的诊断。如补钙后血钙正常但仍有抽搐，应考虑血镁下降引起，可用 10% 硫酸镁 10 mL 肌内注射，每天 2~4 次，通常连用 3~4 天后即可纠正，治疗期间应注意监测血镁情况，预防出现镁中毒。若血钙长期持续下降，尤其是行甲状旁腺次全切除术者，考虑并发永久性甲状旁腺功能减退。

4. 术后住院时间应根据手术方式及患者病情程度决定，病情较重或行颈部探查术者，通常住院 5~7 天方可出院。如病情较轻、行微创小切口甲状旁腺切除术或腔镜辅助下甲状旁腺切除术且手术顺利者，住院时间可适当缩短，若术后血钙正常或无低血钙症状，一般观察 24~48 小时后即可出院。

（八）术后并发症防治

1. 术后出血　甲状旁腺位于甲状腺后方，其位置较深，术中显露较为困难，故术中及术后均可发生出血，术后出血有 2 种情况：一是由手术部位广泛渗血所致，这种出血发展较为缓慢，颈部逐渐肿胀伴皮肤瘀血，可能出现轻度的呼吸困难，在术中有放置引流管的患者此种情况较少出现，一旦发生，应部分拆除伤口缝线减压，并促进引流。二是由甲状腺上动脉或甲状腺静脉结扎线脱落所致，在甲状腺背面探查前，应处理好甲状腺血管，如甲状腺中静脉较短且容易撕裂，故术中应在静脉充盈时分离，切实结扎后方予切断，必要时也可结扎切断甲状腺上下极血管，以充分暴露甲状腺背侧面。

2. 神经损伤　甲状旁腺解剖复杂，位置多变，喉返神经在迷走神经发出后，交错于甲状腺下动脉的分支之间，上行于甲状腺背面气管食管沟内，到环状软骨下缘进入喉内，走行与甲状旁腺较近，故喉返神经损伤是甲状旁腺手术的常见并发症，多为手术中切断、结扎、牵拉等原因导致，可表现为声音嘶哑和饮水呛咳，纤维喉镜可见一侧声带运动障碍，通常无须特殊治疗，大部分患者可在 1～3 个月内恢复正常，若同时损伤双侧喉返神经，则可出现严重呼吸困难，需紧急行气管切开术。避免损伤的关键不仅要熟悉甲状旁腺的正常解剖位置，同时也应拥有较好的病理解剖知识，以正确处理甲状旁腺异位的情况。手术中的过多解剖、分离也是造成神经损伤的重要因素，故手术操作应轻柔、细致，要保持手术野清晰无血染，不能盲目扪摸和钝性分离，尽量避免不必要的解剖。另外，在微创手术尤其是腔镜下甲状旁腺切除术中喉返神经损伤的发生率较高，可达 2.0%～3.5%，其发生与腔镜手术的特殊性有关，一方面，腔镜下术野暴露是通过器械牵拉组织来实现，易将附着在甲状腺背侧包膜上的疏松组织和喉返神经同时牵拉而导致误伤；另一方面，腔镜下进行组织分离、切割和止血均依赖于超声刀或电钩等，该类器械的热传导效应可能会对神经造成损伤，故术中应避免暴力牵拉组织和保证超声刀相对于喉返神经保持 1 mm 以上的安全操作距离，预防喉返神经损伤的发生。

3. 气管损伤　在解剖结构辨认不清的情况下盲目切割可损伤邻近组织，如因炎症或肿瘤浸润，甲状旁腺可与气管等粘连固定，强行分离可能伤及气管，此外，在行腔镜手术构建操作空间时，由于暴力分离或分离层次有误，容易引起气管损伤，有气管损伤时可酌情修复，必要时行气管切开术，如为腔镜手术，应考虑中转行开放手术。

4. 食管损伤　食管位于气管后方，通常不易损伤，但异位的甲状旁腺也可出现在食管附近，或沿食管向下至纵隔，在此区域寻找和切除甲状旁腺时有可能导致食管损伤，通常情况下，术中发现食管损伤只需行修补缝合即可，若能预先在食管内置入胃管供术中触摸判断，可帮助降低食管损伤的概率。

5. 永久性甲状旁腺功能减退　术后出现暂时性的甲状旁腺功能减退是手术成功的标志，此时低钙血症是暂时性的，通常术后 4～5 天即达到最低点，随后逐渐回升，但如果经 2～3 个月后血钙仍未升至正常，同时出现皮肤干燥、色素沉着，毛发稀疏、脱落，反复肢体麻木，手足抽搐，以及陶瑟征和面神经征持续阳性等表现，则应考虑为永久性甲状旁腺功能减退，处理方法有：将术后冷冻保存的腺体行前臂肌肉内的自体移植术，可以较好恢复甲状旁腺功能，且不良反应小，否则将需要长期补充钙剂和维生素 D。

6. 术后感染　通常情况下，甲状旁腺手术后出现伤口感染的概率较小，但对部分年老、并发糖尿病以及有慢性肾功能衰竭的继发性甲旁亢患者，其免疫功能较低，故感染的发生率明显上升，预防措施主要是术后加强对颈部切开的观察，并可预防性应用抗生素以避免感染的发生。

7. 术后皮肤感觉异常　见于腔镜下甲状旁腺切除术后，部分患者可出现颈胸部皮肤发紧不适等感觉异常，多由于术中皮下游离范围较大及分离层次不正确所致，故术中建立皮下操作空间时应掌握正确的解剖层面，分离应在浅、深筋膜之间进行，同时充分利用 Trocar 的长度及器械远端的活动范围，缩小皮下游离面积。一般无须特殊治疗，3 个月后可逐渐消失。

8. 持续充气相关并发症　仅见于使用 CO_2 气体维持操作空间的腔镜甲状旁腺手术，由于粗糙的组织创面可大量吸收 CO_2 气体，当 CO_2 压力>15 mmHg 时，易造成严重的颅内压上升、皮下气肿，甚至纵隔气肿，进而影响呼吸、循环功能，导致酸中毒及高碳酸血症，如有大的血管损伤，还可导致气体栓塞。控制适当的 CO_2 灌装压是减少相关并发症的关键环节，其中高碳酸血症的出现取决于 CO_2 的压力和手术空间的大小，故术中 CO_2 的压力应控制在 5~8 mmHg，同时尽量减小皮下游离范围，术后应将皮下残留的气体排尽，并常规拍片排出皮下及纵隔气肿，较少的积气可自行慢慢吸收，如出现影响呼吸和循环的情况，可予坐位吸氧，必要时行胸骨上窝穿刺排气等处理。

9. 皮瓣游离相关并发症　腔镜下甲状旁腺手术需游离皮瓣以建立手术操作空间，分离不当时可误入皮下脂肪层，伤及皮下血管甚至真皮层，引起术后出现皮肤瘀斑、红肿，脂肪液化，甚至皮瓣感染、坏死等，预防的关键在于游离皮瓣时在正确的层面进行，术中先使用分离棒行钝性分离，尽量少用超声刀直接分离，以减少脂肪液化的可能，如发生脂肪液化，可拆除胸骨前切口的缝线，使其自然引流，并应用抗生素预防感染，严重者可放置引流管引流；皮肤瘀斑多可自行消失，无须特殊处理，严重者可予冷（早期）、热敷（晚期）及活血化瘀等对症处理。

10. 术后复发　多见于非双侧探查的甲状旁腺腺瘤术后，通常术后 1 个月复查血钙及血 PTH 再次上升，行常规影像学检查可无阳性表现，如行放射性核素扫描有可能在原病灶外的区域发现异常浓聚灶，提示原病灶为高功能结节，其他较小的高功能甲状旁腺组织（多为腺瘤）可被暂时性抑制，当大的高功能结节被切除后，其他被抑制的高功能甲状旁腺组织可恢复 PTH 的合成及分泌功能，从而导致复发。视具体情况予以药物治疗或二次手术切除。

（黄谭艳　尹瑞莹）

第四节　甲状旁腺功能减退症

甲状旁腺功能减退症指甲状旁腺激素（PTH）分泌不足和（或）PTH 效应不足引起的临床综合征。

自腺体至靶组织细胞之间任何环节的缺陷均可引起甲状旁腺功能减退症（甲旁减）。甲旁减可据血清免疫活性 PTH 水平的高低，分为减少、正常和增多性甲状旁腺功能减退症，也可按发病情况分为 PTH 缺乏和 PTH 抵抗。

（一）PTH 合成减少

1. 特发性甲状旁腺功能减退症　较少见，可为遗传性或散发性。散发者多系自身免疫性疾病。可同时并发甲状腺和肾上腺皮质功能减退、1 型糖尿病，为多发性内分泌腺功能减退症；有的患者血中尚可检出抗胃壁细胞、甲状旁腺、肾上腺皮质和甲状腺的自身抗体。遗传性甲状旁腺功能减退症患者可为 PTH 生物合成环节异常，或钙受体的激活突变导致低钙血症时患者的 PTH 分泌仍然持续抑制。可并发其他器官异常，如 DiGeorge 征及线粒体病；也可单独存在不伴其他缺陷。遗传方式可为常染色体显性遗传、常染色体隐性遗传或 X-连锁性遗传等多种。

2. 继发性甲状旁腺功能减退症　较为常见，多为甲状腺手术时误将甲状旁腺切除、损伤及有关血管受损所致。因血供受损或腺体的机械损伤所致的短暂的甲状旁腺功能减退症更为常见。如腺体大部或全部被切除，常致永久性甲状旁腺功能减退症，占甲状腺手术中的 1%~1.7%头颈部其他肿瘤的手术、甲状腺功能亢进症接受放射性碘治疗后，或因浸润性病变如转移、血色病、结节病等累及甲状旁腺的可继发甲状旁腺功能减退症。

（二）PTH 分泌减少

PTH 释放需要镁离子存在，低镁血症可引起 PTH 分泌减少或者不适当地正常补充镁后 PTH 释出增加。在慢性胃肠道疾病、营养缺乏或顺铂治疗的患者中可见严重低镁血症所致 PTH 分泌减少。低镁还可影响 PTH 在骨骼和肾脏的效应环节，加重低钙。

（三）假性甲状旁腺功能减退症

如假性甲状旁腺功能减退症 I 型和 II 型，以及假–假性甲状旁腺功能减退症。

假性甲状旁腺功能减退的两型均有：①由遗传缺陷所致的体态异常，如身材矮小、圆脸、斜视、短指（趾）、掌骨畸形、智力减退等。②周围组织（肾和骨）对 PTH 完全或部分性无生理效应，故血清钙、磷和 AKP 改变均和真性甲状旁腺功能减退症相同，因而甲状旁腺组织增生，血清 PTH 分泌代偿性增高。I a 型常可同时伴其他激素抵抗如 TSH、胰高血糖素、促性腺激素抵抗等而出现相应的功能低下，由 Gsα 基因突变导致；I b 型大多不伴其他激素抵抗，不一定伴有体态异常，其遗传缺陷定位于常染色体 20q13.3；另有少数患者有典型的体态异常和 PTH 抵抗表现，但是检测 Gsα 功能正常，称为 I c 型。I 型病例的缺陷主要在于骨和肾的细胞膜受体，cAMP 生成障碍，故对 PTH 为完全性无反应。而 II 型病例则主要缺陷在于靶组织细胞对 cAMP 无反应，故仅于滴注外源性 PTH 同时滴注钙才有尿磷增多反应，据此和体态改变也可和真性特发性甲状旁腺功能减退症相区别。

假性甲状旁腺功能减退症的处理，基本上与特发性甲状旁腺功能减退症相同，血生化维持正常后，PTH 代偿性分泌增多也可得到纠正。

假–假性甲状旁腺功能减退症又称 Albright 骨营养不良症。在假性甲状旁腺功能减退症的患者亲属中可发现本病。故有人认为本病和假性甲状旁腺功能减退症均为遗传缺陷性疾病，但后者为充分发展的类型，除体态变化外尚有生化异常，而本病则仅有体态异常。

有研究表明，患者的病因主要由于 Gsα 蛋白遗传缺陷所致。当患者从父亲处遗传突变的 Gsα 基因时表现为假–假性甲状旁腺功能减退症；而当 Gsα 突变来源于母亲时则表现为假性甲状旁腺功能减退症 I a 型。在假–假性组中，虽无电解质异常改变，仍有 Gsα 蛋白的缺乏，因而可能尚有其他独立的遗传等位基因缺陷，方能充分解释电解质代谢紊乱。

假–假性甲状旁腺功能减退症仅有体态改变而无生化异常，无须特殊治疗。

1. 病理与病理生理 手术后发生者，残留腺体呈萎缩及变性；病因未明者，腺体外观虽正常，但腺细胞大部分为脂肪组织所替代，甲状旁腺激素分泌不足或缺如，骨钙动员及肠钙吸收均减少，血钙降低，尿磷廓清减少，血磷浓度增高。血钙过低促使神经肌肉的应激性增加，可致麻木刺痛或肌肉痉挛，手足搐搦，尿钙显著减少，长期缺钙引起皮肤、毛发、指甲等外胚层组织病变，小儿牙齿发育不全。

2. 临床表现 主要由于长期血钙过低伴阵发性加剧引起下列症状。

（1）神经肌肉症状：神经肌肉应激性增加所致，轻症仅有感觉异常，四肢刺痛、发麻、手足痉挛僵直，易被忽视或误诊。当血钙降低至一定水平时（8 mg/dL 以下）常出现手足搐搦，呈双侧对称性腕及手掌指关节屈曲，指间关节伸直，大拇指内收，形成鹰爪状；此时双足常呈强直性伸展，膝关节及髋关节屈曲；严重者全身骨骼肌及平滑肌痉挛，可发生喉头和支气管痉挛、窒息等危象；心肌累及时呈心动过速，心电图示 QT 间期延长，主要为 ST 段延长，伴异常 T 波；膈肌痉挛时有呃逆；小儿多惊厥，大多系全身性，像原因不明性癫痫大发作而无昏迷、大小便失禁等表现。上述症状均可由于感染、过于劳累和情绪等因素诱发。女性在经期前后更易发作。血钙在 1.75~2.0 mmol/L（7.0~8.0 mg/dL）左右，临床上无明显抽搐，成为隐性抽搐症，若诱发血清游离钙降低或神经肌肉应激性增高时可发作，下列试验可使隐性者显示其病情。

1）面神经叩击试验（Chvostek 征）：以手指弹击耳前面神经外表皮肤，可引起同侧口角或鼻翼抽搐，重者同侧面部肌肉亦有抽搐。

2）束臂加压试验（Trousseau 征）：将血压计橡皮袋包绕于上臂，袋内打气以维持血压在舒张压及收缩压之间，减少以至停止上臂静脉回流 3 分钟，可引起局部手臂的抽搐。

（2）精神症状：于发作时常伴不安、焦虑、抑郁、幻觉、定向失常、记忆减退等症状，但除在惊厥时，少有神志丧失。精神症状可能和脑基底核功能障碍有关。

（3）外胚层组织营养变性及异常钙化症群：甲状旁腺功能减退如时间过久，常发现皮肤粗糙、色素沉着，毛发脱落，指（趾）甲脆软萎缩，甚而脱落；眼内晶状体可发生白内障。病起于儿童期者，牙齿钙化不全，牙釉质发育障碍，有黄点、横纹、小孔等病变。患儿智力多衰退、脑电图常有异常表现，可出现癫痫样波（不同于原因不明性癫痫，于补钙后，癫痫样波可消失），头颅 X 线片可见基底节钙化，骨质也较正常致密，有时小脑亦可钙化。

（4）心脏表现：长期低血钙可致心肌收缩力严重受损，致甲旁减性心脏病。

此外，在特发性甲状旁腺功能减退症中，容易出现贫血、白色念珠菌感染等表现，尚可同时伴随 Schmidt 综合征，即甲状腺功能减退症伴肾上腺皮质功能减退症和（或）Ⅰ型糖尿病。

3. 实验室检查

（1）血：血清钙常降低至 2.0 mmol/L（8.0 mg/dL）以下，主要是钙离子浓度的降低。血钙过低者宜同时测定血浆蛋白质，以除外因蛋白质浓度低下而引起的钙总量减低。成年患者血清无机磷上升，幼年患者中浓度更高。血清碱性磷酸酶常正常或稍低。除假性甲旁减，血清免疫活性甲状旁腺素（iPTH）水平降低。

（2）尿：当血钙浓度低于 1.75 mmol/L（7 mg/dL）时，尿钙浓度显著降低或消失，草酸铵盐溶液定性试验呈阴性反应。

（3）Ellsworth-Howard 试验：静注外源性 PTH 后测定注射前、后尿 cAMP 以及尿磷，可据不同反应鉴别不同类型。

4. 诊断与鉴别诊断　甲状腺手术后发生者可根据手术史诊断。特发性患者症状隐潜者易被忽略，误认为神经症或癫痫并不鲜见，但如能进行多次血和尿的检验，则大多数均能及时发现血钙过低抽搐，上述诱发试验科帮助诊断。主要诊断依据有：①无甲状腺手术或前颈部放射治疗等病史。②慢性发作性搐搦症。③血钙过低，血磷过高。④除外可引起血浆钙离子过低的其他原因，如肾功能不全、脂肪痢、慢性腹泻、维生素 D 缺乏症及碱中毒等。⑤血清 iPTH 显著低于正常或缺如。⑥Ellsworth-Howard 试验有排磷反应。⑦无体态畸形，如身材较矮、指（趾）短而畸形或软骨发育障碍等。

特发性甲状旁腺功能减退症尚须和假性甲状旁腺功能减退症Ⅰ型和Ⅱ型、假-假性甲状旁腺功能减退症等鉴别。此外尚须和其他原因引起的手足搐搦症相区别。特发性体质性易痉症系——慢性体质性神经-肌肉过度应激状态，伴失眠、蚁痒及痉挛等神经症表现，并可出现典型的手足搐搦症，血浆钙、镁浓度均正常，但红细胞内镁含量减低，此病虽不多见，也须和特发性甲状旁腺功能减退症相鉴别。

5. 防治　在甲状腺及甲状旁腺手术时，避免甲状旁腺损伤或切除过多。治疗考虑以下几个方面。

（1）钙剂：急性低钙血症搐搦发作期须立即处理。应即刻静脉缓慢注射 10% 葡萄糖酸钙 10 mL，如不能缓解，可在密切监测血钙的同时，继续静脉使用 10% 葡萄糖酸钙。必要时辅以镇静剂，如苯巴比妥钠或苯妥英钠肌内注射。间歇期治疗的目的在于维持血钙在正常浓度，降低血磷，防止搐搦及异位钙化。宜进高钙、低磷饮食，不宜多进蛋黄及菜花等食品。钙剂每天补充 1~3 g 元素钙。可选择葡萄糖酸钙（含元素钙 93 mg/g）、乳酸钙（含元素钙 130 mg/g）、碳酸钙（含元素钙 400 mg/g）等。碳酸钙需要在酸化的环境中吸收，胃酸分泌不足者吸收不佳。

（2）镁剂：少数患者，经上述处理后，血钙虽已提高至正常，但仍有搐搦症则应怀疑可能伴有血镁过低症，应使用镁剂，如 50% 硫酸镁 10~20 mL 加入 500~1 000 mL 5% 葡萄糖液中静脉滴注，或用 50% 硫酸镁溶液肌内注射，剂量视血镁过低程度而定，治疗过程中须随访血镁以免过量。

（3）维生素 D 及其活性代谢产物：如属术后暂时性甲状旁腺功能减退症，则在数日至 1~2 周内，腺体功能可望恢复，故仅须补充钙盐，不宜过早使用维生素 D（作用可达数月至 1 年），以免干扰血钙浓度，影响诊断，如 1 个月后血钙仍低，不断发生搐搦，应考虑为永久性甲状旁腺功能减退症，则须补充维生素 D，提高血钙，防止搐搦发作。由于 PTH 缺乏，血磷高，$25-OH-D_3$ 转换为 $1,25(OH)_2D_3$ 减少，故本病对维生素 D 治疗表现为抵抗。严重者须长期补充活性维生素 D。可供使用的药物有骨化醇（维生素 D）、骨化二醇、双氢速甾醇（dihydrotachysterol，又称 DHT）及骨化三醇（罗钙全）。DHT 起始剂量每日 0.8~2.4 mg，数天后改维持剂量（每日 0.2~1 mg）根据学钙水平调整。骨化三醇（罗钙全）起始剂量为每日 0.25 μg，常用量为 0.25~1.0 μg/d。维生素 D、$1\alpha-(OH)D_3$ 及 $1,25-(OH)_2D_3$ 过量均可引起血钙过高症，日久伤及肾脏并可因钙、磷浓度增高，发生异位钙化，故宜在用药期间观察尿钙及血钙变化，调整药量。

也有学者尝试使用人工合成的 PTH1~34（hPTH1~34）治疗甲状旁腺功能减退症，观察到骨量和骨转换的增加，减少了传统治疗中尿钙排泄过多和泌尿系统结石的机会。在 PTH 的使用方式上有学者比较了使用泵和每日两次皮下注射 PTH 的效果，观察到泵治疗对骨转换正常化的作用更为有效。PTH 替代治疗在甲状旁腺功能减退症中的使用价值研究目前例数仍较少，尚有待进一步观察。

（张晶镔）

参考文献

[1] 赵家军,彭永德. 系统内分泌学 [M]. 北京:中国科学技术出版社,2021.

[2] 郭立新,李春霖. 老年内分泌代谢病学 [M]. 北京:人民卫生出版社,2021.

[3] 邓武权,许樟荣,马渝. 糖尿病足临床治疗 [M]. 北京:人民卫生出版社,2020.

[4] 夏维波,李玉秀,朱惠娟. 协和内分泌疾病诊疗常规 [M]. 北京:中国协和医科大学出版社,2021.

[5] 廖二元,袁凌青. 内分泌代谢病学 [M]. 北京:人民卫生出版社,2019.

[6] 梅丹,邢小平. 实用临床药物治疗学·内分泌系统疾病 [M]. 北京:人民卫生出版社,2020.

[7] 拉里·詹姆逊. 哈里森内分泌学 [M]. 胡仁明. 译. 北京:科学出版社,2018.

[8] 陈家伦,宁光. 临床内分泌学 [M]. 2版. 上海:上海科学技术出版社,2022.

[9] 陈杰. 临床病理诊断与鉴别诊断——内分泌系统疾病 [M]. 北京:人民卫生出版社,2020.

[10] Glenn Matfin. 内分泌与代谢急症临床指导 [M]. 高彬,周洁,译. 西安:世界图书出版西安有限公司,2023.

[11] 庞国明. 内分泌疾病临床用药指南 [M]. 北京:科学出版社,2020.

[12] 贾伟平. 内分泌系统复杂病 [M]. 上海:上海交通大学出版社,2023.

[13] 童南伟,肖海鹏. 内科学–内分泌代谢科分册 [M]. 第2版. 北京:人民卫生出版社,2021.

[14]《临床路径治疗药物释义》专家组. 临床路径治疗药物释义·内分泌病与代谢病分册 [M]. 北京:中国协和医科大学出版社,2022.

[15] 徐明付. 内分泌与代谢性疾病治疗进展 [M]. 上海:科学技术文献出版社,2023.

[16] 王成彬. 检验与临床思维案例·内分泌疾病 [M]. 北京:科学出版社,2023.

[17] 肖新华. 实用糖尿病治疗学 [M]. 北京:科学出版社,2021.

[18] 王爱萍,付建芳. 糖尿病足:内科与外科治疗 [M]. 第4版. 北京:人民卫生出版社,2023.